形神兼治　针药并施

——陆小左学术经验集萃

主编　胡广芹　刘洪宇

中国中医药出版社

·北京·

图书在版编目（CIP）数据

形神兼治　针药并施：陆小左学术经验集萃/胡广芹，刘洪宇主编．—北京：中国中医药出版社，2012.1（2012.6 重印）

ISBN 978 - 7 - 5132 - 0595 - 5

Ⅰ．①形…　Ⅱ．①胡…②刘　Ⅲ．①中医学临床 - 经验 - 中国 - 现代　Ⅳ．①R249.7

中国版本图书馆 CIP 数据核字（2011）第 198218 号

中 国 中 医 药 出 版 社 出 版
北京市朝阳区北三环东路 28 号易亨大厦 16 层
邮政编码　100013
传真　010 64405750
北京亚通印刷有限责任公司
各地新华书店经销

*

开本 880×1230　1/32　印张 9.625　彩插 0.25　字数 253 千字
2012 年 1 月第 1 版　2012 年 6 月第 2 次印刷
书　号　ISBN 978 - 7 - 5132 - 0595 - 5

*

定价　21.00 元
网址　www.cptcm.com

如有印装质量问题请与本社出版部调换
版权专有　侵权必究
社长热线　010 64405720
购书热线　010 64065415　010 84042153
书店网址　csln.net/qksd/

前　言

　　中医药是中华民族的瑰宝，几千年来一直维护着华夏子孙的健康。继承和发扬前辈们在中医实践中的宝贵经验，是我们每位中医工作者的使命。

　　陆小左教授从事中医药临床及教学科研工作多年，治病疗疴，教书育人，勤耕不辍，在中医药继承与创新方面积累了丰富的经验。他熟练运用中药、针灸、推拿按摩、刮痧、走罐、割治等多种中医药传统技能，坚持"形神兼治，针药并施"的治疗原则。他倡导的"辨病辨证中医药多维立体疗法"在心脑血管病、失眠、颈肩腰腿病、月经病以及牛皮癣等皮肤病方面疗效显著。

　　为繁荣中医药学术思想，促进中医药的发展，现将陆小左教授的临床、教学及科研经验进行系统梳理提炼，望对同行、后学者有所裨益和启迪。

　　由于时间仓促，书中难免有疏漏和不妥之处，恳请广大读者提出宝贵意见，以便改进。

作　者

2011 年 9 月

石　序

　　津沽大地，人杰地灵，津门名医代出，是培育中医人才的沃土。我与陆小左老师相识于上个世纪90年代初，那时我主编了《中医针灸奇术》，他是五名编委之一，后来又参加了我主编的《中医纲目》的编写工作。他聪敏好学，为人敦厚，对中医针灸有深深的感情。

　　天津中医药大学作为全国最大的针灸临床、科研、教学基地，针药并施方面有着优良的传统。发展中医药，关键在于继承与创新。继承是创新的基础、前提和源头，创新是在继承基础上的提高、突破和超越。陆小左老师继承和发扬津门中医的独特优势，针药并用，坚持科研与临床密切结合，实践中不断发现并提出新问题，积累经验，在失眠、颈腰椎病、皮肤病等疾病的治疗方面疗效颇佳，深受群众欢迎。

　　他的学生在跟师学习中有感于其显著的临床疗效，欲编写一本临床经验集，以推广他的临床经验，主编胡广芹博士邀请我为本书作序。其学生们有感而发，整理陆小左老师教学、科研及临床经验这一举措是个有益的探索，如果全国年青一代中医工作者都能做好老中医药专家学术思想和临床经验的继承工作，使薪火传承，造福百姓，善莫大焉。同时，寄希望于后学者虚心向老师学习请教，认真研究其学术思想、临证经验和技术专长，总结探索中医药学术创新规律，为繁荣发展中医药事业作出积极的贡献。

　　"新竹高于旧竹枝，全凭老干为支撑，明年再有新生者，十丈龙孙绕凤池。"愿中医药事业在新老中医药工作者的共同努力下，不断兴旺发达，为保障人民群众身体健康、促进经济社会全面发展再创佳绩。

　　谨为序。

中国工程院院士　石学敏

2011 年 9 月 22 日

于 序

中医药学作为中华民族优秀文化瑰宝，重要卫生资源，如何传承精华，如何弘扬发展，是历代中医先贤同仁都在思考并不断深入探索的永恒课题。

记得读研时，和同门师兄陆小左教授一起跟随导师杨锦堂教授临床实践时，导师杨锦堂教授曾不止一次感悟：古人多能针药同施，内外治法同用，今人鲜有之。没有想到老师的感慨醒悟了师兄陆小左教授，他毕业后留校执教，研读中医经典，拜身边名师，融汇众家之长，教学、科研、辨证诊治，默默耕耘，一晃几十载，师兄已近花甲之年，不仅学业成而且硕果丰，临床诊治，辨证施治，针药同用，内外治法兼施，诊愈了很多常见病和疑难杂症患者。从陆小左教授取得的成就，可以略见近年来天津中医药大学教学、科研、诊疗服务融为一体综合全面发展之喜人形势。张伯礼院士在心脑血管疾病防治、组分中药理论等研究应用上独树一帜，石学敏院士创新"醒脑开窍法"针灸施术造福患者，他们的成就影响了小左，名家大师们也成了小左师兄的益友良师。几日前小左师兄来电，说让其学生胡广芹博士送来书稿让我审阅，利用国庆长假拜读书稿，读后感悟颇多；医案记录翔实，辨证施治脉络清晰，理法方药、针灸、推拿、刮痧、走罐同施并用，文理中蕴含着陆小左教授对中医药学研究运用的独到之处，也显露出跟随几位名师学习的烙印特征，体现了他"用中医的理论研究中医，科研、教学不离临床防治"的思路原则。

任何学术进步和学科发展都离不开继承和创新，都是在继承前人理论和实践经验的基础上发现新的问题、总结出新的经验和新的理论，使之不断发展和完善，中医药发展更不例外。《国务院关于扶持和促进中医药事业发展的若干意见》明确提出"要做好中医药继承和创新工作"。名老中医药专家对中医药理论有着深刻的认识，经历了大量的科学实验和临床应用，积累了丰富的经验，发展了中医药的理论和实践，具有鲜明的学术特点和不可替代的学术地位。将他们的学术思想、经验、技能及时地传承下来，并充分吸收现代科技成果不断加以发展创新，不仅对推进中医药学发展进步具有十分重要的意义，而且也是一项十分紧迫的任务。

陆小左教授是我在天津中医药大学读研时敬仰的师兄，他为人敦厚朴实，勤奋好学，治学严谨，著作也颇丰。他善于针药并用，曾数度去海外行医，颇受患者欢迎。今其学生胡广芹博士等又对其学术思想、临床经验、教学与科研实践等进行整理研究并编印成书，相信同道读者读后必将会有所启迪，有所益处。本人无论作为师弟，还是作为中医药工作的管理者，均愿为此书作序，以飨读者。

国家中医药管理局副局长 于文明

2011 年 10 月 9 日

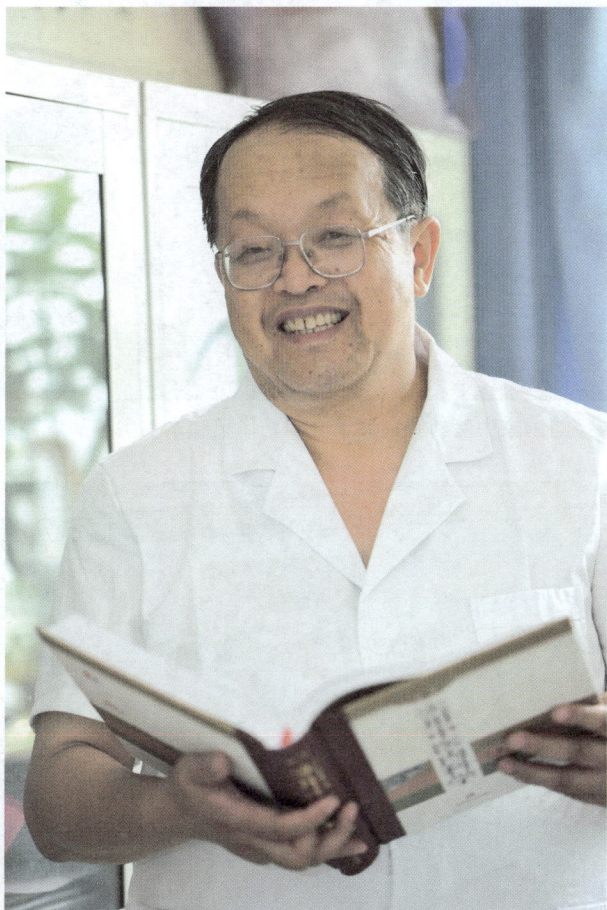

陆小左教授

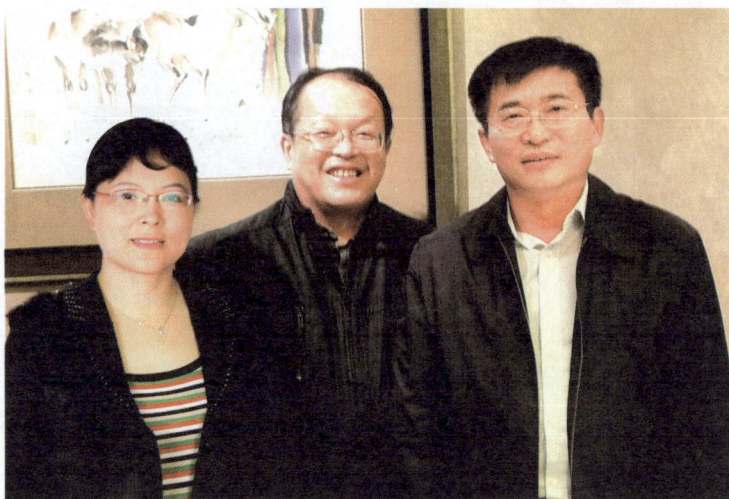

陆小左教授与国家中医药管理局于文明副局长和本书主编胡广芹博士合影

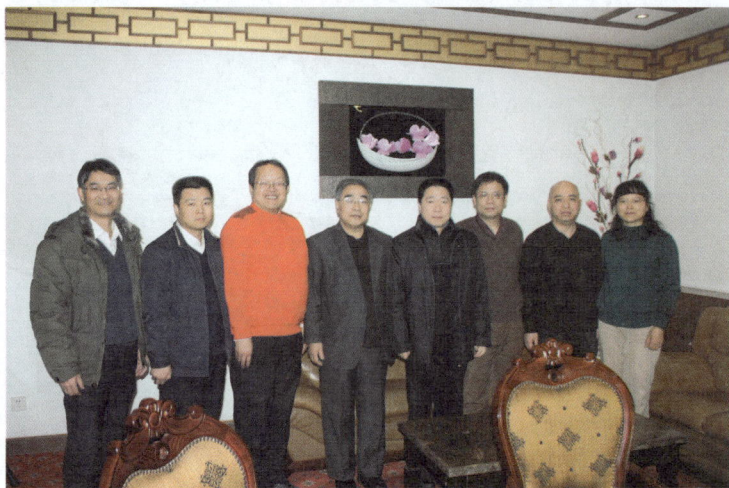

陆小左教授与航天医学工程研究所合作项目"中医健康体检问诊量表条目池构建"项目鉴定会部分专家合影（左一为中国中医科学院张启明教授，左三为陆小左教授，左四为张伯礼院士，右四为杨利伟将军，右一为胡广芹博士）

目 录

医家小传

陆小左，男，1951 年 9 月 30 日出生，祖籍浙江。其母亲是清朝爱国将领左宗棠的曾孙女，因此他自幼接受左家"身无半亩，心忧天下；读破万卷，神交古人"的良好家教。

1972 年，陆小左教授在吉林省敦化市精神病院工作期间，在当地老中医李吉瑞先生指导下学习并从事针灸治疗工作，自此便与中医结下了不解之缘。中医治疗的显著疗效使其坚定了献身中医的决心。

1975 年，陆小左教授进入吉林省敦化市卫校中医班学习。1977 年，恢复高考后，陆小左教授考入长春中医学院，师从吉林省中医大家任继学、程绍恩等。1982 年，陆小左教授以全校第二名的成绩毕业，并考取了天津中医学院硕士研究生，跟随杨锦堂老师悉心钻研《伤寒论》。同时他还在郭霭春、王士福、刘宝埼、曹公寿、牛元起等老师的指导下学习中医理论，进行临床实践。在学期间，他勤奋好学，孜孜不倦，为后来的中医临床、教学及科研工作打下了扎实的基础。

1985 年，陆小左教授研究生毕业留校工作，在教授中医课程的同时，先后在天津市老年病院、天津中医学院门诊部（现为天津中医药大学附属保康医院）从事中医临床工作。陆小左教授高尚的医德、精湛的医技，吸引了大量的患者，同时也感染了众多学生跟随其学习。他注重培养学生的临诊基本功，严格要求学生苦练中医临床操作技能。

陆小左教授在临诊中善于思考、总结，提出了中医"三不病机"理论和"平、荣、通"的中医健康概念，形成了辨病辨证相结合，针药并施，形神共治，综合调理的临床特色。他还开发了"扶正安神通任针法"、"形神调节按摩术"、"耳穴调平法"、"自律调节操"等独特的治疗技术。在失眠、颈腰椎病、皮肤病等心身疾病治疗方面逐步摸索了一套基于中医传统技术，以中药内服、外敷及针灸为中心，辅以推拿、耳针、刮痧、刺络、拔罐、走罐的中医多维立体疗法。在临床中，他发现了臀三针及髂三针等治疗颈腰椎病的有效新穴，开发了一批适应当前疾病的中医方剂，如枕清眠安汤、八味茶、鸡猴羊兔汤、宣肺止咳方、祛痹外用方等，在临床中取得很好的疗效，有些已获发明专利。

陆小左教授还曾先后10余次赴日本、德国等国家讲学或承担医疗带教工作，积极传播中医药文化。1996年，他在德国工作期间，有一个高中生在踢足球时，被球击中头部导致失明，多方治疗均无效，其母亲不甘心独生子就此失明，辗转找到陆小左教授。经过陆小左教授针药结合治疗，7个月后患者视力恢复，还考取了驾照。从此，这名高中生对中医产生了浓厚的兴趣，高中毕业后放弃了在德国深造的机会，来到天津中医药大学学了7年中医，现已回国在一所医院从事针灸工作。

陆小左教授献身中医药事业，著作、成果甚多，发表论文百余篇。部分论文在国外医学杂志或国际会议上发表，亦有被收入国外著名出版社编辑的专题论文汇编，正式出版。主编及参与编写学术专著、译著50部，其中主编的《中医临床诊断全书》曾获2004年中华中医药学会科技著作三等奖。录制出版《脉诊》、《刮痧、走罐及刺络拔罐》、《失眠的针灸推拿治疗》等专业视听教材 6 部，其中《内科常见病症的推拿治疗》获 2004 年中国电教学会中医分会电视教材三等奖。《脉诊》获 2009 年中华医学会电视教材二等奖。获国家专利 9 项。

陆小左教授精于传统而不固守于传统，在中医四诊客观化研究与中医辨证标准化、现代化研究方面，做了大量探索工作。先后主持研制舌、脉、证候模拟人、养生模拟人等中医诊疗仪器。主持及参与国家自然科学基金、科技部"973 重大项目"及天津市科研项目等十余项。2009 年创建天津市天中依脉科技开发有限公司，开发舌诊仪、脉诊仪获国家医疗器械证，已在部分医院推广应用。

"做医生要对得起患者的信赖，做真正的教师要对得起学生的渴望。"陆小左教授以此为座右铭，身体力行，感动患者，感染学生，是一位医者、学者、仁者。

2011 年国庆前夜，适逢陆小左教授 60 岁寿辰，学生们从各地云集天津，大家回顾恩师从医 40 年的经历，发自内心地写下了这样的诗句：

"三尺讲台，诲人不倦传授岐黄经典。杏林郁郁，洒下甘霖化作明灯引航。""一甲子，黑发添银丝，青囊伴红烛，换来桃李满堂。"

"鸡猴羊兔八味茶，安神通任消渴方，降压美肤祛痹痛，枕清安眠形神康。""形神兼治，针药并施，济世救人，德艺双馨。"

治学之道与学术精华

弘扬岐黄，传承仁术

陆小左教授悬壶济世 40 载，从事教学近 30 年，听过他课的中医学子有几千人，许多已经成为中医行业的佼佼者。陆小左教授在中医理论指导下，大胆创新，"师古而不泥于古，创新而不离乎臼"。针对中医学教育的特殊性，陆小左教授总结教学及临床经验，提倡成立天津中医药大学仲景学会，使中医传统教育与现代教育相结合；倡导并主持研制国家专利产品舌诊仪、脉诊仪、脉象模拟仪、证候模拟人等四诊仪器，用于中医教学和临床，推进了四诊技术的发展；摸索了一套中医实训教学方法，强化学生的综合动手能力与科研能力，教学中与学生互动，取得了很好的效果。

一、师承院校二合一，杏园春暖育新苗

陆小左教授认为，中医药应适应现代社会的需要，实现自身的完善和发展，既要发展中医药高等教育，又要注意培养具有中医特色的接班人，这既是时代发展的要求，也是中医药自身发展的需要。以往的中医药高等教育弊端是未重视师承教育的意义，在临床实践这一环节不过硬，因此他主张应该从本科教育开始，就注入带徒之精神实质，以提高中医教育水平。医疗经验的传承在其医学教育中占有重要的地位，大量的经验难以通过书面确切表达出来，需要多年的带教学习才能掌握。中医药教育不仅需要良好的课堂教学条件、实验教学和临床实习条件，还必须具备一大批富有临床经验的教师与经验传承的环境，师承传授是中医药教育的一大特色。

（一）书上得来终觉浅　方知此事要躬行

陆小左教授经常对他的学生说："读书三年便谓天下无病可治，行医三年方知天下无方可用。"他讲中医是一门具有深厚文化底蕴的科学，中医药这一伟大宝库有三个组成部分，即浩如烟海的典籍、名老中医的经验、民间的验方绝技。其中，第一部分要我们自己阅读记诵，这是基础，但只做到这一点并不能说很好地掌握中医了，仅有书本知识，没有实践经验，很容易成为一个"文字医"，遇到临床实际问题仍难以很好解决。

他让学生去医院实地调研年轻中医师在临证遇到的问题，亲自去发现很多中医师常面临的困惑：读了多年的书，遇到病人仍

然不知道如何识证、立法、用药，即便勉强处方，心中也是没有一点儿底气。在这种情况下，只好"中西医凑合"，慢慢变成对中医全无信心。陆小左教授告诫学生，很多中医师用中医方法解决不了问题，越用越少，随着时间的流逝，老一代的中医越来越少，能用中医的思维去治病、防病的中青年中医也越来越少，虽然培养了大量的中医毕业生，人是有了，但后继乏术却更为突出，这是中医的致命伤。

陆小左教授率先垂范，在教学之余，坚持在天津中医药大学保康医院出诊，手把手的传、帮、带，在中医"传道"、"授业"过程中，通过门诊临证的"身教"和"意会"传授弟子们中医知识和技能，增强他们对学习中医的信心和兴趣。

曾经有个学生对中医存有偏见，认为中医不如西方医学证据充足，令人信服，哀叹自己命运不好考大学被调剂到中医院校。当时身为医疗系主任的陆小左教授得知这一情况后，把这个学生带到门诊，让他跟随自己出诊。看到那些在西医院被认为无可就药的病人经过陆小左教授的中医治疗重新获得新生时，看到病人送来的无数牌匾和锦旗时，这个学生被深深地触动了，开始按时上课，认真学习，周末假日主动到门诊见习。由于跟师学习时间长，动手的机会较多，使理论知识在临证中得到验证，这个学生对中医学兴趣越来越浓厚，逐渐形成了中医思维模式，继承了老师的经验技术，一毕业就会看病，而且不长时间就用学到的本领吸引住病人。

陆小左教授在师承教育的模式中把自己所掌握的遣方用药、推拿按摩、针灸、拔罐、刮痧等多项中医技能手把手的教给学生，综合运用中医疗法使学生目睹中医药的显著效果，让学生长期不断地体会琢磨四诊、八纲、辨证论治等诊治疾病的过程，探索针药治疗的原理。陆小左教授还启发学生利用患者排队等待的时间询问病情，草拟病历，拟出诊断治疗计划，然后再与老师诊断治疗方案相比较，用自己的智慧与悟性去进行推理和综合判断，逐渐学会为每位患者制订颇具个性化的诊治方案。

（二）因材施教，因人而异

陆小左教授带学生注重因材施教，根据学生的性格特点其传授的内容有所侧重。他经常鼓励学生开动脑筋，积极发挥自己的优势和特长，瞄准自己感兴趣的领域多下工夫。例如有个学生对计算机技术特别着迷，陆小左教授就帮他联系南开大学的计算机专家联合培养，开发中医诊疗软件系统。

在研究生培养方面，陆小左教授要求研究生每周至少与导师会面一次，解答学生在学习和生活中所遇到的问题。除学校规定的课程外，根据学生的志向指导其选择不同的选修课程，共同制订个性化的教学计划。此外，陆小左教授结合自身的体会为学生推荐和确定读书任务，开具书目单，并定期检查学生的读书情况和效果。他常组织学生与导师一起参加论文讨论会，导师和参与讨论的学生可以在讨论会上提出问题并辩论，在讨论过程中，导师与学生相互交流学术思想，探寻名医成才之路，培养中医学术氛围。

在本科生培养方面，陆小左教授认为学生应与教师保持密切接触，随名师学习，学习他们的治学经验和独家心法。师承不仅使学生学到更多临床经验和实践知识，同时还促进了教师的理论和临床素质提高。一旦确定师生关系，就要求指导老师不仅要有严谨的教学态度、博学的知识，还要提高自己人格的魅力，以良好的师德培养未来医生的高尚医德和精湛医术。

陆小左教授认为，中医药教育是精英教育，不可能每名学生都能成为出色的中医大夫，必然只有一小部分勤奋学习的人才能站到金字塔的顶端。作为现代中医药教育补充的师承教育，限于师资等条件的限制，同样也不可能在所有的环节上面向全体学生开放，只能通过双向选择的方式对人才加以筛选。为了能更好地在中医药现代教育中融入师承教育，促使学生更快成长，陆小左教授提出了对参加师承教育的学生给予优越政策的建议：对经过严格考核的师承教育时间可参照有关规定按选修课给予学分，鼓励学生学习。对有长期师承教育规划，并严格执行的学生在英语水平考试方面放宽要求，下调一个等级，减轻学生压力。对有长期师承教育规划，并严格执行的学生在考研时可在同等条件下优先录取。为了保证师承教育的质量，陆小左教授建议对开展师承教育的教师应设定若干条件，如指导老师应具有医学专业高级技术职务任职资格，并长期从事中医药临床工作；有丰富、独特的学术经验和技术专长，医德高尚，在群众中享有盛誉，得到同行公认；应聘在医疗机构坚持临床实践；同一指导老师在同一时期内不宜带教学生过多等。

实践证明，尽早把师带徒与课堂教学互相补充培养出的毕业生，不仅理论扎实，而且能将理论和实践有机结合，在中医四诊、常见病诊治、疑难病诊治等方面具有明显优势，深受用人单位的好评。但是，陆小左教授认为，单纯实行师承教育，虽然能感悟名家真传，但难免有接触面较窄、知识不系统不足的缺陷。他坚持在现代中医药教育中有目的地融入师承教育的方法，使学生在掌握系统中医知识与技能的同时，有机会继承健在的有真才实学的老中医的学识及经验，学会中医的思维模式，强化临床能力培养，在实战中锻炼成长，在有限的时间内培养出中医高级传统型人才。

二、强化动手重实践，实训课程开先河

（一）四诊仪器，古树新芽

陆小左教授长期致力于《中医诊断学》的教学和科研，他善于在中医理论指导下，不断创新教学与临床技能方法。他带领弟子们充分利用现代科学手段，完善中医临床诊疗技术，推动中医理论的发展，为提高中医临床疗效服务。他先后与天津大学王学

民教授合作，联合研制了充气式加压脉象仪，实现了脉象信息的实时显示，保真储存，半自动提取与分析，为临床探索各种病证与某些脉象的密切关系，找出各种疾病发病过程中脉象进退演变过程与发展规律提供了方便。研制的脉象模拟仪，由天津市天堰医教科技开发有限公司开发生产，实现了脉诊的形象化教学。于2006年、2008年、2009年共获得有关脉诊仪器专利4项。

陆小左教授与南开大学乔园园研究员联合研制舌象仪，于2009年获国家专利。舌象仪将舌诊的综合信息如舌形、舌态、舌质、舌苔等内容转化成数字，建立完整的舌图报告单，既能避免复诊时出现误差，也可作为其他专家会诊、远程诊断及教学的客观依据。

此外，他还先后研发了智能耳穴诊察仪、甲诊仪、腹诊仪等诊疗系统、证候模拟人、心脑血管病中医客观化辨证养生机器人、中医健康管理系统与心脑血管系统舌脉客观化互动式神经网络辨证诊疗系统等多个教学设备。

（二）实训教学，动手实践

陆小左教授认为，中医学是一门实践性很强的学科，临床技能培养在高等医学教育中占有举足轻重的地位。当前中医药教育的现状还不能满足社会日益增长的需要，要培养具有较强专业实践能力和创新精神的中医药人才，有必要转变教育理念与人才培养模式，突出中医辨证思维的培养和中医诊疗实践能力的训练，造就具有较强动手能力的新一代中医药人才。他在张伯礼院士的带领下承担了中医实训课程体系建设的重担。

陆小左教授提出通过突出课程的实用性、科学性、趣味性的实际训练，让学生亲自动手掌握其技术。他先后参与建设适应临床诊治技能培训需要的实训基地，开设了系列实训课程。陆小左教授还组织编写了相关的实训教材，研制实训软件。

在几年的实训教学中，陆小左教授总结了充分发挥多媒体教学优势，提高教师专业素质，调整课时比例，采取多种形式进行实践教学，完善技能考核制度，建立固定而完善的院外实训基地等实训教学经验。为了给学生提供早期接触临床的机会，他要求学生在学习中一定要主动、积极地参加模拟临床实践，正规操作，多接触病人，反复练习，逐步熟能生巧，在真正接触病人前，初步掌握所需的各种基本技能。这既提高了学生临床动手能力，又巩固了专业思想，满足了用人单位的需求，为解决毕业生就业问题创造了必要的条件。

（三）互动参与，开动脑筋

在教学组织过程中，陆小左教授还特别强调要重视学生的参与，强调培养学生的动手能力，努力做到参与形式的多样化，让学生动起来，在教师指导下，循序渐进，自主学习，获得学习的主动权。

在教学过程中，陆小左教授还注意利用学生的课余时间，组织丰富多样的学习活动，如进行专题讲座、小论文辅导、预实验观察、采集书写病历练习等，以弥补课堂讲授时间不足的缺憾，帮助学生发挥自己的才能，有利于学生的个性发展。每次实训课都要根据教学内容，从认知、操作、情感和态度四个方面，对学生提出预期要达到的具体学习目标。将教学过程分为多个层次，分步引导学生，采用启发式教学法使学生在学习目标的引导下，接受训练，掌握重点。

陆小左教授提倡的实训式教学模式取得了一定的效果，通过一系列实践教学活动，理论与实践相结合，增强了学生学习理论知识的兴趣和积极性，临床基本技能得到训练，动手操作能力、临床思维能力和提出问题、分析问题、解决问题的能力不断提高，学生动手能力强，科研兴趣浓厚，善于互动团结合作。

三、融会贯通树新法，趣味教学展新篇

陆小左教授提倡中医药需适应社会进步和发展的需要，在继承的基础上不断发展、创新，中医药教育必须由以书为本、以知识为本的学历教育向以人为本、以学生的创新动手能力教育转变。他认为，中医药要与时代同进共荣，非推陈出新，承旧迎新不可。他时常讲创新精神是中医学进步的灵魂，如《黄帝内经》《伤寒杂病论》《千金方》《本草纲目》等理论巨著就是人们在实践和理论中的一次次创新。

中医诊断传统的教学多遵循教科书，重视理论阐释基本概念、基本理论和基本技能，使学生夯实基础知识，为中医临床诊疗疾病作理论与知识的准备。但教科书中的理论往往与临床存在一定的差异，不利于培养学生的中医辨证思维与诊疗能力，难以调动学生积极主动地思考问题、分析问题与解决问题。

陆小左教授在教学中注意理论教学与实践教学并重，在理论讲授时重视诊察技术的示范与联系，充分利用视频、动漫技术等现代科学技术，拍摄了中医查体规范，供学生学习。把"枯燥"的中医课程变成有趣的内容，引导学生对中医课程产生浓厚兴趣。他亲自主持和设计实践教学，大力改革实验教学的形式和内容，开设综合性、创新型实验和研究型课程，鼓励本科生参与科研活动，并开办多项中诊实验课（如脉图实验、舌诊实验等），为学生今后在临床中进行舌脉诊断打下基础。

长期以来，中医诊断教学缺乏专用的教学仪器设备，缺乏形象化的教学手段，陆小左教授在学校领导的大力支持下，带领学生从教学应用出发，联合天津大学、天津市天堰公司等单位，多学科攻关，以创新精神开展研发，于2004年合作研制了符合目前教学与临床现状的中医脉象教学考试仪，2009年研制了中医证候模拟人等，形成了中医诊断教学和测试的平台，被全国很多中医药院校使用，并取得了良好效果。

　　陆小左教授在教学过程中灵活采用课堂提问，病历讨论，电化教学，中诊实验，论文探讨，操作强化，临床见习，编歌易记，列表总结等多种形式，从不同的角度对学生应该掌握的内容进行反复强化，将枯燥的教学内容变得生动活泼，以帮助学生完成强化记忆，并体会到中医诊断技能的临床实用性。天津中医药大学中医诊断教研室在陆小左教授的带领下，以网络为平台，将教学资源进行整合，建立开发研制并不断完善中医诊断学网络课程。他们制作的中医诊断学网络课程获 2009 年中华医学会网络课程一等奖。

　　中医药事业的未来在于能否培养出一批既能继承老一辈的学术精华，又富于创新精神，踏踏实实埋头苦干的学术精英。然而培养模式的建立，是人才形成的基础，陆小左教授带领他的教师团队，开发了一种适合中医诊断教学的新方法，实现了医、教、研全方位发展，建立了一套完整的先进教学体系，更新教学理念，强化技能训练，保证学生经过本课程的学习，能够熟练地掌握中医诊断技能，准确辨证，为临床各科的学习奠定了牢固的基础。

四、大医精诚，仁德为先

　　1972 年，陆小左教授在吉林省敦化市精神病院工作期间，在当地老中医李吉瑞先生指导下学习并从事针灸治疗工作，中医治疗的显著疗效使他坚定了献身中医药事业的决心。恢复高考后，陆小左教授怀揣做一名好医生的梦想考入长春中医学院，自此便与岐黄结下不解之缘。

　　面带微笑，宽厚仁慈的陆小左教授，不但有作为医者必不可少的精湛医术，更有一种"见彼苦恼，若己有之"的菩提之心。"医，仁术也。乃或术而不仁，则贪医足以误世；或仁而无术，则庸医足以杀人。"孙思邈留给后人的古训是陆小左教授的座右铭。做一名合格的好医生成为他毕生追求和奋斗的目标。

　　陆小左教授教学、科研和行政事务非常繁忙，但他一直坚持每周三次晚诊，几乎每次门诊都要自下午 2 点到晚上 8 点多才结束。他在自己的工作岗位上尽力为每一位患者减轻病痛，努力挽救每一个脆弱的生命。每一天、每一刻他都在实践着自己的梦想：做一名合格的好医生。

　　陆小左教授有着高超的业务能力，他时常告诫学生，"作为一个合格的中医，医学知识应该广博而全面，只有这样，才能做出最明确的诊断，给病人恰当的治疗"。

　　陆小左教授认为，"科研的目的应该为教学和临床服务"。为了拓宽中医的研究领域，开展中医工程学研究，他和天津大学等多家理工科专家联合，反复请教磋商，不辞辛劳。

　　多年来，陆小左教授勤奋好学，孜孜不倦，学生提出的问题及疑难病证，他都要查阅资料，认真想好解决方案。他苦练中医针灸、刮痧、推拿等多项技能，要让病人花最少的钱，以最短的时间，最小的痛苦赶走病魔。陆小左教授医疗技术高超，门诊病人络绎不绝，与他的医术齐名的还有他的工作态度，他总是告诫学生要心平气和地说话。他说："医生的技术都是来源于病人，是从病人身上练出来的，大多数病人都非常尊敬医生，他们不会无缘无故地与医生过意不去，只要医生认真细致和充满爱心地去从事医疗服务，哪怕出现一些意外，病人也会理解的。"

　　陆小左教授淡泊宁静的心态、炉火纯青的医术、矢志不渝的志向、仁智结合的追求，已为他的弟子作出了榜样。

形神兼治，针药并施

　　陆小左教授重视中医经典著作的学习，富于创新精神，从 1972 年从事针灸治疗开始，从医近 40 年，为人低调，不事张扬，但在患者中享有很高的声誉。陆小左教授在长期的医疗实践中积累了丰富的经验，他重视"形神兼治"，曾系统完整地学习了医学心理学，长期从事失眠等情志病证的治疗。他曾专门赴日本研修心身医学，对于形神的相互影响体悟颇深。他要求诊察必问情志，注意社会家庭环境影响，治疗要治形不忘安神，安神不忘调形。

陆小左教授提出辨病与辨证并重，采用辨病定基础药、基础穴，辨证定方、定加减穴，并随证加减的治疗思路。他提倡"针药并用"，强调要运用方药、针灸、推拿、耳针、刮痧、拔罐、火针等多种手段从不同角度、不同层面对患者进行综合立体治疗，不要抛弃古人的宝贵经验，不要看不起"雕虫小技"，不要自加限制束缚中医的手脚。

陆小左教授用药特点是内外兼治，内用药与外用药相结合。在内用药方面，煎剂与丸散相结合。服用方法不拘于每日2服的通常做法，常因人而异，既可每日6次服用，也可每周服用2次。在遣方用药方面，善于吸取前人经验，常用合方祛病。陆小左教授认为，与其辛苦摸索自创方剂，学用前人的效方更为快捷方便，也容易取得良好效果。因此他所创制的方剂大多基于合方的基础之上。在外用药方面，针对失眠、痹证等疾病分别开发了外用热敷与泡脚的方剂，通过内外兼治，以内为主，以外为辅，效果颇佳。在针灸方面，从独针到多针，取穴灵活，研发了"扶正安神通任针法"，以"取穴多、刺激轻、留针长"为特色，治疗心身疾病取得良好效果，尤其对失眠、抑郁症等有显效。在治疗杂病方面，陆小左教授也有其独到之处。

形神兼治

一、博古晓今，形神兼治

"形神兼治"是以"形神一体观"学说为依据，疗神与疗形相结合，采用药物、针灸、推拿等多种形神调节措施，对神志、精神疾患安神配以调形，对躯体疾病治形不忘调神，以达到扶正祛邪，调整阴阳，心身并治而愈病的目的。

陆小左教授早年在精神病院从事针灸工作，在工作中他发现有的精神病患者发作时力大惊人，平时拿不动的东西挥舞自如；有的特别耐冻；有的患者兼有其他疾病，往往可见精神症状严重时躯体疾病减轻；在开展工疗时患者通过形体活动精神症状会有所减轻。为什么会有这些现象？形体与精神之间到底有哪些联系？带着这些疑问，陆小左教授在当地名医李吉瑞先生的指导下，在中医学中寻找答案。《内经》中有关"形与神俱"的论述给了他很多启发。所谓形与神俱，是人的形体与神的活动是高度统一的整体，是中医学整体观念的一部分。人体的整体观、机体的整体性就是通过"形神合一"来体现的，这是中医学对生命活动的概括。

"形神合一"是生命活动的根本保证。生命体的构成，不外乎形与神，只有形神兼备，血气"和"、营卫"通"、五脏"成"、神魂魄和谐，才能使生命泰然安和，健康长寿。人是形神相偕的统一体，形乃神之宅，形乃神之基，神乃形之象，神乃形之主，无神则形不可活，无形则神无以附，二者相辅相成，不可分离。

陆小左教授从《内经》中得到启发，认为既然人体是一个"形神合一"的有机整体，形、神二者在生理上相互依存，相互为用，在病理上则必然相互影响。临床上形伤可以导致神伤，神伤亦往往会导致形伤，虽有所偏重，但若失于治疗，则终致形神皆伤。那么在治疗上就必须形神兼治，或治形以安神，或安神以调形，以使神安形调。

二、阐微穷奥，首重于诊

陆小左教授认为，要想形神兼治必须全面了解患者情况，有的放矢。他秉承《内经》的相关论述，在临床中强调诊形要与诊神相结合，从形态动作探查患者的神志情绪状态。形体疾病常伴有精神情志方面的变化，而情志疾病也多有躯体方面的改变。察形勿忘诊神，诊神更要察形。

陆小左教授在临床中发现，情志内伤可引起头痛、胃脘痛、泄泻等多种疾病。很多患者就诊时常只述说形体痛苦，而对自己的情志变化只字不提。若医生亦仅注意形体病变，忽视心理因素的影响，就症论医，即使获效也难以维持长久。故诊治时除应了解患者的形体病变外，还应依据望诊、闻诊及切诊所得资料，详细了解患者心理因素及情志变化，综合分析，才能避免《素问·疏五过论》所说的"不知病情"之过。

脉象可反映人的情志状态，陆小左教授诊病时非常注重采集脉象信息，加以分析。脉象动而不静，往往反映患者情绪烦躁，可能有火扰心神的问题，宜将此作为切入点，进一步收集患者的社会生活环境以整体把握患者的形神状态，为形神调治提供依据。他还强调要注意人与外界环境的相互作用，要注意了解患者所处的社会环境及家庭关系，了解其与疾病的关系。

三、形神并治，气血为先

陆小左教授认为，中医治疗疾病不仅要重视患者的客观体征，更要重视患者的主观感受。在使用各种治疗措施的过程中，要以"和"与"顺"为要点调整形与神的变化。调形以治神，通过药物、针灸等治疗措施，恢复体内气血阴阳以及脏腑功能的协调平衡，可以使人体精神状态明显好转，调神以治形，通过调节人体的精神状态亦能使脏腑、组织、器官的功能活动得到改善，使人体的形体损伤得到修复。

（一）安神以调形

各种形体病变既可因神志之变而起，又可因神志之变而加重恶化，治疗形体之病时，要注意到神志之变，或辅以安慰劝导，或施移精变气之术，力求神扬气达。

形体疾病的治疗要重视安神。形体的病痛会导致情绪的变化，情绪的变化又会加重形体的痛苦，二者形成恶性循环，疾病愈加深重。要打破这一恶性循环，就不能单纯治形，在治形的同时要针对异常情志变化引起脏腑、气血功能紊乱的病机特点，通过消除不良的情志刺激，调整人体的精神状态，以恢复体内脏腑、组织、器官功能的协调平衡，从而达到治疗躯体疾病和改善情绪的双重目的。

疏气理血：陆小左教授根据《素问·八正神明论》有关"血气者，人之神"的论述，认为疏气理血为治神调形之枢机。神主宰全身须借气的作用，所以调神的关键在于疏肝调气。他常用逍遥散加减以调畅气机、疏解肝郁。血液是神志活动的物质基础，故有"神为血气之性"一说。气血实为沟通脏腑与神志的中间环节。气血充足，气血调畅则神旺，神旺则对五脏阴阳气血的调控正常，人的生命活动才能得以正常进行，才能有助于躯体疾病的治疗。故调神治形当以理气和血为要，血和气通，形神相互支持，无病可防，有病趋愈。陆小左教授在对糖尿病的治疗中重视调理患者的情志。他认为精神因素对糖尿病影响极大，精神过于紧张容易造成血糖升高，治疗时不仅要考虑肺脾胃肾等直接的病位脏腑，也要从调节情志角度出发配以疏肝理气之品，还要通过推拿、音乐疗法使患者放松。

言行诱导：陆小左教授在治疗疾病的过程中，非常重视患者心理的变化。他认为"就诊之要，应以安神为先"。《灵枢·官能》曾提出"用针之要，无忘其神"的治疗原则，不仅是针灸，处方用药、外治按摩均应本"无忘其神"之训。患者的心理因素对治疗效果的优劣有直接的影响，相信医生，主动要求接受治疗者常有事半功倍之效；怀疑医生，对治疗存有畏惧、猜疑心理者常难收良效。治疗的首要任务就是治神，用医者的言谈举止吸引住患者及家属，用广博的学识、亲切和蔼的态度、专心于治疗的风貌、熟练的技术使患者坚定信心，接受治疗，病情就已经好了一半。

药物调神：如治疗少神、神乱、失神等神志失常的病证，可用养血安神、清心安神，或交通心肾等而安神，或用滋水涵木、平肝潜阳、化痰开窍、镇肝息风等以宁神；或开窍醒神、回阳固脱等回神。又如胆虚不寐、胃不和则卧不安等神志病变，均须辨证施治，重在护神。陆小左教授认为，调神重在通，气不通则郁而化火上扰心神，津液不通则郁而为痰蒙蔽心神。痰瘀相结常是多种形神疾病的主要病机。他在调神治疗时善用逍遥散的核心药物，柴胡、当归、白芍，并配以香附理气和血。即使重镇安神同样要辅以导通的药物，对于痰瘀相结的患者，陆小左教授常配伍三子养亲汤以理气豁痰。

针灸调神：每用针刺疗法，陆小左教授重在调理全身的气血，善用百会、四神聪、风池等穴。百会穴居巅顶，联系脑部，是调节大脑功能的要穴。百脉之会，贯达全身，头为诸阳之会，百脉之宗，而百会穴则为各经脉之气会聚之处，对于安神和调节机体的阴阳平衡起着重要的作用。四神聪虽为经外奇穴，但在安神方面有卓越功效，《太平圣惠方》载"神聪四穴，理头风目眩，狂乱疯痫，针入三分"。风池位于项部，也是安神的要穴，较轻的失眠患者每晚临睡前揉本穴5分钟，往往能收到较好的效果。针灸调神手法施术的关键在于因人而异，调治形体病时要轻刺激长留针，通过针灸疏通的作用达到动以通神，通以安神，动静结合，神形共调的目的。陆小左教授创有"形神按摩术"、"耳穴调平法"、"平衡刮痧罐"等调神之法，配合针药并用，每遇顽症，综合运用，效果颇佳。

（二）调形勿忘治神

陆小左教授认为，治疗神志病不能只在精神状态上做文章，要注意调形，一是异常的情志变化会导致形体病证，而形体病证也会影响神志，会加重神志异常的改变。《素问·调经论》指出："血并于阴，气并于阳，故为惊狂……血并于上，气并于下，心烦怨怒，血并于下，气并于上，乱而喜忘。"说明神志病变均以气血病变合并多方面的形体症状，如食欲不振、胃脘痛、头痛、胸闷、颈项痛、手麻、腰腿痛等。调形可以改善患者症状，减轻患者痛苦，有利于神志病证的改善。二是某些形体症状反映的是病变的脏腑，如癫、狂、不寐、健忘等，病虽一，其涉及脏腑却并不相同。陆小左教授治疗这类疾病不是头痛医头，脚痛医脚，而是依据脏腑病变，辨证论治。他认为，形旺则神旺，形衰则神衰，形体变化提供了诊治的线索，故要高度重视，即调形以治神。

调形治神之法颇多，可以根据不同的年龄、性别、季节或疾病，或清或温或消或攻或破等。陆小左教授认为，要以气血为切入点，五脏藏神，治脏可以调神，治脏之法也无外乎平调五脏阴阳气血。

此外，通过针刺或艾灸腧穴，以疏通经络气血，调节脏腑阴阳，达到治形以调神的目的。运动可以增强体质，促进气机通畅，气血调和，经络通达，提高抗御病邪的能力。通过劳动、散步、按摩、导引、打拳等运动方式，调和气血，疏通经络，使身体健壮，神气旺盛，形与神俱而寿延百年。陆小左教授在治疗神志疾病时往往强调让患者每天运动半小时，还自编了"自律调节操"嘱患者每日于起床前、入睡前各做一次，意在以动通神，以动调神，达到形神兼治的目的。

形神兼治原则在具体运用时要结合患者的具体情况，辨病之标本，以确定治疗的先后主次。治疗时或以安神为主，治形为辅；或以治形为主，调神为辅；或形神兼治，以使气和血调，神达形安。

针药并施

　　针灸、方药是中医学用来治疗疾病的主要手段，二者各成体系。很多医院针灸科的医生不开中药，中医科的医生不能针灸，人为限制了中医治疗手段的实施，影响了中医治疗效果。纵观古今，凡中医大家，主张针药并用者不乏其人。孙思邈在《千金要方》中云："若针而不灸，灸而不针，皆非良医也；针灸而不药，药而不针灸，尤非良医也……知针知药，固是良医。"陆小左教授在长期临证过程中，验证了针药并施的优势。从中医整体观念出发，创制了多首经验方，并创造性地提出"扶正安神通任针灸治疗法"，针药并用。在此基础上，又根据不同疾病，结合耳针、推拿、刮痧、拔罐等治疗方法，提出了"多位一体"综合立体疗法。

一、苦练奇术，针药并施

　　针药并施肇端于古代，但对于治今病有着非常重要的意义。陆小左教授对针药并施历史颇有研究。他客观地分析了针、灸、药各自的治病特点，遵扁鹊"针、灸、药三者得兼，而后可与言医"之训，不断请教名老中医，苦读中医古籍，熟练掌握针、药等多项技能。

　　陆小左教授告诫弟子，中医代表医家如扁鹊、淳于意、张仲景、孙思邈等都是中医全科医生，均精通内科、妇科、儿科、五官科，善于应用方药、针灸、药熨、按摩等医术治病，大多针药并治，或辨证择善而用。

　　陆小左教授认为若人为限制医生自由选用治疗方法，是有违古训，也是当前影响中医诊疗水平提高的一个重要因素。他强调："治病因素不同，治疗方法也不应该一律，所以药与针灸不可缺一。"针药并施疗法在疑难病证治疗方面效果明显。

二、扶正祛邪，安神通任

扶正安神通任法是陆小左教授及其团队在多年临床实践基础上于 1991 年开发的一种针灸疗法，经多年的临床实际应用检验，用于疑难病证的治疗，具有效果较好，见效快，方法简单，便于操作的特点。

《内经》云："正气存内，邪不可干"。"邪之所凑，其气必虚。"疾病的过程也就是邪正斗争的过程，在这一过程中，正气的强弱一般是矛盾的主要方面。陆小左教授根据自己多年的临床经验认为，疑难病患者，病程长、体质弱、正气不足往往是久治不愈的关键所在，即所谓"久病多虚"，因此应注重扶正。对于以虚为主的患者，扶正固然是唯一正确的方法；对于虚实夹杂的患者，扶正也有利于祛邪，正复邪自去。

陆小左教授通过研究发现，多数疾病最基本病机在于不通、不荣、不平，即正气不足，经脉不通，阴阳失和。扶正、安神、通任相互结合，对于改善脏腑功能状态，增强患者体质，调整患者心态，消除精神神经方面的症状，促进疾病早日向愈具有重要作用。"血气者，人之神"，精神往往通过作用于气血而影响疾病的转归。疑难病患者病程长，久经治疗而不愈，一方面由于形体疾病的影响，会导致体内气机异常，情志障碍；另一方面由于长期病痛的煎熬，治愈希望的破灭，也会伴随出现烦躁、情绪不稳等。安神治疗，不仅可以改善患者的精神状况，而且有助于气机的通畅，为病情缓解打下基础。任脉能总任一身之阴经，为阴脉之海，与脏腑关系密切，对于治疗头、面、胸、腹部病证及相应内脏器官的病证具有良好的作用。脏腑的生理病理变化是疾病发生发展的内在根据，安内才会有助于消除外在的症状，任脉的部分腧穴具有扶正强壮的作用，部分腧穴有安神作用，疏通任脉不仅可以调节脏腑的功能状态，扶正补虚，而且有益于改善患者的精神状态。

三、扶正安神通任针法的实施

1. 基本取穴 百会、四神聪、风池、膻中、中脘、气海（或关元）、足三里、三阴交、太冲、曲池、外关、合谷。

2. 方法 自下而上或自上而下取穴，中脘、气海（或关元）、足三里行捻转补法；百会、四神聪、风池、三阴交、太冲、曲池、外关、合谷用平补平泻法；膻中用迎随补泻法。以虚为主者，针刺方向由下向上；虚中夹实、实证表现明显者，针刺方向由上向下。略行手法后，留针1小时左右。每周针治2~3次，10次为1疗程。

3. 加减 伴有腹泻者加天枢、上巨虚；便秘者外关改支沟；头痛加太阳、头维、印堂；眩晕加率谷、头维；失眠加神门、安眠；关节痛加阳陵泉、手三里、三阳络；心悸外关改内关，加神门或通里。

四、推陈出新，合方共治

陆小左教授临床用药方面有独特见解，善用经方、小方、合方，并根据临床，创制了多首经验方。他在中医辨证论治思想指导下，为了应对复杂病情，以病机病证的变化为依据，以减毒增效，扩大治疗范围为目的，将两首或两首以上方剂（可以是经方，也可以是时方）相合为用。合方是利用方剂配伍的药群经验，按照"随证治之"的原则，面对数证相兼或病机复杂的临床病证，配伍经典，动态调整，力求达到全面、准确、理想的治疗效果。陆小左教授曾师从杨锦堂先生攻读《伤寒论》，杨老师遵伤寒之旨，善用合方治病，陆小左教授师习之并予以发扬，形成了合方治病的鲜明特点。

（一）操古方治今病，合方共治

研读《伤寒论》时陆小左教授发现，张仲景多个方剂均系合

方，如用桂枝麻黄各半汤、桂枝二麻黄一汤、桂枝二越婢一汤治
疗表郁轻证，以及治疗太阳少阳并病的柴胡桂枝汤等。另外，
《金匮要略》中也有合方，如治疗水气病的桂枝去芍药加麻辛附
子汤等。有的合方从名称上即体现合方特点，有的则体现在方剂
运用之中，如治疗腹满表不解的厚朴七物汤即是由桂枝去芍药汤
加厚朴三物汤组成等。

陆小左教授认为，随着时代的变迁，疾病谱也发生着深刻的
变化，人的体质、生活方式都发生了巨大变化，单纯使用古方难
免有朱丹溪所谓"操古方治今病，其势不能以尽合"的现象。当
疾病病机单纯，表现证候单一时，单一方剂即可奏效，如有兼证
出现，方剂的加减应用亦可适应病情的需要；当有两个或两个以
上主证并存，则合方的应用势在必行，前者是一个模式的变化，
后者是两个模式的并存。他根据临床观察发现，尽管疾病更加复
杂，变化更加多样，但其基本元素往往有相似之处。通过对临床
证候的分析，辨明其证候的病机所在，使用前人行之有效的处方
作为基础，多方相合往往容易取得较好的疗效。此种方法不必拘
于症状表现的完全相同，但求其主症的一致即可。陆小左教授常
用的"鸡猴羊兔汤"等多个验方已获国家发明专利，均是由古方
推陈出新合方而成，效果具有相加、协同、相辅相成的作用。

（二）用药剂型、剂量随证灵活变化

陆小左教授从金元四大家的医学经验中得到启发，常用煎剂
送服丸药，或多种丸药组方煎汤服用。如治疗失眠常嘱患者送服
三七与琥珀粉。他常用煎剂除病，继以丸剂巩固疗效，症情一旦
有所反复，又嘱患者加量煮丸饮服。除内服药外，他强调外用药
的运用，除常用热敷除痹缓解疼痛外，还经常通过药物泡脚解决
眩晕与失眠的问题。他用川芎细粉撒鞋内治疗足跟痛，也使用药
枕、药佩等，早年曾开发配有治疗药物的保健背心，获得国家
专利。

此外，处方用药比例方面，陆上左教授熟知张仲景用药颇有讲究，如麻桂合方中桂麻比例相当，桂枝二麻黄一汤中则以微汗之桂枝汤为主，峻汗之麻黄汤为辅，显然两合方中单方用量比例不同，其功效也有差别。中医不传之密在于药量的多少，单一药物或单一方剂在方剂中所占比例不同会影响治疗的功效。陆小左教授用药亦是不断探索总结，根据患者病情调节方剂所占比例，以达到理想的效果。如陆小左教授治肝阳上亢，代赭石每用 30g，取其重潜亢阳之功；用于治疗呃逆等胃病，则每用 6～10g，以求和胃之效。治耳鸣耳聋每用葛根、石菖蒲各 30g，治失眠仅用其半。

五、专病专方，辨病辨证择药

陆小左教授与吴复苍老师合作查询大量文献，结合多年临床经验，针对现代医学疾病谱分系统总结专病专方，为中西医结合找出切入点，指导临床医师用药。根据辨病辨证择药中药物出现频率，Ⅰ类药为文献中出现频率在 50% 以上的药物，Ⅱ类药为文献中出现频率在 20%～50% 以上的药物，Ⅲ类药为文献中出现频率在小于 20% 的药物。本书专病论治之基本处方的选择均是陆小左教授以临床经验为指导，结合Ⅰ、Ⅱ类药拟定而成，Ⅱ、Ⅲ类药可作为针对症状的加减使用。并从中西医结合角度，对基本处方进行方义分析，使处方的选择更具客观化，在辨病的基础上再予以辨证论治，使辨证论治更简易化，成为临床医师诊治疾病的好帮手。

六、针药并施——多维立体疗法

陆小左教授本着"减少患者痛苦，增加疗效，缩短治疗时间，降低医疗费用"的原则，开创了"形神兼治，针药并施——多维立体疗法"。

陆小左教授在临床中针对多种疾病分别总结了不同的针药并

施综合立体治疗方案。例如，对颈椎病患者，往往采用内服中药与外用热敷剂相结合，针灸与推拿相结合，菊花药枕与耳针相结合的六位立体综合疗法；对于失眠患者则采用辨证用药与泡脚药相结合的药物疗法，扶正安神通任针法与形神调节按摩术相结合的形体疗法，耳针与音乐、运动相结合的放松疗法。多维立体疗法从多个层面进行全面的管理与治疗，其法度在于因人而异，以人为本，促使患者能够充分配合，以便取得最好的效果。

陆小左教授倡导"全面检查是前提，辨病辨证准确是基础，制订治疗方案是核心"。针药并施——多维立体疗法，首先从全面检查开始。陆小左教授认为影像、化验室检查手段是人体感官的延伸，但他从不让患者做不必要的检查，均是根据个体情况选择，依据检查结果和中医四诊信息，找出病因病机，进行科学分类、分型、分期。

陆小左教授认为，疑难杂症患者病情复杂，对治疗敏感性降低，多数不耐受刺激强的疗法，采用几种痛苦小、费用低的治疗措施，形成合力，能达到良好的治疗效果。多维立体疗法大大提高了疑难病证治疗的有效率及治愈率。临床实践表明，这种方法用于治疗类风湿、糖尿病、银屑病、耳鸣、失眠、抑郁症、脑梗死、肺脓肿、湿疹等多有较好的疗效。

专病论治

内科疾病

发　热

　　发热是指由于致热源的作用使体温调定点上移而引起的调节性体温升高的病理状态。中医所说的发热不仅包括人体体温升高的现象，而且包括体温正常但病人自觉发热或局部发热的情况。中医认为，发热的产生是机体正气与邪气相争，阴阳失调的一种病理反应。

一、病因病机

　　1. 不通　情志内伤，肝气不舒，气机郁滞，郁而化火，久成郁热。脾失健运，水湿内停，亦可造成体内外经络不通，郁而发热。情志、劳倦、外伤等原因导致瘀血阻滞经络，气血运行不畅，壅遏不通，可引起发热。

2. 不荣 饮食失调，或久病失于调理，以致阳气虚衰，阴火内生，阳气外浮而引起发热。久病心肝血虚，或脾虚不能生血，或长期慢性失血，以致血虚失于濡养，血本属阴，阴血不足，无以敛阳而引起发热。素体阴虚，或热病日久，耗伤阴液，或误用、过用温燥药物等，导致阴精亏虚，阴虚则阳亢，水不制火，阳气偏盛而引起发热。久病气虚，气损及阳，阳气亏虚，以致火不归原，盛阳外浮而引起发热。

3. 不平 根据致病因素可分为外因与内因。外因"不平"主要是外感六淫之邪，邪犯机体，正邪相争而发热。机体阴阳失调、气血失和属内因"不平"，是引起发热的重要因素之一，多与"不通"与"不荣"共同致病。

二、临床表现

中医根据发热的不同表现主要分为：急性发热、慢性发热、发热恶寒、寒热往来、身热夜甚、潮热、高热、微热。

三、治疗

陆小左教授对发热的治疗一般采用中药配以刮痧、拔罐、刺络、推拿等疗法，以便引邪外出，使热随之而解，达到清内泄外的效果。

（一）中药治疗

1. 用药特点 常用中药有，金银花、连翘、栀子、丹皮、黄芩、石膏、生地、赤芍、知母、竹叶。

2. 分型论治

【风热犯表】

症状：发热，微恶风寒，头痛微汗或有汗不畅，鼻塞流涕或白或黄，口干或咽喉肿痛，咳嗽痰少而黏稠，舌尖红苔薄白或微黄，脉浮数。

治法：辛凉解表，清热解毒。

处方：银翘散加减。

银花 30g，连翘 15g，竹叶 10g，芥穗 15g，牛蒡子 15g，薄荷 10g，甘草 10g，桔梗 10g，芦根 30g。

方义：方中银花、连翘辛凉透表，清热解毒，是君药；薄荷、牛蒡子味辛而性凉，疏散风热而清利头目，解毒利咽；芥穗辛而微温，助君药发散表邪，透热外出，与薄荷、牛蒡子共为臣药；芦根、竹叶清热生津止渴；桔梗宣肺止咳化痰，共为佐药；甘草调和诸药，合桔梗清利咽喉。

【湿郁发热】

症状：低热，午后热甚，胸闷脘痞，全身重着，不思饮食，渴不欲饮，呕恶，大便稀薄或黏滞不爽，舌苔白腻或黄腻，脉濡数。

治法：利湿清热。

处方：三仁汤加减。

杏仁 10g，白蔻仁 15g，薏苡仁 15g，滑石 10g，通草 15g，竹叶 10g，半夏 15g，厚朴 10g。

方义：方中以杏仁宣降肺气，善开上焦；白蔻仁芳化湿浊，和畅中焦；薏苡仁益脾渗湿，疏导下焦；配以半夏、厚朴理气燥湿；通草、滑石、竹叶清热利湿。

【气郁发热】

症状：发热多为低热或潮热，热势常随情绪波动而起伏，精神抑郁，胁肋胀满，烦躁易怒，口干而苦，纳食减少，舌红，苔黄，脉弦数。

治法：疏肝理气，解郁泄热。

处方：逍遥散加减。

柴胡 10g，白芍 10g，当归 15g，白术 15g，茯苓 20g，甘草 10g，薄荷 10g。

方义：方中以柴胡、薄荷疏肝泄热，当归、白芍养血柔肝，白术、茯苓、甘草培补脾土。气郁较甚，可加郁金、香附、青皮理气解郁；热象较甚，舌红口干便秘者，可去白术，加龙胆草、黄芩清肝泻火；妇女若兼月经不调，可加泽兰、益母草活血调经。

【气虚发热】

症状：发热，热势或低或高，常在劳累后发作或加剧，倦怠乏力，气短懒言，自汗，易于感冒，食少便溏，舌质淡，苔白薄，脉细弱。

治法：益气健脾，甘温除热。

处方：补中益气汤加减。

黄芪15g，党参15g，白术15g，炙甘草10g，陈皮15g，当归15g，升麻15g，柴胡15g。

方义：方中以黄芪、党参、白术、甘草益气健脾；当归养血活血；陈皮理气和胃；升麻、柴胡既能升举清阳，又能透泄热邪。自汗较多者，加牡蛎、浮小麦固表敛汗；时冷时热，汗出恶风者，加桂枝、芍药调和营卫；脾虚夹湿而见胸闷脘痞，舌苔白腻者，加苍术、茯苓、厚朴健脾燥湿。

（二）刮痧刺络拔罐

陆小左教授常将刮痧、刺络、拔罐等结合起来治疗发热，不论是外感还是内伤均有着很好的疗效，临床应用中常可起到立竿见影的效果。

1. 刮痧 刮痧治疗时以刮拭背部为主，实证用泻法，虚证用补法，外感发热者重点刮拭上焦，内伤发热者重点刮拭中下焦。热甚时可加刮曲池穴。

2. 刺络 一般应用于实证发热者，首选大椎穴及痧点聚集部位，外感发热者再加大杼、肺俞等，内伤发热者再加膈俞、肝俞、胃俞等，热甚者还可加曲池。

3. 拔罐　主要选取背俞穴进行拔罐，亦可在刺络部分加以拔罐，外感发热者以上焦背俞穴为主，内伤发热者以中下焦背俞穴为主。

4. 放血　外感发热者，在耳尖、尺泽穴用消毒后三棱针点刺放血。

（三）推拿

陆小左教授认为，推拿对于外感发热有很好的疗效，可以有效缓解症状，缩短病程。在手法上常以疏经通络，祛风解表为主。

1. 揉太阳　揉 100 次，可清热祛风，止头痛除烦躁。

2. 揉攒竹　指揉 100 次，可清热明目，活络散风。

3. 抹坎宫　以两拇指自眉头向眉梢做分抹 36 次，可醒脑明目，散风止痛。

4. 推印堂　以拇指从印堂穴向上推至发际 10 次，有镇静安神，活络疏风的作用。

5. 揉迎香　以指按揉迎香穴，可疏风通窍。

6. 五指分梳　两手五指分开，交替从前发际梳向后发际 66 次，可行气活血，疏通经络，祛风定痛，安神养脑。

7. 点揉曲池　点揉 100 次，可转化脾土之热，燥化大肠经湿热。

8. 揉合谷　揉 100 次，可疏风解表，镇静止痛。

9. 揉外关　揉 100 次，可疏风清热，通络止痛。

10. 推抹手三阳　用掌推法推抹上肢手三阳经循行部位约 2 ～ 3 分钟。

11. 揉风池　患者坐位，揉此穴 100 次，可疏风通络，镇静止痛。

12. 拿颈项　用拇指与食指拿捏颈项两侧，从风池穴至颈项根部，反复 10 遍。

13. 揉肺俞 揉 100 次，可宣肺疏风解表。

14. 擦大椎 以透热为度，可通阳解表清热。

15. 擦膀胱经 以小鱼际竖擦背部膀胱经的第一侧线，重点擦大杼至膈俞部位，以透热为度。

16. 拿肩井 以患者感觉酸胀为度，可振奋阳气。

四、典型验案举例

病案一

李某，男，21 岁，大学生。2009 年 3 月 6 日初诊。

主诉：咽痛伴发热 2 天。

现病史：患者自诉 2 日前开始出现喷嚏，流少量黄涕，咽干痒痛，逐渐加重，自感发热，伴恶寒、头晕、头痛。自行服用莲花清瘟胶囊、银黄颗粒 2 日，未见明显疗效。食欲不佳，二便正常。门诊测体温 38.8℃。

查体：舌尖红，苔薄黄，脉浮。咽红，扁桃体肿大，肺听诊未闻及明显病理性啰音和异常呼吸音。

诊断：感冒发热。

辨证：风热犯表。

处方：

（1）中药治疗：治以疏风散热，清热解毒，利咽清喉。银花 30g，连翘 30g，竹叶 10g，芥穗 15g，桔梗 15g，牛蒡子 15g，木蝴蝶 10g，马勃 10g，丹皮 15g，赤芍 25g，薄荷 10g。3 剂，水煎服，每日 1 剂，分早晚 2 次服用。嘱其饮食清淡。

（2）刺络拔罐：选取大椎穴。

电话随诊，患者称服用 3 剂时主要症状已消失，5 剂服完即痊愈。

按：风热在临床上极为常见。患者发病由咽痒开始，所谓无风不做痒，故患者是因为感受风邪发病所致风热上攻，故见头晕、头痛，恶寒发热，脉浮，皆是一派表证表现。方选用银翘散加减。加木蝴蝶、马勃利咽开音，善治咽痛音哑；丹皮、赤芍凉血活血。刺络拔罐大椎穴，其为诸阳经交会之处，可解表清热以退热。

病案二

郭某，男，51岁，退休，天津人。2009年8月27日下午4点初诊。

主诉：面部水肿伴发热1天。

现病史：患者自诉昨日下午五点多开始无明显诱因发热，自测体温37.8℃，而后眼睑、颜面浮肿，以口角唇部最为严重，躯干四肢无异常。夜间热度不减，今晨自测体温38.7℃，无头痛、恶寒。今日中午服用扑热息痛，热退，水肿不消。肢体困重，胸闷，纳少，泛恶，大便长期溏泻。

查体：舌暗红，苔黄腻，脉细濡。

诊断：风水发热。

辨证：脾虚湿浸，风热犯表。

处方：

（1）中药治疗：治以清热利湿，宣肺消肿。桑白皮15g、陈皮15g，干姜皮10g，大腹皮15g，茯苓皮20g，泽泻15g，车前子30g，桂枝10g，猪苓15g，连翘15g，麻黄6g，白术15g，防风15g，白芍25g，天麻15g。4剂，水煎服，每日1剂，分早晚2次服用。嘱其禁食用辛辣、油腻食物，以免助湿生热。

（2）刺络大椎，曲池穴拔罐。

（3）推拿：按照外感发热推拿疗法操作。

10天后复诊，患者已愈。

按：风邪袭表，肺气闭塞，通调失职，风遏水阻，发为水肿，此即《景岳全书·肿胀》所谓："凡外感毒风，邪留肌肤，则亦能忽然浮肿。"又见水肿难消，肢体困重，纳少，便溏，是因脾虚湿盛所致。陆小左教授选用五皮饮合越婢加术汤加减，以标本兼治。五皮饮利水消肿，理气健脾，脾运则水难以生；越婢加术汤宣肺清热，祛风利水，主治风水夹热之浮肿证，为治标之法；加桂枝、芍药调和营卫。刺络拔罐，以外泄内蕴之热毒；推拿可通阳解表清热。

病案三

韦某，女，21 岁，学生。2010 年 6 月 23 日初诊。

主诉：间断发热 4 天。

现病史：患者自诉 4 日前出现不明原因高热 40℃，头胀痛，伴脘痞腹胀，恶心呕吐。昨日在医院诊断为病毒性感冒，经中药和输液等治疗后，体温下降至 37.4℃。今日体温再次升高至 39℃，头痛如裹，咽部疼痛，口渴不欲饮水，纳差，脘腹疼痛，大便溏稀。

查体：舌红，苔白腻，脉濡数。

诊断：暑湿感冒发热。

辨证：湿热困脾。

处方：中药治疗：治以健脾化湿，祛湿解表。砂仁 10g，藿香 15g，厚朴 15g，半夏 15g，茯苓 20g，薏苡仁 20g，竹茹 10g，大腹皮 20g，陈皮 10g，滑石 20g，连翘 30g，竹叶 10g，芦根 30g，桔梗 10g，甘草 10g，黄芩 20g。7 剂，水煎服，每日 1 剂，分早晚 2 次服用。嘱其忌食辛辣、油腻食物。

电话随访，患者已愈。

按：对于暑湿感冒发热，陆小左教授常选用藿香正气散加减，以解表化湿，理气和中。湿为阴邪，其性黏腻，湿邪侵袭人体致病，常缠绵难愈。本例患者暑天感受风寒，内伤湿滞，湿阻气机，清阳不升，故头痛如裹，腹满痞闷，肢体困重。故用藿香解在表之寒，化里之湿浊；砂仁、厚朴、半夏化湿宽胸；茯苓、薏苡仁健脾利湿；连翘、芦根、桔梗、黄芩清热、解毒、利咽；

大腹皮、陈皮理气和中；竹叶、滑石清热利尿，使湿热随尿液
而出。

病案四

宋某，女，40岁，会计。2009年4月16日初诊。

主诉：午后低热半年余。

现病史：患者自诉半年来每日午后低热，自测体温在37.1℃～
37.3℃之间浮动，常伴五心烦热，口渴咽干，夜间偶有盗汗，晨
起咳白痰，常感双腿酸重，平素易怒，善悲喜哭，多梦，醒后易
疲倦，小便正常，大便时干时稀。

查体：舌暗红少苔，边有齿痕，脉弦细。

诊断：午后潮热。

辨证：肝郁气滞，气阴两虚。

处方：中药治疗：治以疏肝解郁，益气滋阴。赤芍25g，生
地25g，柴胡10g，当归15g，杭芍25g，白术15g，茯苓20g，甘
草10g，沙参15g，黄芪30g，枳壳15g，白茅根30g，党参20g，
桔梗10g，荆芥穗15g。7剂，水煎服，每日1剂，分早晚2次服
用。嘱其清淡饮食，保持平和心态。

复诊：患者述服用3剂后，症状明显缓解，7剂体温正常。
减荆芥穗，加红景天30g，服7剂继续调理巩固。患者痊愈。

按：患者女性，平素易怒，善悲喜哭，是为肝气不舒，气郁
不达，郁而化热；又平素易疲倦，实为中气亏虚，虚阳易于外
越，与郁热相合而出现发热。发热已有半年余，热灼营阴，伤阴
耗气，故患者出现夜间盗汗，五心烦热，多梦等表现，舌脉象亦
证实此猜测。陆小左教授选用逍遥散加减，疏肝解郁，健脾养
血，配伍黄芪、党参益气生津，沙参、生地滋阴养血，桔梗、荆
芥穗疏风散热。

头 痛

头痛是临床常见的一种自觉症状，目前治疗头痛的方法很多，中医药治疗头痛经验丰富，具有突出的优势。陆小左教授经多年临床经验总结，运用"三不病机（不通、不荣、不平）"分析头痛的发病根源，将其概括为不通则痛、不荣则痛、不平则痛三个方面。并利用中医整体综合疗法以开其不通、补其不荣、调其不平，有效缓解头痛症状，取得了稳定可靠的临床疗效。

一、病因病机

1. 不通则痛　不通是指外感邪气、饮食内伤以及气血不和引起气血、经络阻滞不通，闭而不开，或气机不畅，结而不散，塞而不通，陷而不举，升而不降等表现。外感邪气所致邪阻不通，如风寒外袭，寒凝血滞，阻遏脉络；外感风热，上扰清空，气血逆乱；风湿外感，蒙蔽清窍，清阳不升。饮食内伤所致食阻不通，饮食不节，痰湿内生，阻遏清阳，脑失濡养。气血不和所致气血不通，如血行不畅，络脉瘀阻；情志不和，肝气不舒，郁而化火，上扰清窍；久病入络，脑络不通。不通则痛的病机关键在于痰、气 、瘀凝滞血脉，脉络不通。

2. 不荣则痛　不荣则痛是指六淫之邪入侵机体，损伤脏腑；或七情化火，灼津损阴；或饮食不节，房事太过，伤脏耗精等，使阴阳气血亏虚，致人体脏腑经络失于温养、濡润、充达而引起的疼痛症状。如肾水不足不能上充于脑，脑髓空虚；肾精久亏，阴损及阳，肾阳衰微，清阳不升，脑府失养；脾胃不足，劳倦过度，气血化源不足，脑失濡养；病后体虚，气血不足，清窍失养。不荣则痛的病机关键在于精亏、气虚、血虚。

3. 不平则痛　不平则痛即指阴阳、气血失调而致气机升降失常，脑窍气血逆乱发为头痛。阴阳不平，如火盛伤阴，肝肾阴亏，肝阳上亢，上扰清窍；气血不平，如情志失调，气逆头痛。不平则痛的病机关键在于气逆、阳亢。

二、临床表现

头痛是临床上常见的症状之一，通常是指局限于头颅上半部，包括眉弓、耳轮上缘和枕外隆突连线以上部位的疼痛。2004年的国际头痛学会发布了修订的第2版《头痛疾病的国际分类》，将头痛疾病分为原发性头痛（包括偏头痛、紧张性头痛、丛集性头痛和其他三叉神经自主性头痛、其他原发性头痛）4种类型，继发性头痛8种类型、颅神经痛和不能分类的头痛共计14类。其中以原发性头痛中的偏头痛、紧张性头痛最为多见。

对于头痛，陆小左教授分别从部位、疼痛性质以及舌脉特征等方面对其进行综合辨证分析和诊断，为治疗提供明确的依据。

三、治疗

陆小左教授治疗头痛，常根据发病时间的长短确定治疗原则。陆小左教授认为，头痛初病一般多实，属不通之患，治宜祛邪，通经活络，以通为主。但又要根据不同病因施以不同治法，如风寒头痛则以疏风散寒，风热头痛则以疏风清热，风湿头痛则以祛风胜湿为治。中期患者虚实夹杂，多有气逆不顺，应以平为主，肝阳头痛有虚有实，实者宜平肝潜阳，本虚标实者宜滋补肝肾之阴而平肝。久病多虚，属不荣之患，治宜固元气，以补虚为主，但亦有虚中夹实者，如瘀血、痰浊等，当权衡主次，随证治之。

在治疗方法上，运用传统中医综合治疗的方法，即中药辨病及辨证用药以治本，改善内环境；针灸治疗以迅速止痛，缓解症状；推拿疗法以安神镇静，止痛舒郁；耳针贴压具有长期治疗效果，避免反复；煎汤代茶寓治疗于饮食之中；加以生活指导有助于缓解压力，巩固疗效。

（一）中药治疗

1. 用药特点

辨证	Ⅰ类药	Ⅱ类药	Ⅲ类药
活血化瘀	川芎	当归、赤芍	丹参、牛膝、元胡、红花、桃仁、鸡血藤
疏散风邪	白芷	柴胡、羌活、蔓荆子、菊花	防风、葛根、藁本、薄荷、荆芥
息风止痉		全蝎、天麻、僵蚕、蜈蚣	钩藤、蝉衣、石决明、地龙、白蒺藜、珍珠母、龙骨、代赭石
补益正气	白芍	甘草	地黄、黄芪、五味子
温经散寒	细辛	—	吴茱萸、附子、桂枝
化痰通络	—	—	半夏、南星、白芥子、白附子、竹茹
清热泻火	—	—	黄芩、石膏、龙胆草、栀子
养心安神	—	—	酸枣仁、夜交藤
祛除湿邪	—	—	泽泻、茯苓、蚕砂
疏肝理气	—	—	香附

2. 分型论治

【外感风寒】

症状：头痛时作，痛连项背，恶风寒，遇风尤剧，常喜裹头，得温则减，口不渴，舌淡红，苔薄白，脉浮紧。

治法：疏风散寒。

处方：川芎茶调散加减。

川芎 15g，羌活 10g，白芷 15g，细辛 3g，薄荷 10g，荆芥 10g，防风 10g，甘草 10g。

方义：方中川芎主治少阳、厥阴经头痛，羌活主治太阳经头痛，白芷主治阳明经头痛，均为主药；细辛、薄荷、荆芥、防风辛散上行，疏散上部风邪，协助上述各药，以增强疏风止痛之效，均为辅药；甘草调和诸药，取苦寒清上泻下，既可以制约上药过于温燥、升散，使升中有降，均为佐使。其中川芎可行血中之气，祛血中之风，上行头目，为临床治头痛之要药。诸药合用，共成疏散风邪，止头痛之功。原方本为外风头痛的主治方，而顽固性头痛又可以此方疏风、通络、止痛。研究表明，川芎茶调散能促进血液循环，增加大脑供血，改善微循环，缓解头颈部肌肉疲劳，治疗神经性头痛有很好的疗效。

【外感风热】

症状：头胀而痛，甚则如裂，发热恶风，面红目赤，口渴欲引，便秘溲黄，舌红，苔薄黄，脉浮数。

治法：疏风清热。

处方：芎芷石膏汤与桑菊饮化裁。

川芎 15g，白芷 15g，桑叶 15g，菊花 15g，石膏 20g，丹皮 10g，赤芍 25g，薄荷 10g，黄芩 10g，栀子 10g，连翘 10g，桔梗 10g，甘草 10g。

方义：方中川芎、白芷、石膏、菊花疏风清热透表，共为君药；加丹皮、赤芍凉血活血，薄荷疏散风邪，黄芩、栀子、连翘清热透表，表证自解；甘草使风热之邪得去，又不伤阴伤正；桔梗开宣肺气，气机升降相宜，使风邪无以伤人。

【外感风湿】

症状：头痛如裹，肢体困重，纳呆胸闷，大便溏泻，小便不利，舌淡红苔白腻，脉濡。

治法：疏风除湿。

处方：羌活胜湿汤加减。

羌活 15g，独活 15g，防风 10g，藁本 10g，川芎 15g，蔓荆子 10g，甘草 10g。

方义：方中羌活、独活、防风、藁本都能祛风胜湿，散寒止痛，散在表之风寒，祛在表之湿邪；川芎活血行气，祛风止痛；

蔓荆子祛风止痛，清利头目，与羌活、独活、防风等配伍，止头痛作用更为显著；加以甘草制约诸药之峻，矫味和中。

【肝郁头痛】

症状：受情志影响，或与妇女月经来潮有关，头痛偏于一侧，左右不一，或牵延眉棱骨，多呈胀痛，其痛反复，胸闷不舒，喜太息，情志抑郁或心烦易怒，或兼胁痛，舌淡红，色暗，苔薄，脉弦。

治法：疏肝解郁。

处方：逍遥散加味。

柴胡 15g，香附 10g，当归 10g，白芍 15g，白术 15g，茯苓 10g，甘草 5g，煨生姜 10g，薄荷 5g，川芎 10g。

方义：方中柴胡疏肝解郁；当归、白芍补血养肝柔肝；白术、茯苓培土抑木，健脾祛湿，使运化有权；甘草益气和中，缓肝之急；生姜和中理气；薄荷增强疏散条达之功；加香附以调畅气机；川芎行气活血。

【肝火上炎】

症状：头痛如裂，面红目赤，心烦易怒，口干口苦，失眠，尿黄便秘，舌红苔黄，脉弦数有力。

治法：清肝泻火。

处方：龙胆泻肝汤加减。

龙胆草 12g，黄芩 12g，栀子 10g，当归 12g，生地 9g，柴胡 12g，车前子 15g，泽泻 12g，木通 9g，生甘草 6g。

方义：方中龙胆草泻肝胆实火，清下焦湿热；黄芩、栀子清热泻火；泽泻、木通、车前子清热利湿；当归、生地养血柔肝；柴胡调达肝胆气机，引诸药入肝胆；生甘草泻火解毒，调和诸药。诸药合用，以达舒肝解郁、清肝泻火之功效。综观全方，泻中有补，利中有滋，以使火降热清，循经所发诸证可相应而愈。

【肝阳上亢】

症状：头痛而眩，心烦易怒，睡眠不宁，面红目赤，口苦，舌红苔黄，脉弦数。

治法：平肝潜阳。

处方：天麻钩藤饮加减。

天麻 15g，钩藤 30g，石决明 15g，黄芩 15g，栀子 10g，牛膝 30g，杜仲 15g，桑寄生 15g，夜交藤 30g，茯神 20g，益母草 10g。

方义：方中天麻甘平质润，性微寒，归肝经，功能息风止痉，平肝潜阳，祛风通络，止痛；钩藤、石决明均有平肝息风之效；栀子、黄芩清热泻火，使肝经之热不致偏亢；益母草活血利水；牛膝引血下行，配合杜仲、桑寄生补益肝肾；夜交藤、茯神安神定志。诸药合用使肝火清而风不作，脑络通而痛自止。

【痰浊上泛】

症状：头痛昏蒙，胸脘满闷，呕恶痰涎，肢重体倦，纳呆，舌胖大有齿痕，苔白腻，脉沉弦或沉滑。

治法：化痰降逆。

处方：半夏白术天麻汤加减。

半夏 12g，白术 12g，天麻 10g，陈皮 8g，茯苓 20g，川芎 15g，白芷 12g，苍术 15g，刺蒺藜 18g，僵蚕 10g。

方义：方中重用半夏、天麻祛风化湿，活血行气止痛为其所长，现代医学研究证明，半夏所含挥发油状生物碱物质对中枢神经系统有抑制作用，且天麻有广泛的镇痛作用。白术、茯苓健脾、渗湿、化痰之功益佳，苍术燥湿健脾兼祛风，川芎、白芷行气、散风、通络止头痛，刺蒺藜下气行血，陈皮理气化痰，僵蚕祛风定惊、化痰散结。

【瘀血头痛】

症状：头痛经久不愈，其痛如刺，固定不移，或头部有外伤史者，面色晦滞，唇色紫暗，舌紫或有瘀斑、瘀点，苔薄白，脉沉细或细涩。

治法：活血化瘀。

处方：通窍活血汤加减。

黄芪 30g，鸡血藤 30g，牛膝 30g，白芍 25g，熟地黄 25g，桃仁 15g，肉苁蓉 15g，川芎 15g，当归 15g，申姜 10g，淫羊藿 15g，菟丝子 15g，地龙 15g，莱菔子 15g，杜仲 15g，红花 12g，天麻 15g。

方义：本方系骨质增生丸与补阳还五汤的合方。补阳还五汤是益气活血，治疗中风之方；骨质增生丸以补肾为主。头痛日久，久病多虚，两方合用，既兼顾了肾虚，又加强了活血化瘀作用。方中牛膝具有活血作用，杜仲具有补肝肾、强筋骨作用，配天麻活血止痛效果尤佳。

【气血两虚】

症状：头痛，痛势绵绵，时发时止，遇劳加剧，神疲体倦，口淡乏味，面色㿠白，舌淡苔白，脉沉细而弱。

治法：补益气血。

处方：补中益气汤合半夏白术天麻汤化裁。

当归 12g，熟地黄 30g，白芍 30g，川芎 12g，党参 30g，白术 15g，黄芪 30g，刺蒺藜 18g，白芷 15g，半夏 12g，升麻 6g，炙甘草 6g，阿胶 15g（烊化）。

方义：重用甘温补气兼有升提之功的黄芪，辅以党参、白术、炙甘草健脾益气，以收补中益气之效。升麻鼓动中焦阳气升发，加川芎、白芷、刺蒺藜止头痛效果明显。熟地黄、白芍滋阴养血，阿胶、当归补血生血，免温燥伤阴。半夏降气和胃，又防升散太过。

（二）贴敷

陆小左教授针对气滞血瘀、经络不畅所致的头痛，常使用外用方进行颈项部热敷，以化瘀行滞、通经活络而止痛。另外，对于肝阳上亢之头痛，常运用平肝安神外用方泡脚，以平肝潜阳，安神止痛。

(三) 针灸

1. 体针

(1) 基本穴取太冲、合谷、风池、百会、太阳、印堂、头维、曲池。

(2) 辨证加减：①风寒头痛，加风府、风门、外关。②风热头痛，加风门、列缺。③风湿头痛，加风府、风门、足三里、阴陵泉。④肝郁头痛，加行间、膻中。⑤痰浊上泛头痛，加列缺、中脘、丰隆。⑥瘀血头痛，加血海、地机、三阴交。⑦气血两虚头痛，加气海、关元、脾俞、三阴交、足三里。⑧肝阳上亢头痛，加肾俞、命门、关元、太溪。

(3) 部位加减：①头顶痛加四神聪。②前额痛加上星、内庭。③侧头痛加丝竹空透率谷、曲鬓。④枕后痛加天柱、后溪、申脉。

2. 耳针
耳针调平基本取穴加皮质下、枕、额。除常规操作外，在头痛明显时，可立即揉按耳穴，揉5分钟或至痛止。

(四) 推拿

陆小左教授认为，按摩对外感头痛、血管神经性头痛、神经官能症性头痛等常有迅速止痛的效果。

1. 揉太阳
以中指或食指揉太阳穴100次，可清热祛风，止头痛除烦躁。

2. 揉攒竹
以中指或食指揉攒竹穴100次，可清热明目，活络散风。

3. 推坎宫
以两拇指自眉头向眉梢做分推36次，可醒脑明目，散风止痛。

4. 揉印堂
以中指或食指揉印堂穴100次，可镇静安神，活络疏风。

5. 开天门 两拇指罗纹面自眉心起，交替向上推至上星穴 36 次，可醒脑明目，宁心安神。

6. 提通天 两手掌按揉太阳穴数次，然后迅速提向通天穴 3 次，可活络通窍，清热散风。

7. 揉头维 以中指或食指揉头维穴 100 次，可息风镇静，止痛明目。

8. 五指分梳 两手五指分开，从前发际梳向后发际 66 次，可行气活血，疏通经络，祛风定痛，安神养脑。

9. 点击头部 两手五指微屈成梅花形，以两手指端上下交替轻击头部，五个手指应同时触及 100 次，有安神养脑，疏通气血的作用。

10. 叩头部 两手相合，五指微曲，用小指侧叩击头部 100 次，可消除疲劳，疏通经络。

11. 搓胆经 以两手除拇指外的其余四指分别搓两耳上部胆经循行部位 100 次，可疏通经络，行气活血。

12. 揉风池 以指揉风池穴 100 次，可明目开窍，镇静安神。

13. 拿颈项 沿膀胱经颈部循行部位，从上向下，拿揉 6 次，可镇静止痛，开窍提神。

14. 擦颈项 以小鱼际横擦颈项部，以透热为度。

15. 叩肩背 以虚掌叩击肩背部。

可根据头痛部位进行加减，以达到最好的治疗效果。如侧头部痛者加揉率谷；前额部痛者加揉上星、阳白各 100 次；头痛重者，可屈指点按风池 10 次。

（五）自我按摩法

陆小左教授针对头痛，总结出一套自我按摩的方法：①外感头痛者，揉太阳穴 100 次，揉曲池穴左右各 100 次，揉合谷穴左右各 100 次，拿天柱（哑门穴旁开 1.3 寸）、风池各 50 次，拿肩井左右各 10 次。②肝阳头痛者，揉头维、百会、太阳各 100 次，分抹胆经，按揉肩髃、曲池、太冲各 100 次，擦涌泉，以透热为度。

（六）生活调理指导

陆小左教授认为，适当的生活调理有利于预防头痛，缓解症状。主要注意情志、气候、睡眠、运动、劳逸、烟酒以及药物等因素的影响。另外，食疗也是一项重要内容。头痛的食疗原则：实证者宜清淡，除米、面主食外，多食青菜、水果类食物；虚证者多食如母鸡、猪肉、蛋类以及八宝粥、莲子汤等富有营养的食物；体内有热者更宜吃新鲜蔬菜、水果、绿豆汤等。

四、典型验案举例

病案一

徐磊，男，18 岁，学生。2010 年 10 月 9 日初诊。

主诉：偏头痛 4 年，近两年逐渐加重。

现病史：患者自述 4 年前无明显外因出现左侧偏头痛，有紧缩感，最初休息后可缓解。近两年头痛加重，伴恶心呕吐，吐后头痛减轻，反复发作，去年上半年约 1 个月发作 1 次，下半年约半个月发作 1 次。常于下午 6 点左右发作，约半小时发作 1 次，睡至半夜会好转，晨起头重、眩晕。今年上学期间大概 20 天发作 1 次。近期服中药治胃病。由于学习压力大，头痛加重，亦感乏力。素日纳差，寐可，二便可。

查体：脉弦滑，左尺略沉；舌暗，有齿痕，苔薄白。体型瘦弱。

诊断：头痛。

辨证：气血亏虚，痰浊上泛。

处方：

（1）中药治疗：治以健脾益气，养血通脉，安神止痛。川芎

10g，牛膝 30g，细辛 5g，白芍 25g，柴胡 10g，沙参 15g，栀子15g，远志 15g，菖蒲 15g，白术 15g，当归 15g，甘草 10g，天麻10g，半夏 15g，党参 20g，陈皮 15g。7 剂，水煎服，每日 1 剂，分早晚 2 次使用。

（2）针灸 1 个疗程，取穴百会、上星、气海、关元、足三里、血海、太冲，可扶正安神通任，止头痛。

（3）耳针调平，可理气和中，通经安神。

二诊（2010 年 10 月 16 日）：患者述头痛呈阵发性发作，近期未发病。口干，纳可，寐可，大便略稀溏，小便正常。脉滑，右偏浮，舌淡，有齿痕，苔腻。处方：初诊方加生地 25g，木通10g，竹叶 10g，砂仁 10g，以清火养阴，健脾祛湿。5 剂，水煎服，每日 1 剂，分早晚 2 次使用。其余维持原诊疗方案。

三诊（2010 年 10 月 30 日）：患者述近期未发病，咽痒，咽干，口腔溃疡，纳可，寐可，大便略稀溏，小便可。自诉近期学习压力大，精神紧张。脉滑数，舌红苔白，边有齿痕。处方：①二诊方去木通，加马勃 10g，玉蝴蝶 10g，苏子 10g，以清热利咽。7 剂，水煎服，每日 1 剂，分早晚 2 次使用。②刮痧拔罐清热泻火，调畅气机。其余维持原诊疗方案，并示以安慰，嘱其多饮水。

3 个月后随访，患者未见头痛症状。嘱其放松精神，调畅情志，舒缓压力，饮食注意，劳逸结合。

按：患者年龄较小，脏腑未充，且为学生，学习压力大导致精神紧张不安。思则伤脾，脾为气血生化之源，气血不充达肢体，故倦怠乏力，久之则气血运行不畅，脏腑受损，脑窍失养。以川芎、牛膝升降调畅气血，止头痛，柴胡、白芍调理肝脏，党参、白术、甘草补脾益气，菖蒲、远志化痰开窍，沙参、栀子滋肾补心。针百会、上星疏调气血以安神养脑；气海、关元以补益气血；足三里为胃经之合穴，有强壮补益作用；配合脾经穴血海加强活血疗效；太冲疏肝理气。耳针治疗协同作用，多向调理，扶助正气，调畅气机，安神养脑。

时为秋季，多燥多热，易伤肺耗阴，加之肝火旺盛，肝火犯肺扰心，复诊又见口干、咽痛、口中溃疡，加马勃、玉蝴蝶、生地、砂仁等，再结合刮痧拔罐治疗，以清热泻火，行气，利咽。

病案二

佟某，女，47岁，个体经商。2008年5月29日初诊。

主诉：偏头痛反复发作16年。

现病史：患者述约16年前无明显诱因出现左侧偏头痛，胀痛不适，反复发作，情绪不畅，遇风遇冷及月经前后均会诱发加重，心慌气短，畏寒，手足微凉，双手小指麻木，左手甚。腹胀，餐后明显，食欲尚可，二便可。晨起后口苦，不欲饮水，睡眠不佳，易惊醒，伴心悸，可复入睡。

查体：舌红苔薄黄，脉弦，尺脉沉。

诊断：头痛。

辨证：肝郁气滞，肝阳上亢。

处方：

（1）中药治疗：治以疏肝解郁，平肝潜阳，镇静安神。柴胡12g，当归20g，元胡20g，焦栀子10g，丹皮10g，石菖蒲10g，细辛6g，天麻12g，生龙骨30g，生牡蛎30g，白术20g，珍珠母30g。7剂，水煎服，每日1剂，分早晚2次使用。

（2）针灸1疗程，使用扶正安神通任针法加头维、行间。

（3）头部按摩，以疏通经络，疏肝平肝，行气止痛，镇静安眠。

（4）刮痧拔罐以清肝泄热，疏经通络。

二诊（2008年6月5日）：患者述治疗后头痛明显缓解，自觉头痛范围、次数均减小，口苦减轻，但睡中受外界刺激仍易惊醒，伴有心悸，睡眠质量可，其他症状均缓解。纳可，二便可。

舌红苔薄黄，脉弦。处方：初诊方加牛膝30g，白芍15g，养血柔肝，活血通经。5剂，水煎服，每日1剂，分早晚2次使用。其余维持原诊疗方案。

三诊（2008年6月10日）：患者述头痛明显缓解，但仍睡中易惊醒，心悸，胸前汗出，晨起口苦。舌淡红，苔薄黄，脉弦。处方：二诊方加丹参15g，砂仁15g，檀香10g，调畅气机，除烦安神。5剂，水煎服，每日1剂，分早晚2次使用。其余维持原诊疗方案。

四诊（2008年6月17日）：患者述头痛改善明显，未再反复，近日又见睡中惊醒反复，食欲不振，二便可，舌淡红，苔薄白，脉弦细。处方：①三诊方去檀香，加党参20g，麦冬20g，五味子6g，改牛膝20g，以补心之气阴不足，安神定志。7剂，水煎服，每日1剂，分早晚2次使用。②嘱患者可自行揉头维、百会、太阳各100次，分抹胆经，按揉肩髃、曲池、太冲各100次，擦涌泉，以透热为度。③针灸治疗1疗程，按照原诊疗方案。

五诊（2008年6月24日）：患者述各症状改善显著，情志调畅，望进一步巩固疗效。四诊方改丸剂继续服用。

两个月后随访，患者本人反映诸症状缓解明显，嘱其寒温调适，饮食宜清淡，精神调畅，避免睡眠过程中各种刺激。

按：患者头痛与月经来潮及情志有关，性质为胀痛，且偏于一侧，判断为经络不通，肝郁头痛，肝郁日久化火，热扰神魂，则失眠、惊醒、心悸；肝火夹胆气上溢，则见口苦；舌红苔黄，脉弦为肝气郁滞，肝经火郁之象；肝郁犯胃，则有腹胀；久病气血不荣，经络不畅，则手指麻木；阳气耗伤，则畏寒肢冷。方中柴胡、当归调理肝脏，生龙牡、珍珠母、菖蒲镇静安神，丹皮、栀子清肝泄热，天麻平肝潜阳，镇痛镇静。合以扶正安神通任法为主的针灸治疗，针百会、头维疏通头部经络气血以安神定志；太冲为肝经之原穴，即脏腑元气经过和留止的部位，肝经有疾，泻其原穴可泻肝火、平肝阳；行间为肝之荥穴，和太冲穴相配以加强平肝之力；风池为胆经之穴，主清利头目，和诸穴协同加强疗效。再配合推拿按摩以缓解顽固症状，减轻患者痛苦，减少反复发作次数。治疗过程头痛改善较好，惊醒、心悸较难改善，则加丹参、党参、麦冬、五味子等以调养心神，安神定志。后见患者诸症状改善显著则改为丸剂维持治疗效果。

病案三

周某，男，39 岁，公司职员。2010 年 8 月 17 日初诊。

主诉：枕部头痛 1 周。

现病史：患者述 1 周前无明显诱因出现枕部胀痛，酸楚不适，低头加重，仰卧缓解，后仰有声响，颈肩部无明显不适，烦躁易怒，口干欲饮，盗汗，无发热，两目干涩，纳可，多梦易醒，二便可，偶见大便稀溏。

查体：舌暗，胖大有齿痕，苔微黄。脉弦，尺部脉沉。检查颈背部肌肉紧张，无压痛。血压 116/80mmHg。

诊断：头痛；颈椎病。

辨证：瘀滞经络，阻于脑窍，气阴受损。

处方：

（1）中药治疗：治以活血化瘀，补养气阴，通窍醒脑。鸡血藤 30g，骨碎补 10g，淫羊藿 15g，菟丝子 15g，熟地 25g，肉苁蓉 15g，莱菔子 15g，牛膝 30g，当归 15g，杭芍 25g，川芎 15g，杜仲 15g，黄芪 30g，地龙 15g，桃仁 15g，红花 12g。4 剂，水煎服，每日 1 剂，分早晚 2 次使用。

（2）痹病外用方 2 剂外敷，以疏经活络，行气化瘀。

（3）扶正安神通任针法，治疗 1 个疗程，以扶正通络止痛。

二诊（2010 年 8 月 26 日）：患者述枕部酸胀疼痛明显缓解，肩颈部肌肉较前松弛。盗汗及口干症状减轻，近日睡眠不佳，入睡困难，体倦肢乏，纳可，二便可。脉弦，舌暗，胖大有齿痕，苔薄黄。处方：①初诊方加合欢皮 30g，夜交藤 30g，天麻 15g，白芷 15g，以平肝解郁安神。7 剂，水煎服，每日 1 剂，分早晚 2 次使用。其余维持原诊疗方案。

三诊（2010 年 9 月 2 日）：患者述两次治疗后头痛未再出现，寐可，其他不适明显缓解。仍按照二诊处方巩固治疗 1 周。并嘱患者注意气候变化，避风寒，注意睡眠、运动，劳逸结合，合理安排工作，调畅情绪，调适饮食，少食辛辣肥厚之味，戒烟戒酒。

按：患者颈肩部肌肉紧张，枕部固定疼痛，活动影响疼痛程度，提示经络不畅，瘀阻脑窍，此为不通；又见烦躁易怒，头胀痛，脉弦，口干欲饮，提示颈椎病导致植物神经功能紊乱；肝开窍于目，故有两目干涩，此为不荣；舌体暗提示瘀血阻滞；肝郁克脾，可见大便稀溏，舌胖见齿痕。治疗首当调畅经络，活血化瘀，疏肝补肾，醒脑开窍。痹病外用方水煎外敷，再结合针灸治疗，能调畅气血，增强疏经活络之效，故患者症状改善明显。

病案四

杨某，女，47 岁，教师。2010 年 2 月 27 日初诊。

主诉：右侧偏头痛 4 月余，加重 5 天。

现病史：患者述约 4 个月前出现头部胀痛，但片刻即缓解。此后偶有发作，两周前洗澡后着凉出现右侧头部不适，自行按揉后缓解。近 5 日右侧头痛加剧，部位固定，如有物顶。平素情绪不畅，急躁易怒。两个月前曾有心前区不适，如针刺样疼痛，胸闷气短，西医院诊断为脑供血不足、室性早搏，嘱其充分休息。纳可，寐可，二便可。

查体：舌暗红，瘀斑，边有齿痕，苔薄白腻。脉弦沉滑。

诊断：头痛。

辨证：气虚血瘀。

处方：

（1）中药治疗：治以补气活血，行气通络止痛。鸡血藤30g，骨碎补10g，淫羊藿15g，菟丝子15g，熟地25g，肉苁蓉15g，莱菔子15g，牛膝30g，当归15g，杭芍25g，川芎15g，杜仲15g，黄芪30g，地龙15g，桃仁15g，红花12g，丹参15g，砂仁10g，檀香10。7剂，水煎服，每日1剂，分早晚2次使用。

（2）头部按摩1次，可通络止痛。

（3）针灸1个疗程，取穴百会、太阳、印堂、头维、膻中、血海、三阴交、气海、关元、足三里，可扶正安神通任。

二诊（2010年3月16日）：患者述右侧偏头痛缓解，但近日巅顶痛加重，时有发作，无其他不适，寐可，纳可，二便可。舌红尖有点刺，苔薄黄，脉滑。处方：初诊方加细辛5g，藁本10g。7剂，水煎服，每日1剂，分早晚2次使用。其余维持原诊疗方案。

三诊（2010年3月23日）：患者述头痛未再发作，自觉整体舒适，依照二诊治疗方案巩固治疗1个月，嘱其情志调畅，适当运动，注意休息，饮食调适。

按：患者素日情绪不佳，急躁易怒，气滞血脉运行不畅，不通则痛，故发头痛。复感外邪，寒凝经脉，病情加重，疼痛剧烈，位置固定。气机郁滞，气虚推动无力，营血运行不畅，心脉瘀阻，失于濡养，故发心前区疼痛，胸闷气短。中药治疗当补气活血，行气通络，以鸡猴羊兔汤加减。加丹参、砂仁、檀香行阻于心脉之气血。中药内服，佐以推拿行气活血，调畅经络以缓解症状。针灸治疗扶正安神通任，针百会、太阳、印堂、头维以安神定志，膻中穴以宽中理气，加血海、三阴交以活血化瘀；加气海、关元、足三里以补中气。

病案五

陈某，女，51 岁，银行职员。2011 年 3 月 31 日初诊。

主诉：头痛头晕 1 年，加重半年。

现病史：患者述 1 年前因工作问题生气劳累，开始出现血压升高，头胀痛，头晕，时血压为 135/85mmHg，之前无高血压病史，平素血压为 110/70mmHg 左右。后经服降压药后缓解。半年前因情绪不畅，又见血压升高，收缩压可达 155mmHg，头胀痛，头晕，右侧头痛明显，面红目赤，颜面发热，服中西药均未见缓解，西医诊断"脑缺血"。纳可，寐可，便秘 20 余年，小便可，无口渴喜饮。腿部胀痛不适，脚底疼痛。

查体：舌红尖有点刺，苔薄黄，脉沉弦。

诊断：头痛；头晕。

辨证：肝郁化热，肝阳上亢，肝风上扰清窍。

处方：

（1）中药治疗：治以补气养血，疏肝平肝，息风止痛，行气通便。白芍 25g，天冬 20g，玄参 15g，龟板 15g（先煎），代赭石 30g，生龙骨 30g，生牡蛎 30g，生麦芽 20g，牛膝 30g，生甘草 10g，柴胡 10g，白芷 10g，天麻 15g，钩藤 30g，大黄 10g，丹参 15g，砂仁 10g，黄芪 30g。7 剂，水煎服，每日 1 剂，分早晚 2 次使用。

（2）平肝安神外用方 2 剂泡脚，以平肝潜阳息风。

（3）针灸 1 疗程，取穴百会、头维、悬颅、颔厌、太冲、行间、太冲、风池，以扶正安神通任。

（4）耳针调平，调和营卫，通络安神止痛。

二诊（2011 年 4 月 7 日）：患者述头胀痛、头晕明显减轻，大便可，纳可，偶见食后腹胀，近日失眠，多梦，睡眠轻浅，日间嗜睡乏力，舌红苔薄黄，脉沉弦。处方：①初诊方加白术 15g，磁石 30g，首乌藤 30g，以健脾和中，镇静安神。7 剂，水煎服，每日 1 剂，分早晚 2 次使用。②针灸 1 个疗程。其余维持原诊疗方案。

三诊（2011 年 4 月 14 日）：患者述头痛明显改善，现偶有右侧头部胀痛，头晕，甚或低头时加重，伴恶心呕吐，气短乏力，双腿沉重乏力，左脚底仍疼痛，食后见胁肋、胃脘胀痛，纳可，二便可，仍睡眠不佳，多梦，舌红苔薄黄，尖有点刺，脉沉弦。血压 100/70mmHg。处方：二诊方去大黄、檀香，加葛根 20g，改黄芪 60g，以补气扶正，除烦安神。7 剂，水煎服，每日 1 剂，分早晚 2 次使用。其余维持原诊疗方案。

四诊（2011 年 4 月 21 日）：患者述诸症状改善良好，偶有气短，喜静，仍多梦，纳可，胁肋胀痛，嗳气，脚底疼痛稍有缓解，大便燥结，小便黄，舌暗红尖红甚，苔薄黄，血压 100/80mmHg，处方：三诊方加大黄 10g，檀香 10g，元胡 15g，郁金 15g，香附 15g，以疏肝行气通便。7 剂，水煎服，每日 1 剂，分早晚 2 次使用。其余维持原诊疗方案。

五诊（2011 年 4 月 28 日）：针药治疗后自述感觉良好，头痛、头晕未再发作，气机顺畅，情绪佳。为巩固疗效，针灸治疗 1 个疗程，以观其变。嘱患者多食新鲜水果蔬菜，禁油腻辛辣之品，情绪不可过激。

两个月后随访，患者已愈。

按：患者忧郁恼怒，情志不遂，肝失条达，气郁阳亢，阳亢风动，脑窍受扰，经络不畅，不通则痛；且年龄较大，气血不足，脑窍失于濡养，此为不荣，故发头痛、头晕，血压升高，面红目赤，颜面发热。气机郁滞，不能宣达，通降失常，传导失职，糟粕内停，则大便秘结。气滞血脉，气血不得濡养下肢，故见腿部胀痛，脚底疼痛。中药柴胡、白芍调畅肝经；龟板、生龙牡、代赭石、天麻、钩藤平肝潜阳，镇静安神；天冬、黄芪、牛膝补养肝肾；大黄、砂仁行气通便。平肝安神外用方水煎外洗平肝潜阳，结合针灸治疗。针百会、头维疏通头部经络气血以安神定志；悬颅、颔厌为近部取穴，针感直达病所，用泻法有平肝、清热、镇痛之效；太冲为肝经之原穴，即脏腑元气经过和留止的部位，肝经有疾，泻其原穴可泻肝火、平肝阳；行间为肝之荥穴，和太冲穴以加强平肝之力；风池为胆经之穴，和诸穴协同加强疗效。辅以耳针治疗，可扶助正气，调畅经络，改善症状，多向调节，增强疗效。

鼻 炎

鼻炎是鼻腔黏膜和黏膜下组织的炎症。中医学称为"鼻塞"、"鼻鼽"等，是以鼻塞、流涕、鼻痒、间或嗅觉减退、鼻音重等症状为主要特征的一种病证。

有研究表明，近10年来鼻炎患病率明显增加，大约影响到10%～25%的人群，给患者的工作、学习和生活带来了影响，加重了个人和整个社会的经济负担，并可诱发支气管哮喘、鼻窦炎、鼻息肉、中耳炎等疾病，或与变应性结膜炎同时发生。近年来，求助于中医治疗的患者剧增。陆小左教授多年来从事鼻炎的中医治疗研究，在改善鼻炎患者临床症状方面取得了显著疗效。

一、病因病机

陆小左教授对鼻炎病因病机的理解，沿袭其学术思想的"三不病机"，即不通、不荣、不平。"不通"是指肺经郁热，鼻窍不利；风寒外袭，肺气闭塞；肝胆郁热，气道不通；邪毒久留，气滞血瘀。"不荣"即肺脾气虚，鼻窍失养；肾气亏虚，肺失温煦；脾虚肺燥；阴亏肺燥等，鼻窍不荣则痛，鼻窍不荣则萎。"不平"即木火刑金，由于情志不畅，肝气不舒，郁久化火，上灼肺津，阴津受损，鼻窍失润而发病。此外，肺脾虚弱，湿浊不化为"不通"与"不荣"并见的病理特征。

二、临床表现

1. 鼻炎的临床表现以鼻塞为主，鼻塞具有时间上间歇性发作、部位上交替发作的特点。间歇发作主要表现为白天、天热、劳动或运动时鼻塞减轻，而夜间、静坐或寒冷时鼻塞加重；交替发作如侧卧时，居下侧之鼻腔阻塞，上侧鼻腔通气良好。目前临床中常根据鼻塞的轻度程度将鼻炎分为：①肥厚性鼻炎，持续性鼻塞较严重。②过敏性鼻炎：鼻塞程度轻重不一，多突发性出现。③萎缩性鼻炎：鼻腔宽大，干燥，伴有鼻臭；嗅觉明显减退，常伴有较剧烈的头痛。

陆小左教授通过临床观察发现，鼻炎患者还常具备以下四大特点：①患者鼻头多微红，神色弱，平素易受风感冒。②患者多有过敏史，尤其对花粉、粉尘等，且发病多在季节更替时。③询问患者饮食，多有饮食偏嗜，以辛辣、油腻为多。④鼻炎患者多可在耳穴或局部经穴探测时发现异常改变。其中最常见的阳性反应穴位为双侧的迎香穴。

2. 诊断标准：目前西医对过敏性鼻炎的诊断标准参照 2008 年 WHO 制定的《过敏性鼻炎的处理及其对哮喘的影响》：

（1）具有典型的过敏病史。

（2）主要表现为鼻痒、喷嚏频频、流清鼻涕、鼻塞等症状，这些症状可自行或经治疗后消失。

（3）特异性诊断性检查：①变应源皮肤试验。②血清过敏原特异性 IgE 测定。③过敏原鼻激发试验。

三、治疗

陆小左教授认为，鼻炎虽病在鼻窍，但因在脏腑，治疗时强调病证结合，综合调理。用药时辨病辨证结合，同时配用针灸、耳针调平，刮痧、刺络拔罐等各种方法，形成多角度的综合治疗体系。

（一）中药治疗

1. 用药特点

	Ⅰ类药	Ⅱ类药	Ⅲ类药
扶正固本	黄芪、甘草	白术、乌梅、党参、五味子	白芍、诃子、当归、生地、山药、茯苓、附子、麦冬、干姜、生姜、徐长卿
疏风通窍	防风、苍耳子、辛夷	细辛、桂枝、柴胡、白芷	蝉蜕、荆芥、麻黄、薄荷、菖蒲、豨莶草
活血化瘀	—	—	川芎、郁金
清热解毒	—	鹅不食草	黄芩、野菊花、金银花
利湿化痰	—	—	桔梗、薏苡仁

2. 分型论治

【肺经郁热，鼻窍不利】

症状：鼻塞呈间歇性，语声重浊，涕不多，性黏稠或带黄色，头晕头胀，咽干，咳嗽，痰少而黄稠，不易咳出，甚则出现张口呼吸，烦躁，影响睡眠等情况。舌红，苔薄黄，脉数或弦数。

治法：疏风清热通窍。

处方：苍耳子散加减。

苍耳子 15g，辛夷 15g（包煎），白芷 15g，薄荷 10g，藿香 15g，白菊花 10g，桑白皮 10g，黄芩 10g，黄连 10g，栀子 15g。

方义：苍耳子、辛夷、藿香芳香通窍；白菊花、白芷、薄荷疏风；桑白皮、黄芩、黄连、栀子清肺泄热，诸药合用可起到疏风清热之效。热重、涕黄加银花、蒲公英、大青叶；头痛加川芎、蔓荆子、藁本；咳嗽痰多，加川贝、前胡、白前、杏仁；肺气虚弱，乏力气短，加党参、百合、茯苓、甘草。

【肺气虚弱，风寒外袭】

症状：鼻塞呈交替性，或鼻塞时轻时重，鼻涕黏稀，遇寒时症状加重。检查见鼻内黏膜肿胀色淡，且伴有咳嗽痰稀，气短，面色白，舌质淡红，苔薄白，脉缓或浮而无力。

治法：补肺益气，散寒通窍。

处方：苍耳子散合玉屏风散加减。

苍耳子15g，鹅不食草15g，辛夷10g（包煎），薄荷10g，远志15g，菖蒲10g，桔梗10g，荆芥穗15g，竹叶10g，甘草10g，黄芪30g，防风15g，白术15g。

方义：黄芪、白术、防风益气固表止汗，善治肺气虚弱；苍耳子、鹅不食草、辛夷、薄荷、菖蒲、远志芳香通窍；桔梗、荆芥穗疏风；竹叶、甘草可助玉屏风散益气固表散风。诸药合用，可起到补益肺气，散邪通窍的作用。

【肺脾虚弱，湿浊不化】

症状：鼻塞声重，鼻涕稠而量多，病程较长，全身症状可见纳差便溏，胸脘闷胀，体倦乏力，舌质淡苔腻，脉缓弱。

治法：健脾渗湿，化浊通窍。

处方：参苓白术散加味。

党参15g，山药15g，莲子肉10g，白术10g，茯苓10g，薏苡仁10g，扁豆10g，炙甘草10g，砂仁10g，桔梗15g，菖蒲15g，苍耳子15g，白芷15g，辛夷10g（包煎），远志10g，细辛3g。

方义：党参、山药、莲子肉益气健脾；白术、茯苓、薏苡仁、扁豆渗湿健脾；炙甘草益气和中；砂仁和胃醒脾，理气宽胸；桔梗载药上行，宣肺利气；菖蒲、苍耳子、辛夷芳香化湿通鼻窍。诸药合用，既能渗湿健脾，又能祛风通窍，使诸症趋愈。

【脾虚肺燥】

症状：鼻腔黏膜萎缩较甚，鼻涕腥臭如浆如酪，或有黄绿色脓痂，头重头痛，食少腹胀，疲乏少气，大便时溏，唇舌淡白，苔白，脉缓弱。

治法：补中益气，养血润燥。

处方：补中益气汤加减。

党参 15g，黄芪 20g，白术 10g，茯苓 10g，麦冬 10g，生地 10g，山药 15g，百合 10g，甘草 10g，红枣 5 枚，粳米 10g，苍耳子 15g，鹅不食草 10g，白芷 15g，辛夷 10g（包煎），远志 10g，细辛 3g。

方义：方中以党参、白术、山药、甘草益气健脾；黄芪补中益气升阳；红枣、粳米益营生津；茯苓健脾渗湿；生地、百合、麦冬养血润燥。诸药合用，肺气得健，气津得充，鼻窍得养，肺燥得润。若鼻黏膜萎缩较甚，可加红花、桃仁、丹参以活血化瘀，通经活络。

【邪毒久留，气滞血瘀】

症状：持续性鼻塞，鼻涕较多，黏黄或白，嗅觉迟钝。检查见鼻腔内黏膜肿胀，硬实，呈桑椹样。全身症状可见言语不畅，咳嗽痰多，脉弦细或涩，舌质暗红或有瘀点。

治法：调和气血，行滞化瘀。

处方：当归芍药汤加味。

当归 15g，赤芍 25g，白术 10g，茯苓 10g，泽泻 10g，辛夷 15g，银花 30g，薄荷 10g，黄芩 15g，地龙 10g，甘草 10g，苍耳子 15g，白芷 15g，辛夷 10g（包煎），远志 10g，鹅不食草 10g。

方义：方中当归调肝养血；赤芍清热凉血，散瘀止痛；白术补脾渗湿，配茯苓、泽泻渗湿泄浊；辛夷、薄荷疏风通窍；黄芩清肺利鼻；地龙利湿通络；鹅不食草能抑菌，抗变态反应，可解毒、通鼻窍；甘草调和诸药。全方有调和气血，渗泄浊邪，行气化瘀的作用。如头痛头昏者，可加白芷、藁本、白蒺藜、蔓荆子等，以清利头目而止痛。咳嗽痰多者，可加桔梗，瓜蒌仁、冬瓜仁、杏仁等，以宣肺止咳，清肺化痰。

（二）针灸

1. 体针　选取扶正安神通任针法加减。基本取穴：百会、四神聪、风池、膻中、中脘、气海（或关元）、足三里、三阴交、太冲、曲池、外关、合谷，加迎香、鼻根、鼻通。

2. 耳针　耳针调平基本取穴：神门、肝、脾、肾、内分泌，加内鼻、外鼻、肺、肾上腺、风溪、耳尖。

（三）刮痧刺络拔罐

刮痧刺络拔罐可有调理脏腑、增强机体免疫力之功效，并有助于病邪的祛除，促使病情向愈。刮痧主要刮拭背部膀胱经、督脉以及背部两胁肋、肩胛，手法实泻虚补。刺络拔罐选取肺俞、心俞、脾俞、大椎、膈俞等穴位，也可选取痧点聚集的部位。

四、典型验案举例

病案一

张某，男，19 岁，天津人，学生。2009 年 4 月 1 日初诊。

主诉：鼻塞流涕 1 个月。

现病史：患者述 1 个月前由于感受风寒开始出现喷嚏、鼻塞流涕、咽痛怕冷、多汗等"感冒"症状，自服"感冒药"后咽痛怕冷、喷嚏等症状消失，但鼻塞流涕、多汗症状至今未见好转。现鼻流清涕，遇寒冷、气味等刺激加重。曾经西医检查有鼻甲肥厚现象，未经系统治疗。饮食可，睡眠可，大小便正常。

查体：脉浮缓，舌红，苔薄白，舌形胖大，边有齿痕。

诊断：鼻炎。

辨证：肺气虚弱，风寒外袭。

处方：

（1）中药治疗：治以补肺益气，散寒通窍。苍耳子 15g，鹅不食草 15g，辛夷 10g（包煎），薄荷 10g，牛蒡子 10g，银花 30g，远志 15g，菖蒲 10g，桔梗 10g，荆芥穗 15g，竹叶 10g，甘草 10g，黄芪 30g，防风 15g，白术 15g。7 剂，水煎服，每日 1 剂，分早晚 2 次服用。

（2）针灸 1 疗程。取穴取百会、风池、膻中、气海、足三里、太冲、曲池、迎香、鼻根、鼻通。

（3）耳针调平。

（4）刮痧刺络拔罐。并嘱其禁忌食辛辣、油腻食物，以免内生热毒。刺络取穴大椎、大杼、心俞、肾俞、脾俞。

二诊（2009 年 4 月 8 日）：患者述鼻塞流涕、多汗大有好转，无特殊不适。舌红苔薄白，边有齿痕，脉缓。处方：初诊方继续服用 7 剂。嘱患者注意劳逸结合，饮食有节，起居有常，情志不可过激。

三诊（2009 年 4 月 16 日）：患者因上学，未能亲自前来就诊。其母代其咨询，述患者上述症状基本消失。处方：停药，加强体育锻炼，增强体质以巩固疗效。

按：本例患者因感受风寒而发病，鼻塞流涕 1 个月不见好转，伴有多汗怕冷，脉浮缓，舌红，苔薄白，舌形胖大，边有齿痕，可以辨证为肺气虚弱，风寒外袭。治以补肺益气，散寒通窍。

方用玉屏风散合苍耳子散加减。玉屏风散益气固表止汗，善治肺气虚弱，不能固表的表虚自汗证。患者以鼻塞流涕的症状为主，故用苍耳子散加减来疏风宣肺通利鼻窍。方中苍耳子、鹅不食草、辛夷、薄荷、菖蒲、远志芳香通窍；桔梗、荆芥穗疏风；方中加银花、牛蒡子宣肺泄热防其风寒外袭日久，入里化热；竹叶、甘草可助玉屏风散益气固表。诸药合用可起到疏风宣肺通窍之效。因肺脏虚损复感风寒而致的鼻炎，多与肺、脾、肾三脏有关，背俞穴是脏腑经气输注于背部的腧穴，刺络拔罐肺俞、大椎、大杼、心俞、肾俞、脾俞穴能起到温肺散寒，益气健脾，补肾壮阳的作用，并可调节脏腑气血，增强机体免疫功能，加强鼻、肺抗病能力，使鼻功能尽早恢复。配以针灸、耳针、刮痧等治法治疗多汗、鼻塞流涕效佳。患者发病1个月之久，正气受损，为避免复发，嘱患者加强锻炼，增强体质。

病案二

李某，男，24岁，河北人，学生。2010年3月28日初诊。

主诉：鼻流浊涕8年，加重7年。

现病史：患者述8年前因不注意鼻子卫生而出现鼻塞，偶尔鼻流浊涕，量多，未引起足够重视。近5年来逐渐发展为常年鼻塞流浊涕，质稠厚，量多，色白，遇感冒涕黄。头昏脑涨，精神恍惚，注意力不集中，记忆力减退，周身乏力，咽干，纳呆，食后易腹胀，大便不畅，小便可，睡眠可。曾于当地医院就诊，静脉输液抗生素，服用多种药物、民间偏方后，症状未见好转。

查体：脉滑数，舌红，苔白腻，舌形胖大，边有齿痕。

诊断：鼻炎，鼻窦炎。

辨证：肺脾虚弱，湿浊不化。

处方：

（1）中药治疗：治以健脾渗湿，化浊通窍。苍耳子15g，辛夷10g（包煎），牛蒡子30g，杭芍25g，藿香10g，马勃10g，黄芪30g，防风15g，白术15g，薄荷15g，桔梗10g，荆芥穗15g，生甘草10g，金银花30g，茯苓10g，扁豆10g，连翘30g，薏苡仁20g。7剂，水煎服，每日1剂，分早晚2次服用。

（2）针灸1疗程。取穴迎香、膻中、中脘、合谷、风池、关元、气海。

（3）耳针调平。

嘱其禁忌食辛辣、油腻食物，以免助湿生热。

二诊（2010年4月4日）：患者述鼻塞流涕症状减轻，仍纳呆，大便不畅，无其他不适。脉滑数，舌红，苔白腻，舌形胖大，边有齿痕。处方：①初诊方去马勃，加枳壳 15g，香附 15g，党参 20g，焦三仙 30g，酒大黄 10g。5 剂，水煎服，每日 1 剂，分早晚 2 次服用。②刮痧。其余维持原治疗方案。

三诊（2010 年 4 月 10 日）：患者述服上药后大便通畅，日一次，饮食情况见好。但近日由于天气变凉，鼻塞流浊涕偶有反复，无特殊不适。脉滑数，舌红，苔白，边有齿痕。处方：二诊方去大黄加白芷 15g，细辛 3g。5 剂，水煎服，每日 1 剂，分早晚 2 次服用。其余维持二诊治疗方案。

四诊（2010 年 4 月 16 日）：患者述诸症皆好转，无特殊不适。脉滑，舌红，苔白，边有齿痕。处方：改上方为丸剂，继续服用 2 个月。嘱患者注意劳逸结合，饮食有节，起居有常，情志不可过激。

半年后患者介绍亲戚前来就诊，告之一直按原方服用丸剂，患者基本痊愈。为进一步巩固疗效，现仍服丸药。

按：本例患者鼻流浊涕日久，量多，色白，平素周身乏力，口干，纳呆，食后易腹胀，大便不畅，脉滑数，舌红，苔白腻，舌形胖大，辨证为肺脾虚弱，湿浊不化。以参苓白术散加减治之。因患者大便不畅，故在参苓白术散的原方基础上去掉止泻的莲子肉、山药加上牛蒡子来通利大便。又因本案例鼻流浊涕日久导致肺气虚弱，故以玉屏风散益气固肺，加上苍耳子、辛夷（包煎）、藿香芳香通窍，治疗鼻流浊涕。二诊时，患者仍大便不畅，处方中去马勃加入消食和胃的焦三仙，宽胸理气而助大便下行的枳壳、香附，同时不忘加上提高人体正气的党参。三诊时，大便症状正常，但因天气变化，又出现鼻窍症状，这时加入白芷、细辛来宣通鼻窍，改善局部症状效佳。

陆小左教授根据"腧穴所在，主治所在"、"经脉所过，主治所及"理论，采用局部选穴、远端选穴和辨证选穴相结合的原则，以任脉和阳明经为主要选穴经络。迎香为手太阴肺经和手阳明大肠经的交会穴，针刺迎香既可以宣通肺气，通利鼻窍，又能

促进气血循行，加强祛邪之力；任脉为"阴脉之海"，取膻中、
中脘以增强祛邪之力；合谷乃手阳明大肠经原穴，肺与大肠相表
里，因此取之以疏风解表，宣肺通窍；风池为祛风要穴；针关元、
气海以资全身之气，同时配以耳针、刮痧等治疗之法全面治疗。

病案三

孙某，女，9岁，天津人，学生。2010年9月11日初诊。

主诉：间歇性鼻塞流涕3年。

现病史：患者自述每年春秋易发鼻塞流涕，夜间明显。今年
入秋时早晨出现鼻胀鼻塞，鼻中酸痒不适，喷嚏频作，鼻流浊
涕，咳嗽咽痒，口干，心中烦热，喜冷饮，遇热症状加重。饮食
正常偏甜，小便黄频，大便干燥。

查体：脉细数，舌色红，苔薄黄。

诊断：鼻炎。

辨证：肺经郁热。

处方：

（1）中药治疗：治以清热宣肺，通利鼻窍。苍耳子10g，鹅
不食草15g，辛夷10g，银花20g，连翘25g，竹叶10g，薄荷15g，
牛蒡子10g，大黄6g，党参15g，甘草10g，枇杷叶15g，麦冬
15g，火麻仁15g。7剂，水煎服，每日1剂，分早晚2次服用。

（2）耳针调平，基本取穴加肺和大肠。

二诊（2010年9月19日）：患者述症状较前有所缓解，近期
因感冒，鼻炎复发，鼻涕清，偶有咳嗽，舌淡红，苔薄白，右脉
浮弦，左脉浮滑。处方：初诊方加桑叶10g，菊花10g，桔梗
10g，荆芥10g。5剂，水煎服，每日1剂，分早晚2次服用。其
余维持原治疗方案。

三诊（2010年9月25日）：患者述诸症皆好转，无特殊不
适。舌淡红，苔薄白，右脉浮弦，左脉浮滑。处方：予二诊方3
剂，水煎服，每日1剂，分早晚2次服用。

四诊（2010 年 10 月 2 日）：患者述诸症基本消失，无特殊不适。舌淡红，苔薄白，脉滑。处方：改一诊处方为丸剂，继续服用 1 个月。

4 个月后随访，患者已愈。

按：本例患者辨证为肺经郁热，鼻窍不利，以银翘散加减治之。方中苍耳子、辛夷芳香通窍；白菊花、白芷、薄荷疏风；银花、连翘、牛蒡子清肺泄热，诸药合用可起到疏风清热通窍之效。值得注意的是，中医理论认为，肺与大肠相表里，肺的病变会影响大肠的功能。本案例中出现了大便干燥的症状，故加入大黄、火麻仁、牛蒡子润肠通便以清泄肺经郁热。耳针调平加取肺和大肠。只有做到这样，才能事半功倍，相得益彰。此外还应注意到肺经郁热日久，有伤阴之弊，在治疗中要防其伤阴耗液，故处方中加入麦冬、党参。虽然患病 3 年之久，但考虑患者年龄偏小，不宜长期服用汤药，故三诊改汤药为丸剂，简单方便，易于服用，久病缓治，以收全效。

病案四

王某，女，25 岁，天津人，教师。2010 年 10 月 16 日初诊。

主诉：鼻塞、咽干痛 2 个月。

现病史：患者述 2 个月前出现夜间鼻塞，有分泌物，色白，质清稀，呈泡沫状，伴咽干痛。1 个月前经治疗症状缓解，但仍鼻塞，晨起干咳，恶风，汗多，头重头痛，口干，大便溏，纳呆，体倦乏力，小便可。

查体：脉缓弱，舌质淡红，苔稍厚，有齿痕。

诊断：鼻炎，咽炎。

辨证：脾虚肺燥。

处方：

（1）中药治疗：治以补中益气，润肺健脾。苍耳子 10g，鹅不食草 15g，辛夷 10g，白术 15g，黄芪 30g，马勃 10g，防风 15g，玉蝴蝶15g，远志15g，党参20g，甘草10g，桔梗10g，柴胡10g，升麻10g，当归15g，柴胡10g，青果15g。7剂，水煎服，每日1剂，分早晚2次服用。

（2）针灸1个疗程，清热通窍。取穴迎香、足三里、肺俞、丰隆、定喘、气海。

（3）耳针调平。

嘱其禁忌食辛辣、油腻食物，以免内生热毒。

二诊（2010年10月23日）：患者述症状较前有所缓解，夜间偶有发作，鼻腔内仍有少量分泌物，咽干痛的症状有所减轻，咳嗽消失。舌淡红，苔略厚，脉缓弱。处方：维持原治疗方7剂。

三诊（2010年11月1日）：患者鼻塞症状消失，夜间干咳，咽干痒，口渴多饮，舌暗，苔薄黄，脉缓。处方：原方加麦冬20g，天花粉15g。5剂，水煎服，每日1剂，分早晚2次服用。

四诊（2010年11月7日）：患者述诸症皆好转，无特殊不适。舌淡红，苔略厚，脉稍缓。处方：改三诊处方为丸剂，服用2个月。嘱患者注意劳逸结合，饮食有节，起居有常，情志不可过激。

2011年5月，患者前来看其他疾病，告知近半年来鼻塞、咽干痛症状至今未发作。

按：本例患者辨证为脾虚肺燥证，以补中益气汤加减治之。方中党参、白术、山药、甘草益气健脾；黄芪补中益气升阳；青果、马勃、玉蝴蝶清利咽喉而止咳；升麻、桔梗载药上行，以健肺渗湿；当归、远志养血润燥。方中加入苍耳子、辛夷芳香通窍，诸药合用，脾气得健，气津得充，鼻窍得养，肺燥得润。

迎香为手太阴肺经和手阳明大肠经的交会穴，针刺迎香既可以宣通肺气，通利鼻窍，又能促进气血循行，加强祛邪之力；针足三里合脾俞健脾开胃以滋气血生化之源；肺虚取肺俞以补肺气；丰隆化痰；定喘止咳；气海补气，合用则脾胃健，痰湿除。

配合耳针治疗，可增强疗效。

患者在二诊时，基于对一诊治疗显效的肯定，维持原方治疗，是取"效不更方"的用意。三诊时，患者夜间干咳、咽干痒、口渴多饮症状突出，是肺燥伤津的表现，故加用天花粉、麦冬来润肺生津。四诊时，在病情稳定的情况下，改丸剂治之，取其久病缓治，已收痊愈之意。

咳　嗽

咳嗽是肺部疾病的主要症候之一，属临床常见多发病证。据统计，慢性咳嗽的发病率为3%～5%，而在老年人中的发病率可达10%～15%，尤以寒冷地区发病率更高。咳嗽常见于西医学的上呼吸道感染、支气管炎、支气管扩张、肺炎等疾病。对于咳嗽的治疗，中医药有其独特的优势。陆小左教授经多年临床实践总结，积累了丰富的经验，形成了特有的诊疗思路和方法，治疗中常能达到药到病除之效。

一、病因病机

1. 不通　邪阻于肺，肺失宣降则为不通。如外邪犯肺，或寒，或热，或寒热错杂，使肺气被束，肺失宣降而作咳；平素嗜烟好酒，熏灼肺胃，或过食肥甘厚腻，酿湿生痰，痰湿蕴于中焦，上扰于肺而作咳；肺脏本身病变，肺气阻滞不通而作咳，皆属不通。

2. 不荣　禀赋不足，或久病体虚，致肺气亏虚，肺失润养，或肺阴亏损，阴虚生热，虚热灼肺而作咳，此为不荣。素体虚，脾失健运，饮食精微不归正化，变生痰浊上干于肺，此属不荣兼夹不通。

3. 不平　肝火犯肺或肺气上逆而作咳皆为不平。如情志不遂，郁怒伤肝，肝失调达，日久则气郁化火，上扰于肺而致咳嗽；或肺气不利，宣降失司而作咳。

总体来说，咳嗽的发病责之于不通、不荣、不平三个方面，而三者既可各自为犯，又能相兼而发，临诊中需要灵活运用。

二、临床表现

咳嗽由于感邪的性质、影响的脏腑、痰的寒热、火的虚实等方面的差别，有不同的临床表现，临诊时需仔细辨别。

1. 分清外感与内伤　外感咳嗽多是新病，起病急、病程短，常在天气变化受凉后突然发生，实证居多。内伤咳嗽多为久病，起病缓慢，常反复发作，病程长，邪实正虚居多。

2. 辨别咳嗽声音及发作时间　咳声高扬者属实证，低弱者属虚证。咳声嘶哑、病势急而病程短者，为外感咳嗽；病势缓而病程长者属虚证。早晨咳嗽阵发加剧，咳嗽连声重浊，痰出咳减者，多为痰湿或痰热咳嗽；午后咳嗽加重或夜间有单声咳嗽，咳声轻微短促者，多属肺燥阴虚；夜卧咳嗽加剧，少气或伴气喘者，为久咳致喘的虚寒证。

3. 辨明咳痰的颜色、性质及数量　痰少或干咳无痰者，多属燥热、阴虚；痰多者，常属痰湿、痰热或虚寒。痰白而稀薄者属风、属寒。痰白而稠厚者属湿；痰黄而黏稠者属热。

三、治疗

陆小左教授在咳嗽的治疗中，强调病证结合，辨病选方用药。在辨证分型进行中药治疗同时，针药并用，临床疗效显著。

（一）中药治疗

1. 用药特点　陆小左教授根据多年临床经验，总结并选取部分常用的治疗咳嗽的特效方药，以止嗽散、三子养亲汤、薤白散为基础方主创国家发明专利"宣肺止咳方"。以本方为治疗咳嗽的基本用方，临床辨证再予加减。

常用药物：

	Ⅰ类药	Ⅱ类药	Ⅲ类药
疏风解表	柴胡	薄荷、荆芥、牛蒡子、防风、葛根、蝉蜕、羌活、生姜	白芷、桂枝
清热解毒	黄芩、金银花	连翘、板蓝根、大青叶、芦根、石膏、鱼腥草、射干	山豆根、竹叶、青蒿、玄参、栀子
扶正补虚	甘草	茯苓、大枣、白芍、红景天	党参、生地、黄芪、白术
止咳平喘	—	桔梗、杏仁、麻黄、陈皮、半夏、前胡	浙贝母
理气和胃	—	—	厚朴、枳壳

2. 分型论治

【风寒袭肺】

症状：咳嗽，痰稀薄白，咽痒，常伴鼻塞、流清涕、喷嚏、恶寒头痛、肢节酸痛，舌苔薄白，脉浮紧。

治法：疏风散寒，宣肺止咳。

处方：宣肺止咳方中去金银花、鱼腥草、地骨皮、桑白皮、地龙；加麻黄10g，杏仁10g。

方义：麻黄发汗散寒，宣肺平喘，其不去根节，为发中有收，使不过于汗；杏仁宣降肺气，止咳化痰，以不去皮尖，为散中有涩，使不过于宣；紫菀、百部、白前止咳化痰；桔梗宣肺理气；荆芥穗祛风解表；黄芥子配苏子皆能祛痰；莱菔子降气化痰；荆芥穗解表散风；陈皮理气降逆，调中开胃，燥湿化痰；甘草调和诸药。

【风热犯肺】

症状：咳嗽剧烈，咳声粗亢或咳声嘶哑，喉燥咽痛，咳痰不爽，痰稠色黄，伴有发热恶风、头痛汗出、咽干口渴、鼻流黄涕，舌红苔薄黄，脉浮数或浮滑。

治法：疏风清热，宣肺止咳。

处方：宣肺止咳方合桑菊饮加减。即宣肺止咳方加桑叶 10g，菊花 15g，杏仁 10g，连翘 10g，薄荷 10g，芦根 30g。

方义：桑叶清透肺络之热，菊花清散上焦风热。以辛凉之薄荷，助桑、菊散上焦风热，桔梗、杏仁一升一降，解肌肃肺以止咳。连翘清透膈上之热，芦根清热生津止渴。

【风燥伤肺】

症状：秋冬气候干燥伤肺，主要表现为干咳，连声作呛，喉痒，咽干喉痛，无痰或痰黏稠难出或痰中带血丝，鼻燥咽干，身热口渴，舌尖红，苔薄黄而干，脉浮数或小数。

治法：疏风清肺，润燥止咳。

处方：宣肺止咳方合桑杏汤。即宣肺止咳方加桑叶 10g，杏仁 10g，沙参 20g，浙贝母 10g，栀子 10g，淡豆豉 10g，梨皮 10g。

方义：方中桑叶清宣肺热，止咳平喘。用杏仁宣肺止咳，降逆平喘。热者寒之，故用沙参、贝母清肺化痰，栀子皮、淡豆豉清热除烦。燥者润之，故用梨皮润肺生津。

【痰湿蕴肺】

症状：咳嗽多痰，痰白而黏，痰出即咳止，伴有胸脘胀闷、神疲乏力、身重困倦、饮食减少、恶心呕吐、大便时溏，舌苔白腻，脉濡滑。

治法：燥湿化痰，理气止咳。

处方：宣肺止咳方去桑白皮、地龙，合二陈平胃散加减。即宣肺止咳方加半夏 15g，茯苓 25g，陈皮 15g，苍术 15g，厚朴 10g。

方义：方中桑白皮和地龙性味甘寒，寒能化湿，使痰湿加重，故将两味药除去。半夏、陈皮、茯苓、苍术、厚朴燥湿化痰；白芥子温肺化痰，利气散结；苏子降气化痰，止咳平喘；莱菔子消食导滞，下气祛痰；甘草调和诸药。

【痰热郁肺】

症状：咳而气喘，或喉中有痰声，痰多色黄黏稠，不易咯出，口鼻气热，口苦咽干，咽痛喉肿，胸痛胸闷，舌苔黄，脉滑数。

治法：清热肃肺，豁痰止咳。

处方：宣肺止咳方合清金化痰汤加减。即宣肺止咳方加黄芩20g，栀子10g，瓜蒌仁15g，贝母10g，麦冬10g，橘红10g，茯苓10g。

方义：橘红理气化痰，使气顺则痰降；茯苓健脾利湿，使湿去则痰自消；更以瓜蒌仁、贝母、桔梗清热涤痰，宽胸开结；麦冬、知母养阴清热，润肺止咳；黄芩、栀子、桑白皮清热泻火；甘草补土而和中。

【肝火犯肺】

症状：咳时面赤，咽干口苦，痰滞咽喉，只咳不出，量少质黏或如絮条，胸胁胀痛，咳时引痛，症状随情绪波动，舌红，苔薄黄少津，脉弦数。

治法：清肺泻肝，顺气降火。

处方：宣肺止咳方加黄芩20g，栀子10g，丹皮10g，枇杷叶15g。

方义：方中加黄芩以增加清肺热的效果，栀子、牡丹皮泻肝火，枇杷叶降气化痰。

【肺阴亏耗】

症状：久咳不止，干咳少痰或痰中带血，伴有形体消瘦、口燥咽干、声音嘶哑、潮热盗汗、胸部隐痛，舌质红少苔，脉细数。

治法：滋阴润肺，化痰止咳。

处方：宣肺止咳方合沙参麦冬汤加减。即宣肺止咳方去金银花、鱼腥草、地骨皮、桑白皮、地龙，加北沙参20g，玉竹10g，花粉20g，麦冬20g，桑叶15g，扁豆10g。

方义：沙参、玉竹、麦冬养阴润肺，化痰止咳；天花粉生津，止渴，降火，润燥，排脓，消肿；桑叶疏散风热，清肺润燥，清肝明目；扁豆健脾化湿。

（二）针灸

1. 体针

（1）基本穴：扶正安神通任针法基础穴位百会、四神聪、风池、膻中、中脘、气海（或关元）、足三里、三阴交、太冲、曲池、外关、合谷，加天突、孔最。

（2）加减穴：外感咳嗽加肺俞、列缺；伴有咽喉肿痛加少商、尺泽；兼有发热者加大椎。痰湿蕴肺者加肺俞、太渊、章门、太白、丰隆；肝火犯肺者加肺俞、尺泽、太冲。

2. 耳针　耳针调平基本穴神门、肝、脾、肾、内分泌加肺、气管、风溪、肾上腺。

（三）推拿

咳嗽有急性、慢性之分，前者发病急，病位浅，可配合推拿缓解症状，后者推拿治疗效果不明显。

1. 揉膻中　指揉 100 次，可宽胸利气，止咳平喘。

2. 揉中府　指揉 100 次，可疏风解表，宣肺止咳。

3. 扩胸　以两拇指从第一肋间开始，从胸骨沿肋间向两侧分推，每一肋间分推 36 次，由上至下，女性患者应注意避免触及乳房，可宽胸理气，止咳平喘。

4. 一指禅推尺泽　以一指禅手法推尺泽 100 次，可降气止咳平喘。

5. 揉列缺　指揉 100 次，可疏风解表止咳。

6. 揉外关　指揉 100 次，可疏风通络止咳。

7. 一指禅推大杼　以一指禅手法推大杼 100 次，可理肺止咳平喘。

8. 一指禅推风门　以一指禅手法推风门 100 次，可清热理肺，止咳平喘。

9. 揉肺俞　指揉 100 次，可疏风解表，宣肺止咳。

10. 擦胸背　以小鱼际横擦胸背部，以透热为度。

四、典型验案举例

病案一

叶某，女，52 岁。2010 年 4 月 6 日初诊。

主诉：咳嗽 1 周。

现病史：1 周前因母亲去世出殡受凉后出现咳嗽，夜晚加重，睡后易咳醒，咳白痰，量少，质黏，不易咳出，咽痒、疼痛，声音嘶哑，口干欲饮水，伴有头痛、头晕。自服川贝止咳液和清咽丸无明显好转，睡眠欠佳，大便干燥。既往史：无，过敏史：无。

查体：舌尖红，苔白腻，脉浮。

诊断：咳嗽；头痛。

辨证：风寒袭肺，气机宣降失常。

处方：

（1）中药治疗：治以宣肺止咳，调畅气机。金银花 30g，鱼腥草 20g，桑白皮 15g，地骨皮 15g，地龙 15g，黄芥子 10g，苏子 15g，莱菔子 15g，荆芥穗 15g，桔梗 10g，紫菀 15g，白前 15g，陈皮 15g，百部 10g，甘草 10g，米壳 10g，川芎 15g，牛膝 30g，白芍 25g，细辛 5g。7 剂，水煎服，每日 1 剂。

（2）针灸 1 疗程，祛寒扶正兼安神。取穴百会、风池、四神聪、列缺、肺俞、合谷、外关、太冲。

二诊（2010 年 4 月 13 日）：咳嗽症状减轻，咽部仍痒，口干，痰色白，难咳出，喜饮温水，入睡困难，颈背部疼痛，大便仍干，小便可。舌淡红，苔白腻，脉滑。处方：初诊方加生地

10g。7 剂水煎服，每日 1 剂。余维持原治疗方案。

三诊（2010 年 4 月 20 日）：仍有轻微咳嗽，嗓子感觉有黏痰，咳之不出，入睡困难，颈背疼痛，大便干燥。舌尖红，苔白腻，脉滑。处方：上方加大黄 15g，天麻 15g，合欢花 30g。7 剂水煎服，每日 1 剂。余维持原治疗方案。

四诊（2010 年 4 月 29 日）：服药期间由于感觉好转未能按时服药，也未做针灸治疗，今咳嗽复发，咽干不欲饮水，咽部异物感，睡眠多梦，醒后感觉头晕，纳可，二便可。舌色暗红，舌尖红，苔白厚腻，脉弦滑。处方：半夏 15g，厚朴 15g，云苓 15g，紫苏 15g，旋覆花 15g，代赭石 15g，甘草 15g，芥穗 15g，桔梗 10g，紫菀 15g，白前 15g，陈皮 15g，百部 15g，米壳 10g，杏仁 15g，白芥子 10g，木香 10g，枳壳 10g。7 剂水煎服，每日 1 剂。并嘱其注意勿过食肥甘厚腻，保持心情舒畅，注意保暖，平时加强身体锻炼。患者因时间关系，暂不做针灸治疗。

1 个月后电话随访，患者自述服完最后 7 剂药后，咳嗽已痊愈。

按：患者自述平素体虚，因受凉后致咳嗽，伴有咽痛、咳痰、色白等一系列表证表现，故宜宣肺止咳，清肺化痰。头痛加川芎、牛膝以活血祛瘀、通经；白芍养血止血；细辛解表散寒，祛风止痛。二诊时恐因耗伤阴气，加生地益阴生津。三诊时患者大便干燥，用大黄攻积滞。四诊时由于停药后症状复发，加之对亲人的思念导致气郁气滞，故重在止咳，行气，调畅气机。

列缺为手太阴络穴，配肺俞可宣肺疏风；合谷为手阳明原穴，外关为手少阳络穴，又为八脉交会穴之一，两者配合，发汗解表。

病案二

章某，女，49 岁，公司职员。2011 年 1 月 11 日初诊。
主诉：咳嗽 2 周余。

现病史：咳嗽伴阵发性加剧，咳时有憋气感，无胸痛，无痰，无清涕，咽痒，自觉口鼻干燥，寐可，纳可，大便不规律、量不多、成形，小便正常。既往史：无，过敏史：无。

查体：舌红紫，苔薄白，边有齿痕，舌尖红，脉沉数。

诊断：咳嗽。

辨证：风燥伤肺，肺失清润。

处方：金银花30g，鱼腥草20g，桑白皮15g，地骨皮15g，地龙15g，黄芥子10g，苏子15g，莱菔子15g，芥穗15g，桔梗10g，紫菀15g，白前15g，陈皮15g，百部10g，甘草10g，米壳10g，瓜蒌皮20g，枇杷叶20g。7剂水煎服，每日1剂。

二诊（2011年1月18日）：咳嗽症状明显好转，咳时无憋气感，咽不痒，大便仍不规律。舌红，苔黄，边有齿痕，脉沉数。处方：初诊方加大黄10g，天花粉20g，夏枯草15g。7剂水煎服，每日1剂。

1个月后电话随访本人得知，患者服完第二次药即已痊愈。

按：患者表现为咳嗽兼有憋气感，无胸痛，无痰及无流涕，口鼻干燥，舌质红，脉沉数，故在治疗咳嗽的基础上加瓜蒌皮以利气宽胸，枇杷叶增强止咳的功效。二诊时症状好转，见大便不规律，加大黄以攻积滞，兼清湿热、解毒；天花粉清热生津，夏枯草增强消肿排脓的作用。

病案三

吴某，女，54岁，大学教师。2011年3月16日初诊。

主诉：咳嗽、咳痰2月余，逐渐加重。

现病史：患者自两个月前感冒后咳嗽伴发热39.2℃，近1个月咳嗽加重，痰多，色黄，口干咽燥，咳时胸骨后刺痛，胸闷憋气。胸透左肺大片密度增高阴影，西医诊断"大叶性肺炎并发阻塞性肺脓肿"，静脉滴注抗生素无明显疗效，细菌培养（-）。现患者感全身乏力，自汗、盗汗，睡时因咳嗽而醒，入睡可，口淡无味，不欲饮食。小便短赤，大便可。既往史：慢性阻塞性支气管炎。过敏史：无。

查体：舌色暗红夹有少量瘀斑，苔厚黄腻，边有齿痕，脉浮滑数。面色苍白泛青，略有浮肿。

诊断：咳嗽。

辨证：邪热从表入里；兼久咳致肺气阴亏虚，肺失润降。

处方：金银花 30g，鱼腥草 20g，桑白皮 15g，地骨皮 15g，地龙 15g，白芥子 10g，苏子 15g，莱菔子 15g，芥穗 15g，桔梗 10g，紫菀 15g，白前 15g，陈皮 15g，百部 10g，甘草 10g，冬瓜子 30g，玉蝴蝶 10g，马勃 10g，青果 15g，麦冬 20g，瓜蒌 30g。7 剂水煎服，每日 1 剂。

二诊（2011 年 3 月 23 日）：咳嗽症状缓解，痰量减少，有时痰难咳出，睡眠、饮食及二便可。舌暗红苔白腻，边有齿痕，少量瘀斑，脉细无力。处方：初诊方加鲜竹沥液 20ml，7 剂水煎服，每日 1 剂。

三诊（2011 年 3 月 30 日）：咳嗽、咳痰症状基本消失，无咽部干痛，仍感乏力，自汗。处方：上方加红景天 30g，茯苓 30g，党参 30g，减玉蝴蝶、马勃、青果。

四诊（2011 年 4 月 7 日）：症状消失，精力较前好转。改用鸡猴羊兔汤 7 剂，水煎服，每日 1 剂。嘱患者早晚散步，做八段锦。

五诊（2011 年 4 月 14 日）：舌色淡红，苔薄白，面色红润。痊愈，停止治疗。嘱其劳逸结合，坚持锻炼身体，避免感冒。

两个月后电话随访，患者无不适。

按：患者咳嗽、咳痰时间较长，出现肺阴不足，肺失濡润，宣降失常，用宣肺止咳方。加麦冬滋养肺阴；青果生津，利咽，清热。在三诊减玉蝴蝶、马勃、青果是因为患者咽部不适已缓解，但气虚症状较重，故用红景天和茯苓清肺止咳、化痰、消肿、滋补元气。四诊患者已基本痊愈，只是正气虚损，身体较弱，故用鸡猴羊兔汤活血化瘀，补气健脾，益肾。

病案四

王某，女，46 岁，教师。2010 年 5 月 6 日初诊。

主诉：咳嗽两年余，加重 1 个月。

现病史：患者自述咳嗽已有两年，时好时坏，尤在天气变化突出或换季时咳嗽明显。今清明节时咳嗽加剧，夜间尤甚，有轻微的呼吸不畅、困难。西医检查为"小支气管重度堵塞"。现症见咳痰，色白，咳之不出，咽部疼痛明显，阵发性加剧，头晕，头痛，后肩部发紧，寐尚可，纳可，大便不成形、量正常，小便正常。既往史：无，过敏史：无。

查体：舌淡苔黄腻，脉细浮。

诊断：咳嗽。

辨证：肺阴亏耗。

处方：

（1）金银花 15g，鱼腥草 20g，桑白皮 15g，地骨皮 15g，地龙 15g，黄芥子 10g，苏子 15g，莱菔子 15g，芥穗 15g，桔梗 10g，紫菀 15g，白前 15g，陈皮 15g，百部 10g，甘草 10g，米壳 10g，桂枝 10g，白果 10g，马勃 10g，玉蝴蝶 10g，川贝母 10g，黄芩 30g，麻黄 10g。3 剂水煎服，每日 1 剂。

（2）针灸 1 疗程。取穴太渊、肺俞、脾俞、丰隆、合谷、足三里、三阴交、百会、风池。

（3）耳针调平。

二诊（2010 年 5 月 11 日）：初诊症状轻微缓解，咳痰易出，色白，舌红苔黄腻，脉细。处方：沿用原方 7 剂，水煎服，每日 1 剂。其余维持原治疗方案。

三诊（2010 年 5 月 20 日）：服完上方后咳嗽症状未见明显好转，夜间咳痰之后方可入睡，咳之易出，二便正常，舌暗边有瘀斑，苔黄厚腻，脉细。处方：初诊方加柴胡 10g，当归 15g，白术

15g，川芎 15g。7 剂水煎服，每日 1 剂。其余维持原治疗方案。

四诊（2010 年 5 月 29 日）：仍自觉喉中有痰，咳之易出，色微黄；夜间睡觉感觉呼吸不畅，咳嗽，但有所缓解；大便不成形，纳可，舌暗苔黄腻，脉细数。处方：半夏 15g，厚朴 15g，茯苓 30g，紫苏 15g，旋覆花 15g，代赭石 15g，党参 20g，甘草 10g，陈皮 15g，川芎 15g，牛膝 30g，白芍 25g，细辛 5g，瓜蒌皮 20g，桔梗 10g，桂枝 10g。7 剂水煎服，每日 1 剂。其余维持原治疗方案。

五诊（2010 年 6 月 5 日）：上述症状有所改善，舌淡红，苔厚腻。处方：四诊方代赭石改为 10g，竹茹 10g，枳壳 15g，炙百部 15g，白前 15g。3 剂水煎服，每日 1 剂。余维持原治疗方案。

六诊（2010 年 6 月 8 日）：咳痰易出，咳后咽部堵塞感明显减轻，大便不成形，舌红苔黄腻。处方：五诊方加青果 15g，合欢花 30g，马勃 10g，玉蝴蝶 10g。7 剂水煎服，每日 1 剂。余维持原治疗方案。

七诊（2010 年 6 月 15 日）：偶发咳嗽，大便稀溏，量不多，舌暗，苔黄厚腻。处方：金银花 15g，鱼腥草 20g，桑白皮 15g，地骨皮 15g，地龙 15g，黄芥子 10g，苏子 15g，莱菔子 15g，荆芥穗 15g，桔梗 10g，紫菀 15g，白前 15g，陈皮 15g，百部 10g，甘草 10g，米壳 10g，玉蝴蝶 10g，马勃 10g，半夏 15g，厚朴 15g。7 剂水煎服，每日 1 剂。余维持原治疗方案。

八诊（2010 年 6 月 24 日）：咳嗽症状无，大便成形，其余症状已基本消失。处方：七诊方加白芍 25g。5 剂水煎服，每日 1 剂。余维持原治疗方案。

九诊（2010 年 6 月 29 日）：已基本痊愈，沿用八诊方，做成丸药，继续服用两个月，以巩固疗效。

半年后电话随访得知患者已痊愈。

按：患者久咳伤肺阴，肺失宣降，肺气不敛，因此在宣肺止咳方的基础上加柴胡疏散退热，升阳疏肝；当归、川芎活血；白术健脾益气，燥湿利水。患者经三次治疗后症状改善不明显，故在四诊中注重行气药物，兼活血祛瘀。7 剂后患者症状明显改善，遂在其基础上加减一些药物，巩固疗效。七诊中患者咳嗽症状突出，故以治咳嗽为主，处方改为宣肺止咳方加减。7 剂后症状基本消失，遂改用丸药巩固疗效。

脾为生痰之源，肺为贮痰之器，原穴为本脏真气所注之处，手太阴原穴太渊配肺俞、脾俞以健脾化湿，补肺益气。足阳明络穴丰隆配手阳明原穴合谷，和胃气，加强中焦运化之力，使痰浊得化。足三里培土生金，三阴交可调足三阴经气，补脾益气。辅以耳针治疗，可扶助正气，调畅经络，改善症状，多向调节，增强疗效。

耳　鸣

耳鸣是指外界无声源而患者自觉耳中鸣响的一种病证。中医古籍中又称为"聊啾"、"苦鸣"、"蝉鸣"等。耳鸣有较高的发病率，调查显示，有过耳鸣体验者占人群总数的 40%～50%，持续耳鸣 5 分钟以上者占人群总数的 20%，在老年人中约占 30%。近年来，随着社会竞争压力增大，人口老龄化加重，以及耳机、手机的普遍使用，耳鸣患者在逐年增加，成为一种严重影响人们生活的心身疾病。

中医治疗耳鸣注重整体调节，强调辨证论治，其治疗方法有独特的优势，受到人们的普遍关注。陆小左教授经多年临床经验总结，运用中医综合诊疗方法治疗耳鸣，取得了很好的临床疗效。

一、病因病机

陆小左教授认为，耳鸣的病因病机离不开"不通，不荣，不平"三个方面，三者又互为影响。

1. 不通 起居不慎，寒暖失调，感受外邪，邪气循经上扰耳窍，或外邪随经络阻塞耳窍。情志所伤，气机不畅，耳窍经脉壅阻，清窍闭塞；或郁久化火，郁火循经上扰清窍。肝郁化火，邪火扰心，或由五志过极，心火内炽，火热上扰耳窍。肝郁化火，火热灼伤津液为痰，痰热内生，或有风邪夹痰，上扰耳窍，耳窍闭塞不通。脾失健运，水湿聚而生痰，久则痰郁化火，痰火循经上扰，郁于耳中，塞闭清窍，导致耳鸣。

2. 不荣 先天禀赋，或久病失养，劳逸过度，饮食不节，年高体弱，伤及肾脾及气血。肾阴不足，则虚火内生，上扰耳窍；肾阳不足，则耳窍失于温煦；脾气亏虚，清阳不升，耳窍失养；气血亏虚，不能濡养耳窍，发为耳鸣。

3. 不平 气血失和，运行不畅，日久瘀血阻滞，耳窍经络不通，不得濡养，故发为耳鸣。情志不舒，使肝失条达，横乘脾土，脾失健运，清阳不升，耳窍失养，发为耳鸣。

二、临床表现

耳鸣主要表现为耳内主观上有声音感觉，而无外界生源刺激，可发生于单侧、双侧或头颅中间，部分患者伴有不同程度的听力下降，有时也可能与耳聋合并出现。其临床表现除有耳的相关症状外，还可有不同程度的失眠、烦躁、焦虑不安、忧郁等症状，对情绪、工作和生活造成一定的不良影响。

根据耳鸣临床表现的不同特征，常可有多种分类方法：根据病程的长短可分为急性耳鸣、亚急性耳鸣、慢性耳鸣；根据耳鸣严重程度可分为轻度、中度、重度三个等级；根据耳鸣的音调可分为高调性耳鸣、低调性耳鸣。

三、治疗

（一）中药治疗

1. 用药特点

	Ⅰ类药	Ⅱ类药	Ⅲ类药
活血化瘀	川芎、丹参	红花、赤芍、桃仁、丹皮、水蛭	—
化痰宣窍	石菖蒲	路路通、泽泻	远志、郁金、半夏
疏肝理气	柴胡	陈皮、枳壳、香附	—
养血填精	—	当归、地黄、山茱萸、骨碎补、白芍、淫羊藿、枸杞子、何首乌	肉苁蓉
升阳益气	—	葛根、甘草、黄芪、黄精、茯苓、山药	大枣、党参、五味子
息风镇静	—	磁石、地龙	蝉蜕
疏风清热	—	黄芩、菊花	栀子

2. 分型论治

【风热外袭】

症状：突起耳鸣，如吹风样，昼夜不停，或伴有听力下降，耳胀闷感。全身可伴有鼻塞、流涕、咳嗽、头痛、发热恶寒等。舌质红，苔薄黄，脉浮数。

治法：疏风清热，宣肺通窍。

处方：银翘散加减。

连翘30g，银花30g，桔梗18g，薄荷18g，竹叶12g，生甘草15g，荆芥穗12g，淡豆豉15g，牛蒡子18g。

方义：方中银花、连翘气味芳香，既可疏散风热，清热解毒，又可辟秽化浊；薄荷、牛蒡子可清利头目，解毒利咽；荆芥穗、淡豆豉解表散邪；竹叶清热生津；桔梗开宣肺气，引药上行；甘草调和药性，护胃安中。若鼻塞流涕，可加入辛夷、苍耳子。

【肝火扰心】

症状：耳鸣如闻潮声或风雷声，时轻时重，多在情志抑郁或恼怒后加重。伴口苦，咽干，面红目赤，胸胁胀痛，心烦失眠，头痛或眩晕，小便黄，便秘，舌红苔黄，脉弦或弦滑。

治法：清肝泄热，安神通窍。

处方：枕清眠安汤加减。

北沙参20g，生栀子10g，石菖蒲10g，远志15g，细辛5g，杭白芍25g，当归15g，柴胡10g，白术15g，甘草10g，生龙骨30g，生牡蛎30g，珍珠母30g，炒枣仁30g，五味子10g，三七3g（冲服），琥珀粉3g（冲服）。

方义：方中用珍珠母、生龙骨、生牡蛎、琥珀粉镇静安神，平肝潜阳；远志、石菖蒲、炒枣仁、五味子开心气，通心窍，养心阴，安心神；沙参、栀子清心除烦；杭白芍养血柔肝敛阴；柴胡疏肝解郁，引药入肝；当归、白术、甘草补益心脾；细辛辛散透达，引药入经；三七调和气血。可加入葛根，配合石菖蒲以通利耳窍。

【胆郁痰扰】

症状：两耳蝉鸣，有时闭塞如聋，胆怯易惊，可伴有胸闷，善太息，口苦恶心，心烦失眠，头眩心悸，舌淡胖，苔白腻，脉细弱或弦滑。

治法：理气化痰，和胃利胆，镇静安神。

处方：温胆安神汤加减。

紫苏15g，茯苓30g，陈皮15g，枳壳15g，半夏15g，竹茹10g，五味子10g，酸枣仁30g，珍珠母30g，生龙骨30g，生牡蛎30g，钩藤20g，天麻15g，甘草10g。

方义：二陈汤的半夏、陈皮、茯苓、甘草燥湿化痰，理气和胃；紫苏、竹茹清热化痰，除烦止呕；枳壳降气消痰除满；天麻、钩藤平肝息风；五味子、酸枣仁、珍珠母、生龙骨、生牡蛎安神定志；甘草调和脾胃。可合葛根、石菖蒲化痰升清通窍。

【肝郁脾虚】

症状：耳鸣如雷，耳中胀闷不适，可伴有胁肋胀痛，头晕目眩，口燥咽干，善太息，情志抑郁，或急躁易怒，神疲乏力，食少腹胀，肠鸣矢气，便溏或大便溏结不调，舌淡暗苔白，脉弦或缓。

治法：疏肝清热，养血健脾。

处方：逍遥散加减。

柴胡 15g，当归 15g，白芍 15g，白术 15g，茯苓 15g，生姜 15g，薄荷 6g，炙甘草 6g。

方义：方中用柴胡疏肝解郁；白芍养血敛阴，柔肝缓急；当归养血和血；白术、茯苓、甘草健脾益气；薄荷疏散郁结之气，透达肝经郁热；生姜、甘草和中。烦躁明显者可加入丹皮、栀子。若加入葛根、菖蒲，可疏肝健脾，通养耳窍。

【脾气亏虚】

症状：耳鸣如蝉，持续不息，思虑太过或劳倦后出现，常伴食欲不振，食后腹胀，大便溏薄，四肢乏力，舌淡虚胖，边有齿痕，苔薄白或白腻，脉细缓。

治法：益气健脾，升阳通窍。

处方：归脾安神汤加减。

丹皮 15g，炒栀子 10g，佛手 15g，木香 10g，香附 15g，香橼 15g，生龙骨 30g，生牡蛎 30g，远志 15g，酸枣仁 30g，珍珠母 30g，白术 15g，党参 20g，甘草 10g，生黄芪 30g，当归 15g，五味子 10g，茯苓 20g。

方义：方中以党参、生黄芪、白术、甘草补脾益气以生血，使气旺而血行；当归补血养心；茯苓、酸枣仁、远志宁心安神；

佛手、木香、香附、香橼疏肝理气醒脾；丹皮、栀子清热生津；生龙骨、生牡蛎、珍珠母镇惊安神；五味子益气敛阴，补肾宁心。若加葛根、石菖蒲可升清通窍。诸药合用，使脾胃强健，宗气充足，清阳得升，直达清窍，耳鸣得以解除。

【肝肾阴虚】

症状：耳鸣，声细如蝉，可伴有头晕，目眩，健忘，胁痛，腰膝酸软，口燥咽干，失眠多梦，低热或五心烦热，颧红，男子遗精，女子月经量少，舌红，少苔，脉细数。

治法：补益肝肾，滋阴清热。

处方：杞菊地黄汤加减。

熟地 24g，山茱萸 12g，山药 12g，丹皮 10g，泽泻 10g，茯苓 10g，枸杞 15g，菊花 15g。

方义：方中重用熟地以滋阴补肾，填精益髓；山茱萸补养肝肾；山药健脾固肾。佐以泽泻泄肾浊，茯苓健脾渗湿，丹皮泻肝肾之火，枸杞、菊花养肝明目。本方补肾为主，补中有泻，寓泻于补。若合葛根、石菖蒲，共奏补精填髓、通耳开窍之效。

【肾精亏虚】

症状：耳鸣如蝉，昼夜不息，安静时尤甚，听力逐渐下降，可伴有头晕目眩，腰膝酸软，或面色㿠白，畏冷肢凉，精神不振，小便频数清长，夜尿频多等；或失眠健忘，五心烦热，口燥咽干，潮热盗汗，小便短黄等。舌淡苔白或舌红少苔，脉沉细弱或脉细数。

治法：温补肾阳或滋阴补肾，填精益髓。

处方：右归丸或左归丸加减。

右归丸：熟地 20g，山药 20g，山茱萸 10g，枸杞 20g，菟丝子 15g，鹿角胶 10g，杜仲 10g，肉桂 6g，当归 10g，附子 6g。

左归丸：熟地 20g，山药 20g，枸杞 20g，山茱萸 10g，菟丝子 15g，鹿角胶 10g，龟甲胶 10g，川牛膝 10g。

方义：右归丸中以附子、肉桂、鹿角胶培补肾元，温里祛寒；熟地、山茱萸、枸杞、山药滋阴益肾，养肝补脾，填精补髓；再用菟丝子、杜仲补肝肾，强腰膝，配以当归养血和血，共补肝肾精血。诸药合用，则补阳药与补阴药相配，以温肾阳为主而阴阳兼顾，肝脾肾并补，阴中求阳，使"阳得阴助，生化无穷"，元阳得以归原，耳窍得以濡养。

左归丸中用熟地滋肾填精；山茱萸养肝滋肾；山药、枸杞补益脾阴，滋肾固精，养肝明目；鹿、龟二胶，为血肉有情之品，峻补精髓，龟甲胶偏于阴，鹿角胶偏于阳，补阴之中配伍补阳药，取"阳中求阴"之义；菟丝子、川牛膝益肝肾，强腰膝，健筋骨。若再加入葛根、石菖蒲，诸药合用，共奏滋阴补肾，填精益髓，通利耳窍之效。

【气虚血瘀】

症状：耳鸣如蝉，疲劳后加重，伴有倦怠乏力，声低气怯，面色无华，食欲不振，脘腹胀满，大便溏薄，心悸失眠，舌质淡暗或有瘀斑，舌下脉络瘀曲，舌形胖大或边有齿痕，脉沉细弱或细涩。

治法：补气，活血，通络。

处方：鸡猴羊兔汤加减。

鸡血藤30g，申姜10g，淫羊藿15g，菟丝子15g，熟地25g，肉苁蓉15g，莱菔子15g，牛膝30g，当归15g，白芍25g，川芎15g，杜仲15g，黄芪30g，地龙15g，桃仁15g，红花12g。

方义：方中重用生黄芪大补脾胃之元气，令气旺血行，瘀去络通；当归、鸡血藤、白芍活血化瘀通络；川芎、桃仁、红花活血祛瘀，地龙通经活络；牛膝、申姜温补肾阳，活血通络；熟地补益肝肾，益精助阳；肉苁蓉、淫羊藿、菟丝子、杜仲温补肾阳；莱菔子行气消滞，通畅气血。本方为补气药、温阳药和活血药相配，使气旺则血行，活血而不伤正，血脉温通，气血调和，共奏补气活血通络之效，气旺血行，经络通畅，故耳鸣治愈。

（二）针灸

1. 体针

（1）整体调理，即运用扶正安神通任针法针刺百会、四神聪、风池、膻中、中脘、气海（或关元）、足三里、三阴交、太冲、曲池、外关、合谷，对患者进行整体的调节。

（2）局部治疗，即运用局部刺激的方法加强患者耳窍功能的恢复。基本取穴包括耳门、听宫、听会、翳风、率谷。针刺耳门、听宫、听会时令患者张口，垂直进针，不提插，微捻转，感针下沉紧为度。其余穴位均常规针刺，以得气为度。

2. 耳针　基本取穴包括耳针调平的基本穴加内耳、外耳。伴有颈椎、腰椎病者加颈椎、腰椎，伴有眩晕者可加晕区、枕、脑，伴有心悸、失眠者加神门、心、脑、皮质下。

陆小左教授在临床治疗中采用针药并用、辨病、辨证相结合的方法，根据耳鸣病因复杂、病情顽固的特点，制定形神共调、加强局部治疗、延长留针时间的治疗原则。不仅在神经性耳鸣的治疗中有很好的治疗作用，将其运用于耳聋的治疗，也取得较好的临床疗效。

四、典型验案举例

病案一

陈某，女，40岁，音乐老师。2005年4月7日初诊。

主诉：右耳耳鸣，伴听力下降1月余。

现病史：突发耳鸣，初起时断时续，随后持续耳鸣。在天津某医院确诊为"感音神经性耳鸣"，经相关检查，认为由于脑部供血不足引起。曾口服泼尼松、中药针剂输液治疗1周效果不佳；后转入某医院，经中药输液、膏药外贴，并服汤药7剂，治疗效果仍不佳，故来诊。患者自述1年前因头晕晕倒，去某医院就诊,诊断为脑部供血不足,怀疑是由颈椎病引起。曾服用扩张血管药,因症状不明显,故服药时间不长,且后来无耳鸣症状。患者现持续耳鸣,声嗡嗡如发动机,自觉耳闷,有堵塞感,自述平日易生气,情绪不佳,咽中有异物感,纳可,寐可,二便可,无过敏史。

查体:舌红,苔薄黄,边有齿痕,脉弦细。

诊断:耳鸣;颈椎病。

辨证:肝郁脾虚。

处方:

(1)中药治疗:治以疏肝清热,养血健脾,通利耳窍。葛根30g,石菖蒲30g,丹皮15g,栀子10g,柴胡10g,当归15g,白芍25g,白术15g,甘草10g,黄芩20g,半夏15g,党参20g,生地黄25g,竹叶10g,天麻15g,钩藤20g。7剂,水煎服,每日1剂,分早晚2次服用。

(2)针灸1疗程,以扶正安神通任针法加耳门、听宫、听会穴,通耳窍,缓解耳鸣。

(3)耳针调平。

嘱其忌食辛辣、油腻,以免助湿生热,保持心情舒畅。

二诊(2008年4月28日):患者自述耳鸣消失,耳中偶尔有胀闷感,仍觉咽中有异物,口干,口渴,纳可,寐可,二便可。舌红,苔薄黄,边有齿痕。处方:初诊方加麦冬20g,玄参20g,以滋阴清热。7剂,水煎服,每日1剂,分早晚2次服用。继续针灸、耳针治疗1疗程。

3个月后电话随访得知,治疗后未再出现耳鸣,耳中无堵塞感,嘱其保持心情舒畅,避免情绪刺激,调整生活状态,合理膳食。

按:患者因平日情绪不佳,郁闷生气,导致肝郁气滞,日久郁而化火,上扰耳窍,出现耳鸣;肝气不舒,横逆犯脾,脾失健运,湿聚而生痰,痰湿交阻,结于喉咙,故自觉咽中有异物感。

再结合其舌象、脉象，辨证为肝郁脾虚证，治以疏肝理气，清热健脾，通利耳窍。故选用丹栀逍遥散为基础方以疏肝解郁，清热养血健脾，加入天麻、钩藤平肝通络；党参、生地黄补益气血，养阴清热生津；黄芩、竹叶清热泻火除烦；葛根，石菖蒲通利耳窍。诸药共用，使肝气舒畅，脾能运化，耳窍通利。复诊又见口干、口渴，故再加麦冬、玄参滋阴清热。该患者为突发耳鸣，病程较短，并且治疗期间始终配合针灸扶正安神通任通利耳窍，耳穴调平及相应的心理疏导，因此治疗效果显著。

病案二

吴某，女，19 岁，学生。2007 年 10 月 6 日初诊。

主诉：耳鸣 3 年余，加重 1 个月。

现病史：患者自述双侧耳鸣，声如蝉鸣，右耳重于左耳，夜间加重，饮食可，寐可，偶尔多梦，小便黄，大便干 1 周，颈部略感不适。既往有乙肝病史，无过敏史。

查体：舌淡苔薄黄，舌尖有点刺，脉滑数。

诊断：耳鸣。

辨证：肾精亏虚。

处方：

（1）中药温补肾之阴阳，填精益髓。葛根 30g，石菖蒲 30g，肉桂 6g，附子 6g，杜仲 10g，山药 20g，熟地 20g，枸杞 20g，鹿角霜 10g，菟丝子 15g，山茱萸 10g，龟甲 10g（先煎）。5 剂，水煎服，每日 1 剂，分早晚 2 次服用。

（2）针灸 1 疗程，以扶正安神通任，补养耳窍。取穴百会、脾俞、足三里、气海、三阴交、听宫、耳门、听会、翳风、率谷。

二诊（2007 年 10 月 11 日）；患者自述耳鸣症状基本消失，寐可，纳可，二便正常。处方：沿用原方，做成丸剂，继续服用 1 个月，并继续针灸治疗 1 疗程。

半年后患者又因其他疾病就诊，自述自上次治疗后再无耳鸣症状出现。

按：《景岳全书·卷二十七》曰："若精气调和，肾气充足，则耳目聪明。"肾为先天之本，开窍于耳，故历代医家从肾虚论治耳鸣最多，多以补肾、填精、滋阴、温阳之法治之，根据所涉及脏腑不同，再以益气、活血、通窍、升清相配合，往往取得较好疗效。该患者耳鸣 3 年，病程相对较长，肾之阴阳均有不足，观其临床表现及舌象、脉象，偏为肾阴不足。陆小左教授选用右归丸加减，既温补肾阳，又滋补肾阴，寓在"阴中求阳"、"阳中求阴"，使阴得阳升而源泉不断，耳窍得以濡养，疾病向愈。再配合针灸扶正安神通任治之，针百会调神以升清阳之气；取脾俞、足三里以调脾胃而补中气；取气海以培补元气；取三阴交以调补三阴之不足；听宫为手足少阳、手太阳之会，取之以疏调少阳，开通耳窍。同时运用局部刺激的方法加强患者耳窍功能的恢复，取穴耳门、听会、翳风、率谷，体现了陆小左教授整体治疗的思路，疗效显著。

病案三

汤某，女，40 岁，公司职员。2008 年 2 月 23 日初诊。

主诉：左耳耳鸣 1 月余。

现病史：1 个多月前，无明显诱因突发耳鸣，去某医院就诊，诊断为"突发性耳聋"，治疗后症状有所改善，但依旧耳鸣，耳鸣声细，夜间明显，不得入眠。耳鸣发作严重时伴有头晕。自述平日工作压力大，多梦，咽喉有异物感，咽干，口苦，纳可，二便可，月经量少。无既往病史和过敏史。

查体：舌红尖甚，苔薄白，边有齿痕，脉弦滑。

诊断：耳鸣。

辨证：肝肾阴虚兼肝郁脾虚。

处方：

（1）中药治疗：治以滋养肝肾，疏肝健脾，安神通窍。葛根30g，石菖蒲30g，沙参20g，栀子10g，远志15g，细辛5g，杭白芍25g，当归15g，柴胡10g，白术15g，甘草10g，天麻15g，菊花10g，枸杞20g，泽泻15g，山茱萸15g，丹皮15g。7剂，水煎服，每日1剂，分早晚2次服用。

（2）针灸1疗程。取穴：百会、四神聪、风池、听宫、听会、耳门、太冲、膻中、气海、关元。

（3）耳针调平。

嘱其保持心情舒畅，适当缓解压力，少食辛辣之品。

二诊（2008年3月1日）：自述治疗后耳鸣次数减少，声响减轻，现在仅限于安静时出现耳鸣，睡眠得缓。但昨晚突发阵发性耳鸣，鸣声似蝉，近两日睡眠差，多噩梦，夜间多醒，醒后难以入睡，无口苦，但咽部干痒，饮食可，二便可。舌体微胖大，边有齿痕，舌质暗红，苔薄白，脉弦滑。处方：初诊方加绿萼梅15g。7剂，水煎服，每日1剂，分早晚2次服用。其余维持原诊疗方案。

三诊（2008年3月15日）：自述治疗后耳鸣基本消失，睡眠尚可，咽部干痒，饮食可，二便可。舌质红，苔薄白，边有齿痕，脉滑。希望巩固治疗。处方：二诊方加山药20g。7剂，水煎服，每日1剂，分早晚2次服用。针灸、耳针继续治疗1疗程。

两个月后随访，患者自诉未再出现耳鸣症状。

按：患者平日压力较大，情志不畅，肝气不舒，肝郁化火，故有口苦；热扰心神，故出现失眠多梦；失眠日久，肝肾阴虚，虚火上扰耳窍，出现耳鸣；耳鸣持续，不得入眠，导致失眠加重。肝气犯脾，脾气亏虚，运化失常，脾湿生痰，痰湿交阻于咽喉，故出现咽中异物感，齿痕舌，脉弦滑；湿困脾阳，清阳不升，耳窍失养，耳鸣加重。故总体以疏肝安眠，滋阴补阳为主，使阴阳自调，脏腑相合，耳窍通利。初诊时选用逍遥散合杞菊地黄汤加减以疏肝清热，健脾宁心安神，症状得缓。但二诊患者又出现阵发性耳鸣，且多噩梦，究其原因是情志不舒所致，故加入绿萼梅以疏肝解郁，行气和中。三诊时诸症状明显缓解，再加山药以健脾和中，巩固治疗。该患者起病急，病程短，配合针灸安神通任，耳针平调，并注意调整生活状态，调节情绪，则疗效明显。

病案四

石某，女，60岁，退休教师。2011年3月3日初诊。

主诉：耳鸣，头晕1个月。

现病史：耳鸣，声细如蝉，耳闷不适，晨起及夜间尤甚，头胀，头晕，劳累后加重，寐可，纳可，二便可。有多年颈椎病史，曾诊断为颈部退行性病变。有类风湿性关节炎病史，无过敏史。

查体：舌暗，苔白，边有齿痕，脉细。

诊断：耳鸣；颈椎病。

辨证：气虚血瘀。

处方：

（1）中药治疗：治以益气活血通窍。鸡血藤30g，申姜10g，淫羊藿15g，菟丝子15g，熟地25g，肉苁蓉15g，莱菔子15g，牛膝30g，当归15g，杭白芍25g，川芎15g，杜仲15g，黄芪30g，地龙15g，桃仁15g，红花12g，葛根30g，石菖蒲30g，决明子15g，刺蒺藜15g。7剂，水煎服，每日1剂，分早晚2次服用。

（2）针灸1疗程。取穴百会、足三里、血海、三阴交、太溪、听宫、耳门、听会、翳风、率谷。

（3）耳针调平。以内耳、外耳、颈椎、晕区、枕、脑神门、皮质下为主。

二诊（2011年3月15日）：患者自述头晕好转，耳鸣未见好转，心烦心悸，寐可，纳可，二便可。舌质暗红，苔薄微黄，边有齿痕，脉沉细无力。处方：初诊方加丹皮15g，栀子10g，菊花

10g。7剂，水煎服，每日1剂，分早晚2次服用。针灸维持原治疗方案，耳针加心以宁心安神。

三诊（2011年3月24日）：患者自述头晕减轻，耳鸣、心烦心悸依旧，平卧时头晕明显，寐可，纳可，二便可。血压110/60mmHg，脑部CT检查无异常，耳道、听力检查均正常。舌暗红，苔薄白微黄，脉细。处方：二诊方去丹皮、熟地加生地黄25g，竹叶10g，木通10g，甘草10g。7剂，水煎服，每日1剂，分早晚2次服用。其余维持原诊疗方案。

四诊（2011年4月12日）：患者自述头晕症状减轻，耳鸣有所缓解，心悸好转，仍心烦，头部有紧迫感，口苦，口干，欲饮水，夜间常起来饮水，纳可，寐可，二便可。舌暗红，苔薄白，边有齿痕，脉弦细。处方：三诊方去决明子、菊花加熟地25g，天麻15g。7剂，水煎服，每日1剂，分早晚2次服用。其余维持原诊疗方案。

五诊（2011年4月28日）：患者自述头晕症状明显减轻，耳鸣呈阵发性发作，夜间明显，仍口苦，口干缓解，纳可，二便可。头部发紧，头重昏沉，在其他医院做相关检查，诊断为脑供血不足。心烦失眠，自觉与耳鸣有关。舌暗红，苔薄白，边有齿痕，脉弦细。处方：四诊方加菊花10g，枸杞20g。5剂，水煎服，每日1剂，分早晚2次服用。其余维持原诊疗方案。

六诊（2011年5月10日）：患者自述耳鸣、头晕症状明显好转，但劳累后颈椎不适且头晕加重，失眠多梦，口不苦，口干欲饮，纳可，二便可。舌暗，尖红，苔薄黄，脉弦细。处方：五诊方加合欢花30g，夜交藤30g。7剂，水煎服，每日1剂，分早晚2次服用。其余维持原诊疗方案。

七诊（2011年5月24日）：耳鸣，头晕明显减轻，现耳中无闷感，耳鸣声音减小，次数减少，心烦、心悸明显减轻，睡眠可，无梦，口干，纳可，二便可。舌暗红，尖有点刺，苔薄白微黄，脉细。处方：维持六诊方治疗，7剂，水煎服，每日1剂，分早晚 2 次服用。3 剂做成丸药。针灸、耳针维持原诊疗方案，继续治疗 1 个疗程。

两个月后电话随访得知，该患者坚持服用丸药，症状已经明显缓解，不影响其正常生活。嘱其保持心情愉悦，避免食辛辣之品。

按：患者有多年颈椎病史，经络瘀阻，脑部供血、供氧不足，故出现头晕，头皮紧张。因职业因素影响，思虑过多，劳伤心脾，心血不足，气血亏虚，耳窍失养，发为耳鸣。气虚日久，血脉运行不畅，气虚血瘀，此为不平。观其舌脉，舌暗、边有齿痕、脉细，与辨证相对应，故选用鸡猴羊兔汤，以活血化瘀通窍，疏肝理气，补气健脾。并且配合针灸治疗，取百会以升清阳之气；足三里为胃经之合穴，有强壮补益作用，配合脾经穴血海加强活血化瘀疗效；三阴交为太阴、少阴和厥阴经之交会穴，取此穴以补气养血；太溪为肾之原穴，肾主骨生髓，脑为髓海，取太溪补肾生髓；听宫为手足少阳、手太阳之会，取之以疏调少阳，开通耳窍。《百症赋》说："耳聋气闭全凭听会、翳风。"局部刺激的方法可加强患者耳窍功能的恢复，故取穴耳门、听宫、听会、翳风、率谷，以调节耳部经气。耳门、听宫、听会三穴，可分别交替使用。耳针以内耳、外耳、颈椎、晕区、枕、脑神门、心、皮质下为主，调节机体阴阳平衡，促使气血运行通畅，从而疾病向愈。因患者持续耳鸣，治疗期间出现失眠多梦、心烦心悸、口苦、口干等心火亢盛，肝郁化火的症状，故加入栀子、竹叶、木通清心除烦，养阴生津；天麻平肝通络；合欢花、夜交藤宁心安神。诸药共用以调节阴阳平衡，之后睡眠良好，耳鸣也相应减轻，这也体现了耳鸣与失眠是密切相关，相互影响的。

失　眠

失眠是指无法入睡或无法保持睡眠状态，导致睡眠不足，又称入睡和维持睡眠障碍。一般每日睡眠时间不足 6 小时可判定为失眠。中医学认为，失眠的原因主要为脏腑机能紊乱，气血亏虚，阴阳失调等。

失眠在人群中有较高的发病率，统计显示，目前日本人失眠发病率在 18% ~ 23% 之间，美国人在 32% ~ 35% 之间，我国在 30% 左右。失眠是当今社会人们普遍存在的症状之一，它可能是除疼痛以外最常见的临床症状。失眠的预防和治疗受到人们的普遍关注，近年来，求助于中医治疗的失眠患者人数剧增，陆小左教授多年来从事失眠的中医治疗研究，在改善失眠临床症状方面取得了显著疗效。

一、病因病机

失眠的病因病机极为复杂，导致失眠的主要原因有环境原因、个体因素、躯体原因、精神因素、情绪因素等。

1. 情志所伤 情志不遂，肝气郁结，肝郁化火，邪火扰动心神，心神不安而不寐。或由五志过极，心火内炽，心神扰动而不寐。思虑太过，损伤心脾，心血暗耗，神不守舍，脾虚生化乏源，营血亏虚，不能奉养心神而致失眠。

2. 饮食不节 过食肥甘厚味，积湿生痰，因痰生热，痰热上扰，心烦不寐。或脾胃受损，宿食停滞，壅遏于中，胃气失和，阳气浮越于外而卧寐不安。或脾胃受伤，脾失健运，气血生化不足，心血不足，心失所养而失眠。

3. 阴阳失调 患者禀赋不足，素体阴虚，或因房劳过度，肾阴耗伤，不能上奉于心，水火不济，心火独亢，热扰神明，神志不宁而致失眠。或肝肾阴虚，肝阳偏亢，扰动心神，神不安宁以致失眠。年老体弱，或病久不愈，营气衰少而卫气内伐，致使营卫无相会，难于合阴，导致不寐。心虚胆怯，暴受惊恐，神魂不安，以致夜不能寐或寐而不酣。

4. 气血失和 病后、年迈久病血虚，产后失血，年迈血少等，引起心血不足，心神失养而不寐。肝藏血，血舍魂，血虚魂不归肝则不寐。肝郁气滞，气滞而血行不畅或素体虚弱，则气虚而运行血液无力，血脉瘀滞，心失所养而致不寐。

失眠的病因虽多，但不外心肝脾肾的阴阳失调，气血失和，以致心神失养或心神不安。陆小左教授认为，失眠的病机可用"三不"病机加以阐释：肝气郁滞、胃气不和、瘀血阻心、痰热扰心属于不通，为实证，多由郁而化火，心火炽盛，肝郁化火，痰热内扰，引起心神不安所致；年老体弱、肝血不足、心血脾气虚、心虚胆怯等属不荣，为虚证，多由心脾两虚，心虚胆怯，阴虚火旺，引起心神失养所致；而营卫失和、心肾不交等则属于不平，多为虚实错杂之证，多由营卫相和，心肾相交的和谐关系被破坏而致。

二、临床表现

失眠的表现多样，可有：①入睡困难，入睡时间超过 30 分钟。②睡眠易醒，夜间觉醒次数超过 2 次或凌晨早醒。③睡眠质量差，多噩梦。④总的睡眠时间少于 6 小时。⑤日间残留效应，次晨感到头昏，精神不振，嗜睡，乏力等。

陆小左教授在临床中总结失眠患者有五大体征：舌尖红；熊猫眼（目眶黑或青）；眼睑颤（嘱患者轻轻闭目时明显）；面无华（慢性患者）；脉象弦（兼有不安感）。

临床中还可根据其临床表现进行分类，如按失眠轻重程度可分为轻度、中度、重度；按患病周期可分为短暂性失眠、短期性失眠、长期失眠（慢性失眠），慢性失眠又可分为原发性失眠和继发性失眠。

按照世界卫生组织编写的精神与行为障碍分类（ICD－10）对非器质性失眠的诊断标准为：①主诉或是入睡困难，或是难以维持睡眠，或是睡眠质量差。②这种睡眠紊乱每周至少发生 3 次并持续 1 个月以上。③日夜专注于睡眠，过分担心失眠的后果。④睡眠量和/或质的不满意引起了明显的苦恼或影响了社会及职业功能。

三、治疗

陆小左教授在失眠的治疗中，强调病证结合，综合调治。在用药方面，除了常规辨证分型论治外，还开发了足浴剂、三花茶等外用、药茶等治疗方法，对于比较顽固的患者则同时配用针灸、推拿、耳针、刮痧、拔罐等各种方法，形成综合立体的多角度、多层次整体治疗体系。

（一）中药治疗

1. 用药特点

	Ⅰ类药	Ⅱ类药	Ⅲ类药
养血安神	酸枣仁	夜交藤	柏子仁
镇静安神	—	龙骨	天麻、石决明、牡蛎、珍珠母、钩藤
益气养心	茯苓、甘草	党参、白术、大枣、五味子、黄芪、山药	黄精
滋阴养血	—	当归、白芍、枸杞、麦冬	菟丝子、何首乌、龙眼肉、女贞子、龟甲、阿胶、桑寄生、杜仲
化痰开窍	—	石菖蒲、远志	半夏
疏肝解郁	—	柴胡、合欢皮、薄荷	香附
活血化瘀	—	丹参、川芎、郁金	牛膝、桃仁、红花、益母草
理气和胃	—	陈皮、生姜	枳壳、茵陈、沉香、玫瑰花、山楂
泄热清心	—	栀子、黄连	菊花、莲子心、苦参、黄芩

2. 分型论治

【痰热内扰】

症状：失眠心烦，噩梦纷纭，易惊易醒，脘腹痞闷，口苦恶心，头沉目眩，饮食不振，胸闷，咳嗽痰多，舌质偏红，苔黄腻或厚腻，脉滑数。

治法：化痰醒脑，清热安神。

处方：清火涤痰汤。

丹参 15g，橘红 10g，胆南星 10g，白僵蚕 10g，菊花 15g，杏仁 10g，茯神 12g，柏子仁 10g，浙贝母 10g，竹沥 10g，姜汁10 滴。

方义：胆南星、贝母、竹沥、姜汁化痰泄浊；柏子仁、茯神、丹参养心安神；僵蚕、菊花息风醒脑定惊；杏仁、橘红豁痰理气。若痰食阻滞，胃中不和者，加半夏、焦三仙、莱菔子以消导和中；若心悸不安者，加珍珠母、生龙牡以镇惊定志。

【气虚血瘀】

症状：不寐健忘，心悸，或胸闷刺痛，目眩，舌质紫或有瘀斑，舌下脉络瘀曲，舌形胖大或边有齿痕，脉沉细涩。

治法：补气活血。

处方：鸡猴羊兔汤加减。

黄芪 30g，鸡血藤 30g，牛膝 30g，杭芍 25g，熟地 25g，桃仁15g，肉苁蓉 15g，川芎 15g，当归 15g，申姜 10g，淫羊藿 15g，菟丝子 15g，地龙 15g，莱菔子 15g，杜仲 15g，红花 12g，天麻 15g。

方义：方中用补阳还五汤益气活血；血府逐瘀汤破血行瘀，引药上行于脑，通窍醒脑；用骨质增生方补肾、填精、养心。

【肝郁气滞】

症状：平素抑郁，不欲与人交往，常自叹息，头痛，胸闷胁胀，入夜欲眠不得眠，舌淡苔白，脉弦。或有纳差，大便时溏时结等脾虚表现。

治法：疏肝理气，镇静安神。

处方：枕清眠安汤加减。

生龙牡各 30g，珍珠母 30g，炒枣仁 30g，沙参 20g，杭芍 25g，远志 15g，当归 15g，白术 15g，栀子 10g，石菖蒲 10g，五味子 10g，柴胡 10g，三七 3g（送服），琥珀粉 3g（送服），细辛 5g。

方义：珍珠母、生龙牡、琥珀粉及五味子平安镇惊，安神定志；炒枣仁、沙参、栀子养肾清心安神；杭芍柔肝，养血，敛阴；柴胡疏肝解郁，引药入肝；石菖蒲、远志舒心气，畅心神，怡心情，益心志，通窍醒脑；白术健脾益气。

【心脾两虚】

症状：多梦易醒，心悸健忘，头晕目眩，肢体倦怠，神疲乏力，饮食无味，面色少华，舌淡苔薄，脉细弱。

治法：补气养血，益心安神。

处方：归脾安神汤加减。

党参 20g，黄芪 30g，白术 15g，茯神 20g，炒酸枣仁 30g，龙眼肉 15g，木香 10g，甘草 10g，当归 15g，远志 15g，丹皮 15g，栀子 10g，佛手 15g，香橼 15g，香附 15g，生姜 3g，大枣 10 枚。

方义：本方的配伍特点：一是心脾同治，重点在脾，使脾旺则气血生化有源，方名归脾，意在于此；二是气血并补，但重在补气，意即气为血之帅，气旺血自生，血足则心有所养；三是补气养血药中佐以木香理气醒脾，补而不滞。

【胆气虚怯】

症状：多在突然受惊后出现。表现为恐惧不能入眠，寐而易惊，如人将捕之，伴头晕，目眩，喜太息，舌质淡胖，脉细弱而缓。

治法：化痰理气，镇静安神。

处方：温胆安神汤加减。

紫苏 15g，半夏 15g，珍珠母 30g，甘草 10g，茯苓 30g，竹茹

10g，生龙骨 30g，生牡蛎 30g，陈皮 15g，五味子 10g，钩藤 20g，枳壳 15g，酸枣仁 30g，天麻 15g。

方义：二陈汤中的半夏、陈皮、茯苓、甘草燥湿化痰，理气和胃；紫苏、竹茹清热化痰，除烦止呕；枳壳行气化痰，消痞满；珍珠母、生龙骨、生牡蛎、五味子重镇定惊，安神定志；天麻、钩藤平肝息风。

【肝胆火盛】

症状：失眠的同时伴性情急躁易怒，不易入睡和入睡后多梦易醒，甚则彻夜不眠，常有头晕胀痛，目赤痛，口干苦，大便秘结，小便黄，舌红苔黄，脉弦数。

治法：清肝泄胆，清热安神。

处方：龙胆泻肝汤加减。

龙胆草 10g，黄芩 20g，栀子 10g，泽泻 15g，木通 10g，车前子 20g，当归 15g，生地黄 25g，柴胡 10g，生甘草 10g。

方义：以龙胆草的苦寒清肝胆，是君药；黄芩、栀子苦寒泻火，为臣药；用泽泻、木通、车前子清肝利湿，使热从小便而利；柴胡疏肝解郁，引药入肝；当归、生地滋阴养血柔肝；甘草调和诸药。

【阴虚火旺】

症状：失眠心烦，兼见手足心热，盗汗，口干，咽燥，耳鸣健忘，腰酸梦遗，心悸不安，口舌生疮，舌尖红赤，少苔或无苔，脉细数。

治法：滋阴清心，养脑安神。

处方：黄连阿胶汤加减。

黄连 9g，阿胶 12g，黄芩 10g，白芍 18g，鸡子黄 2 枚，生龙牡各 30g，炒酸枣仁 30g，五味子 10g。

方义：方中以黄连、黄芩清心降火；阿胶、白芍、鸡子黄滋阴补肾养肝，以养脑安神；生龙牡重镇安神；炒酸枣仁养心安神；五味子收敛安神。

【胃气不和】

症状：失眠兼脘腹痞满，嗳腐吞酸，大便异臭，或腹痛，便秘，纳差，舌苔垢浊或厚腻，脉弦或滑数。

治法：和胃健脾，化滞安神。

处方：保和丸加减。

焦山楂20g，神曲、清半夏、茯苓各15g，陈皮、连翘、莱菔子各10g。

方义：山楂、神曲、莱菔子消食；半夏、陈皮、茯苓和胃利湿；连翘散结清热。

【心火炽盛】

症状：心烦失眠，五心烦热，口舌生疮，口干腰酸，遗精早泄，舌红，脉细数。

治法：清热通腑，清脑安神。

处方：凉膈散加减。

大黄10g，芒硝10g，甘草6g，栀子10g，薄荷6g，黄芩9g，连翘15g，竹叶10g，蜂蜜少许。

方义：陆小左教授善用此方加减治疗因上焦心胸热盛，中焦肠胃热结所致失眠。本方中黄芩、栀子苦寒泄降，清泄胸膈邪热；连翘、薄荷辛凉轻清，清散心胸邪热；大黄、芒硝泻火通便，引邪热下行；竹叶清心利尿，导热外出；甘草、蜂蜜清热润燥，调和诸药。

【心肾不交】

症状：入睡困难，心烦不寐，心悸不安，眩晕健忘，腰膝酸软，五心烦热，潮热盗汗，颧红咽干，舌红少苔，脉细数。

治法：交通心肾，补脑安神。

方药：交泰丸合黄连阿胶汤加减。

黄连15g，肉桂5g，阿胶15g（烊化），黄芩10g，白芍25g，生鸡子黄2枚。注意：上述中药煎汁倒出后，趁热把阿胶放进去搅拌溶化，等到药变温的时候再入蛋黄（去除蛋白）。

方义：方中黄连、黄芩泻心火；阿胶滋肾水；鸡子黄养心宁神；白芍和营敛阴，白芍配芩连酸苦涌泄以泻火，与鸡子黄、阿胶相伍，酸甘化阴以滋阴。少佐肉桂引火归原。若阳升面热微红、眩晕、耳鸣者，可加生牡蛎、龟甲、磁石以重镇潜阳，阳升得平，阳入于阴，即可入寐；若入睡较困难者，加柏子仁、枣仁养心安神。

【心血瘀阻】

症状：烦扰不安，头痛如刺，心慌心悸，夜不成寐；或合目而梦，且易惊醒，甚则数日毫无睡意，神情紧张，痛苦不堪，舌紫暗，脉弦细而涩。

治法：理气化瘀，通窍安神。

方药：血府逐瘀汤化裁。

当归 15g，生地 35g，桃仁 15g，红花 12g，枳壳 10g，赤芍 25g，柴胡 10g，桔梗 10g，川芎 15g，酸枣仁 30g，珍珠母 30g，生龙齿 30g。

陆小左教授认为，失眠证型虽繁多，但掌握证型的实质就可以从虚实入手，常一方治多证而均获佳效，最善活用枕清眠安汤、归脾安神汤、温胆安神汤等。

（二）针灸

陆小左教授认为，失眠多因正气不足，经脉不通，阴阳失和所致，针灸治疗可扶正、安神、通任相互结合，对于改善脏腑功能状态，增强患者体质，调整患者心态，消除精神神经方面的症状，促进疾病早日向愈具有重要作用。

1. 体针

基本取穴：选用扶正安神通任基本配穴，百会、四神聪、风池、膻中、中脘、气海（或关元）、足三里、三阴交、太冲、曲池、外关、合谷。

方法：自下而上或自上而下取穴针刺均可，中脘、气海（或关元）、足三里行捻转补法；百会、四神聪、风池、三阴交、太冲、曲池、外关、合谷用平补平泻法；膻中用迎随补泻法。以虚为主者，针刺方向由下向上，虚中夹实；实证表现明显者，针刺方向由上向下。略行手法后，留针 1 小时左右，每周针治 2~3 次，10 次为 1 个疗程。

加减：①辨证加减：心脾两虚加内关、心俞、脾俞；心肾不交加太溪、心俞、肾俞；肝郁化火加行间、肝俞。②随症加减：有腹泻者加天枢、上巨虚；便秘者外关改支沟；头痛加太阳、头维、印堂；眩晕加率谷、头维；心悸外关改内关，加神门或通里。

2. 耳针　耳针调平基本取穴（神门、肝、脾、肾、内分泌），加心、皮质下、枕。

3. 梅花针　叩刺部位：自项至腰部督脉循线和足太阳膀胱经第一侧线上，自上而下，每隔 1cm 叩刺一下，叩刺 8~10 分钟，以皮肤潮红为度。每日或隔日治疗 1 次，10~15 次为 1 个疗程。也可在风池、太阳、心俞、脾俞、肾俞以及手厥阴、手少阴经肘以下，足少阴、足太阴膝下叩刺，以皮肤局部潮红为度。每日 1 次，10 次为 1 个疗程。注意：叩刺用力宜轻，皮肤不要出血。

4. 灸法　取穴：百会、涌泉、足三里。方法：可用艾条灸法，早上灸百会，临睡灸足三里、涌泉。可促进睡眠，亦可治疗虚证不寐，但对肝阳上亢者，不宜灸百会。

5. 头针　取穴：取运动区、感觉区、足运感区。方法：每次选 1~2 区，每日或间日治疗 1 次，10 次为 1 个疗程。针后接脉冲电，留针 30 分钟。

（三）推拿

陆小左教授常采用形神调节按摩术与针灸扶正安神通任法合用。针灸后一般经过 20~30 分钟推拿，患者即可出现睡意，经 2~3 个月治疗，失眠可有明显改善。形神调节按摩术的操作步骤如下：

1. 揉太阳　指揉 100 次，可清热祛风，止痛除烦。

2. 揉攒竹　指揉 100 次，可清热明目，活络散风。

3. 推坎宫　以两拇指自眉头向眉梢分推 36 次，可醒脑明目，散风止痛。

4. 揉印堂　指揉 100 次，可镇静安神，活络疏风。

5. 开天门　两拇指罗纹面自眉心起，交替向上推至上星穴 36 次，可醒脑明目，宁心安神。

6. 扫散法　在头部两侧胆经循行部位扫散，每侧 20～30 次。可疏肝利胆，降逆潜阳。

7. 揉百会、四神聪　各揉 100 次，可安神醒脑，聪耳明目。

8. 五指分梳　两手五指分开，交替从前发际梳向后发际 66 次，可行气活血，疏通经络，祛风定痛，安神养脑。

9. 轻击头部　两手五指微屈成梅花形，上下交替轻击头部 100 次，可安神养脑，疏通气血。

10. 叩头部　两手相合，五指微屈，用小指侧叩击头部 100 次，可消除疲劳，疏通经络。

11. 搓胆经　以两手指搓两耳上部胆经循行部位 100 次，可疏通经络，行气活血。

12. 揉风池　指揉 100 次，可明目开窍，镇静安神。

13. 拿颈项　沿膀胱经颈部循行部位，从上向下拿揉 6 次，可镇静止痛，开窍提神。

14. 拿肩井　以患者感觉酸胀为度，可通调周身气血，振奋阳气。

15. 扩胸法　以两拇指从第一肋间开始，从胸骨沿肋间向两侧分推，每一肋间分推 30 次，由上至下，可宽胸理气，疏肝解郁。

16. 揉膻中　指揉 100 次，可宽胸利气，宁神止悸。

17. 揉中脘　指揉 100 次，可宽中利气，化湿祛浊。

18. 揉天枢 指揉100次，可和中理气，健脾化湿。

19. 摩腹法 用掌摩法先顺时针、后逆时针摩腹3分钟。

20. 腹部分推法 以两手相合，用拇指从膻中沿任脉向下推，在腹部关元穴处分向两侧，沿胃经循行部位上拉回膻中穴处，做36次，有调理气机，解郁导滞之效。

21. 叩拍下肢 两侧各3遍，可舒筋通络，行气活血。

22. 擦背部 在背部大面积使用擦法3～5分钟，重点在心俞、肝俞、脾俞、胃俞、肾俞、命门，可活血止痛，调和气血，舒松肌筋。

23. 揉膀胱经 沿足太阳膀胱经在背部的两条侧线，从上到下用鱼际揉法揉3遍，可理气和血，解瘀除烦。

24. 点穴法 分别点按心俞、肝俞、肾俞、环跳各100次，可宁心安神，疏肝解郁，调补肾气，安神健脑。

25. 捏脊法 先在足太阳膀胱经背部的第一侧线用擦法从上到下，左右各3～5遍，再从尾骨尖向上捏脊至大椎穴水平3～5次，可通调脏腑，调和气血，疏通经络，平衡阴阳。然后行背部擦揉法，在背部大面积使用擦揉法3～5分钟，可消除疲劳，增进肌力，活血柔筋。

26. 拍叩法 拍叩背部及下肢3～5次，可松弛经筋，疏通经络，解除肌肉紧张。

27. 擦督脉 用小鱼际竖擦督脉，以透热为度，可通脉益阳。

（四）刮痧、走罐

1. 刮痧 刮痧以背部为主，着重选取背部足太阳膀胱经及督脉循行处，可起到疏通经络，调理脏腑以及调和阴阳，安神定志的功效。多数患者反映刮痧治疗后睡眠状况得以改善，还可缓解焦虑、烦躁情绪。

（1）取穴：百会、四神聪、风池、大椎、心俞、肝俞、脾俞、肾俞、内关、神门、足三里、三阴交。

（2）操作方法

第1步：患者俯卧位，先在要刮拭的部位涂香油，然后持握刮痧板，与皮肤成45°角，刮拭风池、大椎、心俞、肝俞、脾俞、肾俞穴，力度以患者感觉舒适为度，反复刮拭，直至刮出痧疹为止。

第2步：患者坐位，刮拭内关、神门、足三里、三阴交穴，反复刮拭，直至刮出痧疹为止。

2. 走罐 走罐有着与刮痧相似的作用，而走罐的特点在于可进行局部较为持久的按摩刺激。本病可选取背部脏腑俞穴。对于痧色暗而密集者，可进行刺络，以加强驱邪外出，调理脏腑功能。

操作方法：患者俯卧位，充分暴露背部，用闪火法将火罐吸拔于心俞穴，留罐1～2分钟后，沿膀胱经和督脉上下走动，待皮肤出现红色或紫黑色后起罐。

（五）足疗

足部的毛细血管丰富，临睡前用40℃～50℃的温水洗脚后，搓揉脚底片刻，可保持足部血流通畅，有效缓解失眠。

对有肝阳偏亢、肝郁化火表现者，陆小左教授常配用平肝安神外用方足浴治疗，能有效缓解失眠症状，有利于病情向愈。

处方：龙胆草15g，栀子10g，黄芩20g，柴胡10g，木通10g，泽泻15g，车前子20g，当归15g，生地25g，甘草10g，石决明30g，钩藤30g，决明子15g，菊花10g。

（六）安眠训练

陆小左教授总结出一套简单易学的自律调节操对患者进行安眠训练，其方法简介如下：

嘱患者在家自行操作，每日起床前、就寝前各做1次。要求动作缓慢，全身放松，心无旁骛，精神集中。

动作要领：①深呼吸 30 次。②前转肩 10 次。③后转肩 10 次。④深呼吸 30 次。⑤直抬腿左右各 10 次。⑥深呼吸 30 次。

此外，陆小左教授强调对患者的精神调理，要让患者放松情绪，树立治疗信心，消除对失眠的恐惧。指导患者不用担心做梦，对梦要有正确的认识。做梦是人体的一种正常生理与心理现象，多梦一般与失眠没有直接的联系。要养成良好的睡眠习惯，睡前情绪安宁，心情平静，不要把过去及第二天的事放在心上。对失眠的治疗，要有信心、决心和耐心，不可操之过急。要给患者支持和希望，要善于使患者得到心理解脱，用幽默化解患者的不良情绪。帮助患者主动创造和保持愉快的心境。

四、典型验案举例

病案一

谭某，男，37 岁，公司职员。2010 年 8 月 26 日初诊。

主诉：失眠半年，耳鸣 3 个月。

现病史：患者自述半年前因工作压力大出现入睡困难，易醒，夜间睡眠不足 5 小时，日间乏力，疲倦嗜睡，心烦易怒，头晕，眼干，耳鸣，其声如蝉，伴腰部酸痛，用力后尤甚，饮食可，大便稀溏，每日 2～3 次，小便可。

查体：脉沉细，舌淡胖大，苔薄白，面色少华。

诊断：失眠，耳鸣。

辨证：心脾两虚。

处方：

（1）中药治疗：治以补益心脾，养血安神，补养肝肾。丹皮 15g，炒栀子 10g，佛手 15g，木香 10g，香附 15g，香橼 15g，生龙牡各 30g，远志 15g，酸枣仁 30g，珍珠母 30g，白术 15g，党参 20g，甘草 10g，生黄芪 30g，当归 15g，五味子 10g，茯苓 20g，葛根 30g，石菖蒲 30g，山茱萸 15g。7 剂，水煎服，每日 1 剂，分早晚 2 次使用。

（2）针灸 1 疗程，扶正安神通任基本取穴。

（3）推拿治疗，采用形神调节按摩术，以安神定志，补养心脾。

嘱其调节情志，忌食生冷油腻辛辣之品，养成良好睡眠习惯，规律作息，要对治疗有信心。

二诊（2010 年 9 月 2 日）：患者述睡眠明显改善，易入睡，睡眠质量可，日间精神状态较好，耳鸣未明显缓解，但次数减少，腰部酸痛，情绪不畅，急躁易怒，眼干，胸胁不适，饮食可，大便稀溏，每日 2 ~ 3 次，遇冷、生气后腹泻加重，小便可。脉沉，左关弦细，舌淡胖大，苔薄白。处方：初诊方加柴胡 10g，升麻 10g。7 剂，水煎服，每日 1 剂，分早晚 2 次使用。其余维持原诊疗方案。

三诊（2010 年 9 月 9 日）：患者述睡眠良好，大便有时可成形，耳鸣有改善，舌淡苔薄白，脉沉。处方：维持二诊治疗方案。

四诊（2010 年 9 月 16 日）：患者述各症状均有缓解，无明显不适。处方：原方做丸剂继续服用 1 个月，以巩固疗效。嘱患者注意调节情绪，饮食有节，劳逸结合。

两个月后随访，患者自述睡眠状况良好，精神佳。

按：本例患者因忧思耗伤心脾，心伤则神不守舍，脾伤则生化之源不足。心神失养，此为病机中的不荣，故有入睡困难，易醒症状表现；脾虚化源不足，不能充达肢体肌肉，亦为不荣，故肢体倦怠，日间乏力；脾失健运，则大便稀溏；长久失眠，耗伤阴液，情志不舒，肝郁化火伤及肝肾之阴，故有腰酸耳鸣；脉沉细，舌淡胖大，苔薄白，为心脾气血不足。《景岳全书》云："劳倦思虑太过者，必致血液耗亡，神魂无主，所以不眠。"使用归脾安神汤加减，以补养肝肾，治疗腰酸耳鸣。配以针灸疗法扶助正气，安神通任；推拿疗法镇静安眠、缓解症状，加强疗效。

病案二

张某，女，56 岁，退休工人。2005 年 3 月 31 日初诊。

主诉：失眠 3 年，加重 1 周。

现病史：患者 3 年前绝经后出现更年期表现，情绪不畅，伴发失眠，睡眠浅，易醒，醒后不易入睡，多梦，服用西药后睡眠稍缓解。近 1 周出现晨起后自觉心慌，胸闷憋气，休息后缓解，活动加重，偶见头晕头痛、健忘、乏力，胃脘部不适，偶有疼痛，饮食欠佳，大便溏结不调，次数、时间不规律，小便可。

查体：舌淡苔白腻，脉弦细。

诊断：失眠，心悸。

辨证：心脾两虚兼肝郁气滞。

处方：

（1）中药治疗：治以补养气血，宁心安神，平肝潜阳。丹皮 15g，炒栀子 10g，佛手 15g，木香 10g，香附 15g，香橼 15g，生龙牡各 30g，远志 15g，酸枣仁 30g，珍珠母 30g，白术 15g，党参 20g，甘草 10g，生黄芪 30g，当归 15g，五味子 10g，茯苓 20g，菟丝子 15g，天麻 15g。7 剂，水煎服，每日 1 剂，分早晚 2 次服用。

（2）耳针调平基本取穴。

（3）针灸扶正安神通化基本取穴 1 疗程，扶助正气，安神定志，调畅气机。

（4）安眠训练，安神定志，改善症状，嘱患者在家自行操作。

二诊（2005 年 4 月 7 日）：患者述诸症均有缓解，睡眠质量提高，夜间易醒次数减少，可复入睡，心慌胸闷憋气减轻，纳可，二便可。舌红苔薄白腻，脉沉细。处方：初诊方加合欢皮 30g。7 剂，水煎服，每日 1 剂，分早晚 2 次服用。其余治疗维持原方案。

三诊（2005 年 4 月 14 日）：患者述诸症均有改善，现口干，喜饮，饮食、二便可，舌淡尖红苔薄白，脉沉细。处方：①二诊方加丹参 15g，7 剂，水煎服，每日 1 剂，分早晚 2 次服用。②耳针调平加耳尖。其他治疗维持原方案。

四诊（2005 年 4 月 21 日）：患者述睡眠改善良好，无其他不适。处方：将汤剂改丸剂，其他治疗维持原方案，巩固治疗 1 个月。

半年后随访，患者家属反映患者情绪调畅，睡眠良好，诸症状缓解较好。

按：本例患者因更年期肝气不舒，横逆克伐脾胃，脾气亏损，气血生化不足，心失所养，不荣则心神不宁，故心悸、失眠多梦、健忘；脾虚运化失职，肝郁气滞，大便溏结不调；胃气郁滞，故胃脘不适；气郁化火，扰动心神，也可致失眠多梦；血虚不能上荣清窍，偶有头晕。舌淡苔白腻，脉弦细为肝郁脾虚之征象。辨证为心脾气血两虚，肝郁气滞。治以归脾安神汤加减，配合针灸、耳针治疗以扶正安神，调畅气血。同时配合安眠训练，能安神定志，尽快缓解症状，增强疗效。

病案三

张某，男，28 岁，公司职员。2007 年 11 月 24 日初诊。

主诉：失眠 4 年，加重 1 个月。

现病史：患者 4 年前因工作思虑过多、情绪不畅而出现失眠，曾中药针灸治疗见好转，但偶有反复。近 1 个月，因情绪不佳，失眠加重，入睡困难，夜间易醒，醒后难再入睡，多梦，日间疲乏困倦，健忘，后项僵硬，头胀痛，鼻干，纳可，二便可。

查体：舌红苔薄黄，脉弦，尺部脉沉。

诊断：失眠，头痛。

辨证：肝郁气滞。

处方：

（1）中药治疗：治以镇静安神，疏肝解郁，理气通络。北沙参20g，生栀子10g，石菖蒲10g，远志15g，细辛5g，杭白芍25g，当归15g，柴胡10g，白术15g，甘草10g，珍珠母30g，炒枣仁30g，五味子10g，磁石30g，天麻15g。5剂，水煎服，每日1剂，分早晚2次服用。

（2）刮痧走罐以清肝泄热，疏通经络。

（3）推拿治疗，采用形神调节按摩术，以镇静安眠，疏肝，平肝，疏经活络。

二诊（2007年11月29日）：患者述服用第3剂汤药后，睡眠明显改善，无入睡困难易醒表现，项僵头痛消失，近两日用眼过多，出现眼部疲劳不适，已无鼻干。舌红苔薄白，脉弦。患者希望巩固治疗。处方：①初诊方加白蒺藜15g。4剂，水煎服，每日1剂，分早晚2次服用。②针灸扶正安神通化基本取穴治疗1疗程，以扶正安神通任。其余维持原诊疗方案。

1个月后随诊，患者反映症状改善良好，失眠未再反复，情绪良好，无明显不适。嘱其精神调适，勿情绪过激，少食辛辣油腻之品，多食瓜果蔬菜，注意劳逸结合。

按：本例患者情志不遂，肝气郁结，肝郁化火，邪火扰动心神，神不安则不寐；肝郁气滞，经气不舒，故有头胀痛，颈部不适；郁火盛伤津，出现口干；日久耗伤气血，疲乏困倦；脑窍失养，故健忘；舌红苔薄黄，脉弦，尺部脉沉，为肝郁热盛，津液耗伤之象。治当镇静安神，疏肝解郁，清心通络，使用枕清眠安汤加减，配合刮痧走罐疏肝泄热，疏通经络；针灸扶正安神通任之法和推拿治疗以镇静安眠，疏肝平肝，调畅气血，可积极缓解症状，巩固疗效。

病案四

陆某，女，65岁，退休会计。2006年4月6日初诊。

主诉：失眠两个半月。

现病史：患者述入睡困难，多梦易醒，有时夜间醒后胸前疼痛，服速效救心丸缓解，入院查心电图报告示"心肌缺血"（自述已有10年病史，且有心脏病家族史）。现服安定片确保入睡，但睡眠时间短暂，3小时左右复醒。时有后头及侧头部疼痛麻木，夜间尤甚，劳累后心前区隐痛，背部酸痛，情绪不佳，胁肋部不舒，纳差，易腹胀嗳气，有时需健胃消食片促消化，口干，大便溏，小便可。

查体：舌色暗红，舌尖红有点刺、大量瘀斑，胖大边有齿痕。苔黄腻，脉沉弦。血压120/70mmHg；心率80次/分。心电图检查：心肌缺血；血管造影显示无阻塞，左心功能不佳。

诊断：失眠，胸痹。

辨证：气虚血瘀，心脉痹阻。

处方：

（1）中药治疗：治以活血化瘀，补气健脾，疏通心脉。鸡血藤30g，生黄芪30g，川牛膝30g，杭白芍25g，细辛5g，熟地25g，当归15g，桃仁15g，川芎15g，莱菔子15g，杜仲15g，地龙15g，红花12g，申姜10g，菟丝子15g，三七3g（冲服），琥珀粉3g（冲服），天麻15g，丹参15g，砂仁10g，檀香10g，党参20g，麦冬20g。7剂，水煎服，每日1剂，分早晚2次使用。

（2）活血安神外用方泡脚，活血化瘀。

（3）针灸扶正安神通化基本取穴治疗1疗程。

（4）注意休息，适当运动，情绪平稳，少食油炸厚味。

二诊（2006年4月11日）：患者述疗效显著，睡眠良好，少见多梦易醒，饮食腹胀、嗳气均改善，胸痛背痛减轻，仍时有头部疼痛，但程度减轻。大便溏，小便可，舌红苔黄，脉沉弦。处方：①初诊方加薄荷10g，去三七、琥珀粉。5剂，水煎服，每日1剂，分早晚2次服用。其余维持原治疗方案。

三诊（2006年4月15日）：患者述服用上方后头痛明显改善，睡眠时间延长，偶有入睡困难，易醒，饭后胃部舒适，或有轻度胀气，检查血脂偏高，大便有时可成形，舌淡红苔薄黄，脉沉弦。处方：①二诊方加金银花20g，泽泻15g。7剂，水煎服，每日1剂，分早晚2次服用。其余维持原诊疗方案。

四诊（2006年4月20日）：患者述失眠偶有反复，其他症状均缓解，望巩固治疗。处方：三诊方7剂，水煎服，每日1剂，分早晚2次服用。其余维持原方案。

两个月后随访，患者反映治疗后状态维持良好，未见反复。

按：本例患者年老体弱，脏腑功能不调，气血亏虚，心神失养，神不守舍，此为不荣之病机，见失眠多梦易醒；舌有瘀斑，胸部疼痛，神明不安，此为不通之病机，也是导致失眠的重要因素；气虚，血行滞缓，痹阻不畅，导致心悸、心痛。使用鸡猴羊兔汤加减，以活血化瘀，健脾补气，疏肝理气，清心安神，佐以三七、琥珀以行气活血通脉、安神。配合针灸治疗以扶正安神通任，调畅经脉，疗效显著。

病案五

苏某，男，66岁，退休工人。2011年4月21日初诊。

主诉：失眠4年，加重两个月。

现病史：患者述4年前无明显诱因出现失眠，入睡困难，睡眠轻浅，对刺激敏感，胆怯易惊、易醒，醒后难复入睡。多梦，有时需服用舒络安定以缓解，可入睡，但早醒。近两个月服药后无效，又尝试多种镇静安神药均不理想，日间困倦乏力，头昏，健忘，近半个月活动后疲惫感尤甚，脚踝部酸胀，右侧明显，纳可，二便可。自述有冠心病、左脑供血不足病史。

查体：脉沉弦数，舌红胖大，苔黄腻，有齿痕。体重96kg。

诊断：失眠，冠心病。

辨证：心气虚怯，营血不足，痰湿阻滞。

处方：

（1）中药治疗：治以理气化痰，养血安神。紫苏15g，茯苓

30g，陈皮 15g，枳壳 15g，半夏 15g，竹茹 10g，五味子 10g，酸枣仁 30g，珍珠母 30g，生龙牡各 30g，钩藤 20g，天麻 15g，甘草 10g，丹参 15g，砂仁 10g，檀香 10g。7 剂，水煎服，每日 1 剂，分早晚 2 次服用。

（2）针灸扶正安神通任基本取穴治疗 1 疗程。

（3）刮痧、拔罐，以行气通络，祛痰除湿。

（4）耳针调平基本取穴治疗。

二诊（2011 年 4 月 28 日）：患者述睡眠明显改善，入睡较易，夜间易醒次数减少，但仍凌晨早醒，不复入睡，多梦。日间困倦，但活动后疲惫感减轻，脚踝部酸胀感未改善，大便干。舌暗尖红，苔黄腻，脉沉弦数。处方：初诊方加大黄 10g，红景天 30g。7 剂，水煎服，每日 1 剂，分早晚 2 次服用。其余维持原诊疗方案。

三诊（2011 年 5 月 5 日）：患者述诸症状明显改善，但现在仍需服用舒乐安定，可入睡，夜间不易醒，偶见早醒，大便干，舌红苔黄腻，脉弦数，仅见尺脉沉。处方：二诊方改大黄 15g，加栀子 10g，丹皮 15g，柴胡 10g。7 剂，水煎服，每日 1 剂，分早晚 2 次使用。其余维持原诊疗方案。

患者再次复诊，述症状显著改善，大便通畅，睡眠安稳，汤剂改丸剂稳固治疗，嘱其饮食调适，戒烟戒酒，避免辛辣油腻，情志舒畅，劳逸适度。

按：本例患者年老体虚，脏器衰微，心虚胆怯，易受惊恐，神魂不安，阴阳不足，营血亏虚，心失所养，则夜不能寐，倦怠乏力。患者体胖，舌红胖大有齿痕，苔黄腻，提示痰热壅滞，痰阻脑窍四肢，气血运行不畅，故头昏倦怠，健忘。治当理气化痰，养血安神。方用温胆安神汤随症加减，配合针灸扶正安神通任、耳针调平、刮痧走罐调理机体，综合治疗，以求改善。

抑郁症

抑郁症又称忧郁症，是以情绪低落为主要特征并伴有相应的思维和行为异常的一类心理疾病。中医学并没有抑郁症的名称，却有很多类似的描述，如"癫狂"、"脏躁"、"百合病"、"郁证"等。

世界卫生组织、世界银行和哈佛大学的一项联合研究表明，抑郁症目前已成为全球给人类造成严重负担的第二位重要疾病，其发病率很高，被称为精神病学中的感冒。据调查显示，抑郁症老人占老年人口的 7% ~ 10%，患有躯体疾病的老年人，其发生率可达 50%。50% ~ 75% 的女性会随着孩子的出生，出现一段不稳定情绪。美国调查表明，抑郁在儿童中的发生率为 0.4% ~ 2.5%，在青少年中可能上升至 5% ~ 10%。国内有研究显示，中学生抑郁发病率为 42.3%。随着社会的发展，竞争压力的激增，各种社会问题的浮现，抑郁症的发病将逐渐遍及各个年龄阶段以及各行各业。

一、病因病机

中医认为，抑郁症的发生多因郁怒、思虑、悲哀、忧愁七情所伤，导致肝失疏泄、脾失健运、心神失养、肾精亏虚、脏腑气血失调、元神失养等，总不离气、血、痰、火等因素。病位在脑，涉及心、肝、脾、肾等。陆小左教授从"不通"、"不荣"、"不平"三个方面分析抑郁症的发病，探究其病机，用以指导临床诊疗。不通常为气机郁滞、痰湿内停或血瘀内阻累及心神，心神不宁而致抑郁；不荣则为脏腑功能失常、气血亏虚，心神失养；不平则为阴阳失调，气血失和，心神受扰，发为抑郁。

二、临床表现

1. 典型症状 ①情绪低落，总是高兴不起来、忧愁伤感，甚至悲观绝望。②思维迟缓，自觉脑子不好使，记不住事，思考问题困难。觉得脑子空空、变笨了。③运动抑制，不爱活动，浑身发懒；走路缓慢，言语少等。严重者可能不吃不动，生活不能自理。

2. 其他精神症状 心情压抑、焦虑、兴趣丧失、精力不足、悲观失望、自我评价过低等，较难与一般的心情不好区分开来，分辨主要看其症状发生是否有着昼重夜轻的节律变化。

3. 躯体症状 如口干、便秘、食欲减退、消化不良、心悸、气短胸闷等身体不适，各项化验检查显示正常，查不出其他器质性疾病，容易造成误诊。

抑郁症发展到一定的严重程度时可产生自杀念头，因患者思维逻辑基本正常，实施自杀的成功率也较高，故自杀是抑郁症最危险的症状之一。

三、治疗

（一）中药治疗

1. 用药特点

	Ⅰ类药	Ⅱ类药	Ⅲ类药
养血安神	酸枣仁	夜交藤	柏子仁
镇静安神	—	龙骨	天麻、石决明、牡蛎、珍珠母、钩藤
益气养心	茯苓、甘草	党参、白术、大枣、五味子、黄芪、山药	黄精

续表

	Ⅰ类药	Ⅱ类药	Ⅲ类药
滋阴养血	—	当归、白芍、枸杞、麦冬	菟丝子、何首乌、龙眼肉、女贞子、龟甲、阿胶、桑寄生、杜仲
化痰开窍	—	石菖蒲、远志	半夏
疏肝解郁	—	柴胡、合欢皮、薄荷	香附
活血化瘀	—	丹参、川芎、郁金	牛膝、桃仁、红花、益母草
理气和胃	—	陈皮、生姜	枳壳、茵陈、沉香、玫瑰花、山楂
泄热清心	—	栀子、黄连	菊花、莲子心、苦参、黄芩

2. 分型论治

【肝郁脾虚】

症状：病程短，起病急，情感不遂，精神抑郁，忧伤愁苦，唉声叹气，易怒心烦，胸胁胀满不适，脘腹胀痛，胸膈痞闷，胁肋胀痛，疼无定处，食少纳呆，口苦，恶心呕吐，女性月经延期或痛经或闭经，脉弦，舌红，苔薄腻。

治法：疏肝理气解郁，健脾宁心。

方药：逍遥散与柴胡疏肝散加减。

柴胡 10g，枳壳 10g，川芎 15g，白芍 25g，党参 30g，当归 10g，白术 15g，茯苓 20g，郁金 15g，香附 15g，薄荷 10g，生甘草 10g。

方义：方中用柴胡、枳壳、香附、郁金疏肝理气解郁；白芍养血敛阴，柔肝缓急；川芎、当归活血化瘀，养血和血；党参、白术、茯苓、甘草以健脾益气；薄荷疏散郁结之气，透达肝经郁热。烦躁明显者可加入丹皮 15g，栀子 10g。舌淡胖大齿痕较重者，加生黄芪 30g，补气健脾。

【肝郁痰结】

症状：病程较短，精神抑郁，情绪低沉，表情忧愁呆滞，呆坐呆立呆卧，少语懒动，自责自罪自伤，惊恐，食少纳呆，呃逆呕吐，心悸怔忡，口苦，眩晕胸闷，舌红，中心沟裂，苔黄腻，脉滑数或弦数。

治法：疏肝解郁，化痰安神。

方剂：温胆安神汤加减。

半夏15g，竹茹10g，枳壳15g，陈皮15g，茯苓30g，紫苏15g，五味子10g，酸枣仁30g，珍珠母30g，生牡蛎30g，生龙骨30g，天麻15g，钩藤20g，甘草10g。

方义：二陈汤（半夏、陈皮、茯苓、甘草）燥湿化痰，理气和胃；紫苏、竹茹清热化痰，除烦止呕；枳壳行气化痰，消痞满；珍珠母、生龙骨、生牡蛎、酸枣仁及五味子镇静定惊，安神定志；天麻、钩藤平肝息风。

【气滞血瘀】

症状：病程短，起病急，情感失调，精神抑郁，闷闷不乐，急躁易怒，心神不宁，呃逆心悸，头痛胁痛，胸痛，失眠多梦，舌边有瘀斑，脉弦紧或涩。

方药：血府逐瘀汤加减。

柴胡10g，郁金15g，枳壳10g，当归10g，川芎15g，赤芍25g，桃仁10g，红花12g，桔梗10g，牛膝30g，党参20g，白术15g，生地25g，茯苓20g，甘草10g。

方义：柴胡、郁金理肝气，解肝郁，升达清阳；当归、川芎、赤芍、桃仁、红花活血化瘀，养血；枳壳开胸散气，使气血运行，胸膈宽舒，气机舒畅；生地滋阴养血；桔梗载药上行，牛膝祛瘀通脉，引瘀血下行；党参、白术、茯苓补气健脾；甘草缓急通脉，调和诸药。

【肝火扰心】

症状：精神郁闷，抑郁不舒，烦躁哭泣，动辄大发雷霆，心烦易怒，胸胁胀痛，失眠，头痛或眩晕，健忘，女性月经不调，口苦，咽干，面红目赤，小便黄，便秘，舌红，少苔，脉弦细数。

治法：清肝泄热，宁心安神。

方药：枕清眠安汤加减。

北沙参 20g，生栀子 10g，石菖蒲 10g，远志 15g，细辛 5g，杭白芍 25g，当归 15g，柴胡 10g，白术 15g，甘草 10g，生龙骨 30g，生牡蛎 30g，珍珠母 30g，炒枣仁 30g，五味子 10g，三七 3g（冲服），琥珀粉 3g（冲服）。

方义：方中用珍珠母、生龙骨、生牡蛎、琥珀粉镇静安神，平肝潜阳；远志、石菖蒲、炒枣仁、五味子开心气，通心窍，养心阴，安心神；沙参、栀子清心除烦；杭白芍养血柔肝敛阴；柴胡疏肝解郁，引药入肝；当归、白术、甘草补益心脾；细辛辛散透达，引药入经；三七调和气血。诸药共用，既可调畅情志，又可宁心安神。

【心脾两虚】

症状：病程较久，情绪低沉，郁闷不欢，头痛目眩，食少纳呆，精神疲惫，坐立不安，心神不宁，烦躁哭泣，无力倦怠，心悸胆怯，面色憔悴，苍白无华，口燥咽干，月经不调，健忘少寐，舌淡，苔薄白，脉弦细无力。

治则：益气健脾，养心安神。

方药：归脾安神汤加减。

丹皮 15g，炒栀子 10g，佛手 15g，木香 10g，香附 15g，香橼 15g，生龙骨 30g，生牡蛎 30g，远志 15g，酸枣仁 30g，珍珠母 30g，白术 15g，党参 20g，甘草 10g，生黄芪 30g，当归 15g，五味子 10g，茯苓 20g，红景天 18g。

方义：方中以党参、生黄芪、白术、甘草补脾益气以生血，使气旺而血行；当归补血养心；茯苓、酸枣仁、远志宁心安神；佛手、木香、香附、香橼疏肝理气醒脾；丹皮、栀子清热生津；

生龙骨、生牡蛎、珍珠母镇惊安神；五味子益气敛阴，补肾宁心。诸药合用，可调养心脾，安神定志，心神得安。

（二）针灸

陆小左教授运用针灸治疗抑郁症，善用自创的扶正安神通任针法，并配合耳针调平，调神治形两者兼顾。

1. 体针 扶正安神通任针法基本取穴，同时外关改内关，加神门。

2. 耳针 耳针调平基本取穴加心、枕、垂前。嘱患者除常规操作外，症状明显时即可揉按耳穴 5 分钟，或直至症状缓解。

（三）推拿

推拿治疗可有效缓解抑郁的症状，治疗中可分别进行躯干部和头颈部推拿，两者可交互进行。

1. 躯干部

（1）基本操作：用滚法施于脊柱两侧足太阳膀胱经约 5 分钟；用一指禅推肝俞、脾俞、胃俞，每穴约 2 分钟；用指按揉法施于章门、期门各约 1 分钟；指摩胁肋部、掌摩腹部各约 3 分钟。

（2）辨证加减

①肝郁脾虚：拇指按揉太冲、行间，每穴约 1 分钟；搓胁肋部 1 分钟左右。

②肝火扰心：拇指按揉胆俞、三焦俞、阳陵泉，每穴约 1 分钟；用拿法施于大腿内侧肌肉，约 2 分钟。

③肝郁痰结：拇指按揉胆俞、丰隆，每穴约 1 分钟；用勾点法勾点天突约 1 分钟；掌揉中脘 2 分钟左右。

④心脾两虚：拇指按揉心俞、内关、外关、足三里，每穴约 1 分钟；掌揉中脘穴 5 分钟左右。

2. 头颈部按摩

（1）揉太阳、攒竹：取仰卧位，用指揉太阳、攒竹穴

100 次。

（2）推坎宫：两拇指自眉头向眉梢分推 36 次。

（3）揉印堂：指揉印堂穴 100 次。

（4）开天门：两拇指罗纹面自眉心起，交替向上推至上星穴36 次。

（5）扫散法：在头部两侧胆经循行部位扫散，每侧 20 ~30 次。

（6）揉百会、四神聪：以手指揉百会、四神聪各 100 次。

（7）五指分梳：两手五指分开，交替从前发际梳向后发际66 次。

（8）轻击头部：两手五指微屈成梅花形，上下交替轻击头部100 次，有安神养脑，疏通气血的作用。

（9）叩头部：两手相合，五指微屈，用小指侧叩击头部100 次。

（10）搓胆经：两手指搓两耳上部胆经循行部位 100 次。

（11）揉风池：指揉风池穴 100 次。

（12）拿颈项：沿膀胱经颈部循行部位，从上向下拿揉 6 次。

（13）拿肩井：拿肩井 9 次，可通调周身气血，振奋阳气。

（四）刮痧、拔罐

1. 刮痧　主要刮拭背部督脉、足太阳膀胱经。根据临床表现及辨证分型可分别刮拭胸部任脉（膻中至鸠尾）、胃经（双侧乳根至梁门）、上肢部心包经（双侧内关至大陵）、心经（双侧神门至通里），以及下肢部脾经（双侧三阴交至阴陵泉）、胃经（双侧丰隆至足三里）、肾经（双侧涌泉）。

2. 拔罐　于刮痧结束后进行，主要拔罐部位在背部督脉与足太阳膀胱经走行处，留罐 10 分钟。对于心肝火盛或血瘀重者可在阳性反应点进行刺络拔罐。

（五）足疗

对有肝阳偏亢、肝郁化火表现者，陆小左教授常配用平肝安神外用方足浴治疗，能有效缓解症状，有利于病情向愈。

处方：龙胆草 15g，栀子 10g，黄芩 20g，柴胡 10g，木通 10g，泽泻 15g，车前子 20g，当归 15g，生地 25g，甘草 10g，石决明 30g，钩藤 30g，决明子 15g，菊花 10g。

（六）生活调理指导

陆小左教授在临诊中还给抑郁症患者必要的生活调理指导，鼓励并帮助患者建立治疗信心。

1. 合理的饮食调理，饮食规律。多吃营养美食，如海鱼、香蕉、菠菜、樱桃、南瓜等，以提神醒脑、振奋精神，减轻焦虑和抑郁情绪，提升自信；还可多食山楂、龙眼肉、莲子、银耳等，可有疏肝理气，除烦安神之功。

2. 生活规律，起居有常，加强锻炼。晨起和睡前做自律调节操，并安排一段时间进行体育锻炼，调理形体，有助于抑郁情绪的缓解。

3. 有计划地做些能够获得快乐和自信的活动，尤其在周末可进行打扫房间、骑车、写信、听音乐、逛街等活动。

4. 广交良友，养成和朋友经常保持接触的习惯，这样可以避免和抑制孤独与离异感，减轻抑郁症状。

四、典型验案举例

病案一

杨某，男，62 岁。2010 年 5 月 4 日初诊。

主诉：精神焦虑抑郁 3 年，加重半年。

现病史：患者自述由于家庭矛盾造成精神紧张，情绪低落，思维迟缓，听力减退，记忆力差，反复回忆不愉快的往事，盗汗，心悸，焦虑，睡眠质量极差，饮食及大小便正常。既往史：无。

查体：脉弦，舌暗红瘦，苔黄。

诊断：抑郁症。

辨证：肝火扰心。

处方：

（1）中药治疗：治以清肝疏肝，宁心安神。北沙参20g，生栀子10g，石菖蒲10g，远志15g，细辛5g，杭白芍25g，当归15g，柴胡10g，白术15g，甘草10g，生龙牡各30g，珍珠母30g，炒枣仁30g，五味子10g，黄芩20，黄连6g，合欢花30g，首乌藤30g。5剂，水煎服，每日1剂，分早晚2次服用。

（2）足疗：平肝安神外用方2剂，泡脚。

（3）针灸扶正安神通任针法加神门，治疗1疗程。

（4）耳针调平。嘱其注意生活调理。

二诊（2010年5月9日）：精神症状稍有好转，睡眠多梦易醒，口干，口苦。脉弦，舌暗红，苔微黄。处方：初诊方加天麻15g，黄芩30g。7剂，水煎服，每日1剂，分早晚2次服用。其余维持原治疗方案。

三诊（2010年5月18日）：精神状态好转，睡眠症状有所缓解，肩背不舒，偶有胸闷憋气，脉弦，舌暗红，苔薄白。处方：①二诊方加葛根20g，丹参15g，檀香10g，砂仁10g。7剂，水煎服，每日1剂，分早晚2次服用。②头颈部推拿按摩1次。③刮痧、拔罐。其余维持原治疗方案。

患者按三诊治疗方案连续治疗3个月后，病情基本稳定，精神状态可，睡眠可，无其他特殊不适。沿用原方，做成丸剂，继续服用2个月，暂停其他治疗，嘱其注意生活调理。

半年后随访，家属反映患者精神状态良好，每天坚持锻炼，闲暇看书读报。

按：本例患者发病初因家庭矛盾而起，情志伤肝，肝气郁滞，郁而化火，日久成瘀，累及心神，发为抑郁。患者年逾六旬，加之病情日久，正气受损，可有听力减退、记忆力减退，盗汗等表现。故用枕清眠安汤清肝疏肝、调养心肾、宁心安神。同时配平肝安神外用方足浴以安神定智。抑郁症患者多表现为情绪低落、兴趣缺乏、心烦，多为心气亏虚，心神失养所致。故配合针灸治疗时选用内关、神门补益心气、调补心神；太冲、合谷，可宽胸利气、平肝息风、镇静安神、活血化瘀，疏利肝胆，诸穴共用，可祛痰结、理气郁。耳穴神门可安神镇静，内分泌则调经活血，调节内分泌功能。体针、耳针相配，能调畅气机，镇静安神，解郁除烦，达到协调阴阳平衡之功，使阴平阳秘，精神乃治。

病案二

于某，男，50 岁。2009 年 4 月 25 日初诊。

主诉：抑郁失眠 3 年。

现病史：患者自述 3 年前无明显诱因难以入睡，多梦，情绪低落，精神欠佳，乏力，不愿说话，记忆力减退，头晕。曾在多家医院服中药治疗，效果不佳，遂来我院就诊。饮食及大小便正常。

既往史：高血压 20 余年，糖尿病 3 年。

查体：脉沉弦滑；舌色暗红夹有瘀斑，舌尖红，有齿痕，苔黄腻。

诊断：抑郁症，失眠。

辨证：脾虚肝郁痰结。

处方：

（1）中药治疗：治以补气健脾，疏肝解郁，化痰安神。鬼见羽 15g，茯苓 30g，陈皮 15g，半夏 15g，甘草 10g，枳壳 15g，竹茹 10g，生龙骨 30g，生牡蛎 30g，珍珠母 30g，炒枣仁 30g，五味子 10g，丹参 15g，黄芪 25g，砂仁 10g，檀香 10g。5 剂，水煎服，每日 1 剂，分早晚 2 次服用。

（2）针灸 1 疗程。

（3）刮痧拔罐。

（4）耳针调平。

（5）头颈部推拿按摩。

二诊（2009 年 4 月 30 日）：症状未见明显缓解，饮食及大小便正常。脉弦滑，舌淡红色暗，苔微黄。处方：枕清眠安汤加天麻 15g，鬼见羽 15g，合欢花 30g，夜交藤 30g。7 剂，水煎服，每日 1 剂，分早晚 2 次服用。其余沿用原治疗方案。

三诊（2009 年 5 月 7 日）：睡眠状况稍有好转，头晕缓解，情绪仍较低落，颈肩不适，饮食可，二便正常。脉弦，舌暗，苔薄白。处方：①二诊方加葛根 30g。7 剂，水煎服，每日 1 剂，分早晚 2 次服用。其余维持原治疗方案。

四诊（2009 年 5 月 14 日）：睡眠及情绪好转，希望继续巩固治疗。舌淡红，色偏暗，苔薄白，脉滑。处方：用三诊方做丸剂，继续服用 3 个月，继续针灸治疗 2 个疗程。嘱其注意生活调理。暂停其他治疗。

半年后随访，患者称治疗结束后，病情基本稳定，精神状态良好，血压、血糖都较稳定。仍服用丸药以巩固疗效。

按：本例患者 50 岁，由于家庭和工作压力大，情绪低落，久病多虚，遂见乏力，失眠等症状，舌脉显示脉沉、弦，舌色暗红，边有齿痕，苔黄腻，辨证为不平所致的脾虚、肝郁、痰结证。以枕清眠安汤加减治之。建议饭后由家人陪同散步聊天，减少一个人独处的时间，广泛接触人群，对病情的缓解大有益处。百会有醒脑开窍，升提阳气之功，有畅达神机作用。四神聪，"位脑腑，为元神之府，可引阴入阳，有补脑养心调节神机之效"。两穴合用可畅达神机。膻中为八会穴之气会，又为足太阴、足少阴、手太阳、手少阳、任脉之会，心包之募穴。中脘为腑会穴，又为胃之募穴，能"疏理腹中宗气，沟通上下，调和五脏，舒肝和胃，去瘀生新"。天枢有健脾和胃通肠道，理气去结之功效。丰隆为足阳明胃经之络穴，可健脾祛湿，化痰和中，三穴相配可达散结化痰之功能。神门为手少阴心经之原穴、输穴，可宁心安神。太冲、合谷，为"四关穴"可"宽胸利气、平肝息风、镇静安神、活血化瘀，疏利肝胆"，诸穴共用，可祛痰结、理气郁、畅达神机，使抑郁症，诸证消除。耳针调平基本取穴加心、枕、垂前；另以刮痧拔罐，头颈部按摩等调形安神之法而收满意疗效。

病案三

鲁某，女，63岁。2009年11月7日初诊。

主诉：抑郁近5年。

现病史：患者自述10年前开始常有腹泻，3年前确诊为"神经性腹泻"，后治愈。而后睡眠状况差，当地医院确诊为抑郁症，伴有眼睛干涩，入睡困难，近来食欲不振。现服用治疗抑郁症的西药，服药后症状缓解，但有发胖症状，大便干燥，小便正常。

既往史：无。

查体：脉弦滑，舌尖红，有齿痕，苔白腻。

诊断：抑郁症；失眠。

辨证：肝郁脾虚兼肝阴虚。

处方：

（1）中药治疗：治以清心养心，疏肝安神。北沙参20g，生栀子10g，石菖蒲10g，远志15g，细辛5g，杭白芍25g，当归15g，柴胡10g，白术15g，甘草10g，生龙牡各30g，珍珠母30g，炒枣仁30g，五味子10g，三七3g（送服），琥珀粉3g（送服），天麻15g。7剂，水煎服，每日1剂，分早晚2次服用。

（2）针灸1疗程。

（3）刮痧拔罐。

（4）躯干部推拿按摩。

（5）耳针调平。

二诊（2009年11月14日）：睡眠稍有改善，渐有食欲，二便正常。脉弦滑，舌色暗红，苔白。处方：沿用初诊方，7 剂，水煎服，每日 1 剂，分早晚 2 次服用。其余维持原治疗方案。

三诊（2009 年 11 月 21 日）：症状均有好转，近日出汗多。脉滑，舌色暗红，苔白厚。处方：二诊方去三七、琥珀粉，加浮小麦 20g，麻黄根 10g，瓜蒌皮 20g。7 剂，水煎服，每日 1 剂，分早晚 2 次服用。其余维持原治疗方案。

四诊（2009 年 11 月 28 日）：睡眠状态好转，食欲已恢复，汗出减少，精神可。舌淡红偏暗，苔白，脉滑。处方：沿用三诊方，4 剂，水煎服。另用 3 剂做成丸剂继续服用。继续针灸治疗 2 个疗程，同时配合推拿、刮痧拔罐、耳针治疗。

半年后电话随访，患者述睡眠及饮食均可，近期还参加了社区老年舞蹈队，精神状态良好。

按：本例患者患有抑郁症 5 年，长期肝气不舒，日久则耗伤肝阴。加之年老脏气不足，阴液亏损，则更伤肝阴。故本例为不通、不荣兼见，辨证为肝郁脾虚兼肝阴虚。

病案四

薛某，女，26 岁，公司职员。2008 年 10 月 28 日初诊。

主诉：抑郁 7 年，逐渐加重。

现病史：患者自诉有抑郁表现 7 年，逐渐加重，近日出现头晕，心烦，脾气暴躁，恶心，偶有呕吐，乏力，思维混乱，不能自制，易紧张，时有狂躁，月经不调，量少。前日抽搐，长达 1 分钟，怀疑癫痫小发作。睡眠不佳，饮食及二便正常。遂来诊。

既往史：无。

查体：脉弦滑；舌色紫暗有点刺，苔薄白。

诊断：抑郁症。

辨证：肝郁气郁血瘀。

处方：

（1）中药治疗：治以平肝疏肝，宁心安神，兼行气活血，调冲任。北沙参 20g，生栀子 10g，石菖蒲 10g，远志 15g，细辛 5g，杭白芍 25g，当归 15g，柴胡 10g，白术 15g，甘草 10g，生龙牡各 30g，珍珠母 30g，炒枣仁 30g，五味子 10g，川芎 15g，元胡 20g，五灵脂 10g，没药 10g，蒲黄 10g，郁金 10g。7 剂，水煎服，每日 1 剂，分早晚 2 次服用。

（2）针灸 1 疗程。

（3）刮痧拔罐。

（4）耳针调平。

（5）头颈部推拿按摩。

嘱患者注意生活调理，进行安眠训练舒缓情绪。

二诊（2008 年 11 月 5 日）：患者症状有明显缓解，情绪稳定，希望巩固治疗。处方：沿用上方，做成丸剂，服用 2 个月。因患者时间关系暂停其他治疗。嘱患者调畅情志，家属随时观察。

三诊（2009 年 3 月 25 日）：患者服用丸药过程中，病情基本稳定，自觉已无大碍，丸药服完后，时逢春节，遂停止治疗。而节后上班因同事矛盾，病情复发，就诊时乏力，烦躁易怒，易发脾气，恶心呕吐，气难自舒，自觉胸闷，睡眠饮食不佳，偶觉身痒，大小便正常。脉弦，舌色淡紫有齿痕，苔白厚腻。处方：①北沙参 20g，生栀子 10g，石菖蒲 10g，远志 15g，细辛 5g，杭白芍 25g，当归 15g，柴胡 10g，白术 15g，甘草 10g，生龙牡各 30g，珍珠母 30g，炒枣仁 30g，五味子 10g，香附 15g，天麻 15g，郁金 15g，白鲜皮 25g，半夏 15g，干姜 10g。7 剂，水煎服，每日 1 剂，分早晚 2 次服用。②针灸 1 疗程。针刺取穴：百会、四神聪、太阳、印堂、头维、风池、膻中、内关、神门、合谷、三阴交、阳陵泉、太冲。③耳针调平。嘱患者常做深呼吸，晨起和睡前做安眠训练，舒缓情绪，加强锻炼。

四诊（2009 年 4 月 1 日）：情绪有好转，思维仍混乱，不能自制，睡眠可，饮食可，大小便正常。脉弦，舌色淡紫有齿痕，苔薄白。处方：三诊方去干姜，石菖蒲改为 30g。7 剂，水煎服，每日1剂，分早晚2次服用。其余维持原治疗方案。

五诊（2009年4月8日）：睡觉时感觉乏力，多梦，头痛，脑中总想说一句话，其他无异常情况。脉弦滑，舌淡，苔薄白腻。处方：四诊方加丹皮15g，丹参15g。7剂，水煎服，每日1剂，分早晚2次服用。其余维持原治疗方案。

六诊（2009年4月15日）：月经推迟两天，后项部酸痛，右侧脸红发热、发痒，其余症状均有改善。脉弦，舌色淡紫，苔薄白。处方：五诊加鸡血藤30g，地肤子15g。7剂，水煎服，每日1剂，分早晚2次服用。其余维持原治疗方案。

七诊（2009年4月22日）：脸红发热、发痒已愈，后项部疼痛缓解，情绪稳定，睡眠好转，无其他特殊不适。舌淡红，苔白，脉滑。处方：六诊方去地肤子与白鲜皮，做成丸剂，继续服用两个月。暂停针灸、耳针治疗。并嘱患者注意生活调理，调畅情志，积极乐观。

半年后随访，患者情绪稳定，状态良好，未再复发。

按：本例患者身体虚弱，其病机为不荣、不通，患者有抑郁证，疑有癫痫小发作等。脉弦滑，舌色首诊暗红，三诊淡紫，苔白厚腻，辨证为肝郁气郁血瘀证。肝为"将军之官"，"谋虑出焉"，司情志，主疏泄，喜条达。故以柴胡舒肝散加减治之。针刺取穴，太冲为肝经原穴，神门为手少阴心经之原穴，心为"君主之官，神明出焉"，又为"五脏六腑之主也，精神之所舍也"，取穴神门可补心气，行血脉，调神志。手厥阴心包经络穴内关主司情志，取之与心经神门相配，共行宁心安神之功。风池、阳陵泉为足少阳胆经腧穴，胆经与肝经相互络属，为表里之经。胆为"中正之官"，"决断出焉"，故足少阳胆经与情志拂郁、气机失调密切相关。三阴交为足太阴脾经与足厥阴肝经、足少阴肾经交会穴，取之可调三阴经之气机，调脾经之气血使心有所存，神有所归，畅肝经之气机以开郁气、散滞结，安肾经之精气以抑惊恐、定神志。耳针调平基本取穴加心、枕、垂前；另以刮痧拔罐，头颈部按摩，进行安眠训练舒缓情绪等调形安神之法而收满意疗效。

中 风

中风是以猝然昏仆,不省人事,半身不遂,口眼歪斜,语言不利为主症的病证。病轻者可无昏仆而仅见半身不遂及口眼歪斜等症状。由于本病发生突然,起病急骤,症见多端,病情变化迅速,与风之善行数变特点相似,故取类比象而名为"中风"、"卒中"。中医古籍记载相关的病名有"偏枯"、"仆击"、"大厥"、"薄厥"、"偏身不用"、"痱风"等。

中风在现代医学中又称为脑卒中,常分为出血性脑卒中和缺血性脑卒中两种类型。近年来,中西医结合治疗中风疗效显著。急性期一般西医治疗为主,在后期的功能恢复阶段主要运用中医治疗。陆小左教授从事中风治疗多年,经验丰富,疗效显著。

一、病因病机

中风的发生有内因、外因两个方面。内因是其发病的基础,主要是由于年老体弱,或劳逸失度,正气亏虚,心肝肾三脏阴阳失调,营卫、气血、津液、精髓生成不足。外因是其诱发因素,主要是情志过极,如忧思恼怒,烦劳过度;或饮食不节,嗜酒肥甘,饥饱失宜;或气候突变,风邪乘虚入中等。常内外因相互影响,合而为患。

陆小左教授认为,中风之病因繁杂,常相兼致病,但其病机不外乎"不通"、"不荣"以及"不平",尤以"不平"的表现最为突出,多为阴阳失调、气血失和,亦可见"不通"、"不荣",三者互为因果,互相影响。

二、临床表现

1. 中风先兆 眩晕,头痛,耳鸣,突发一过性言语或肢体不利或肢体麻木，视物昏花，甚则晕厥。

2. 中风发作 猝然昏仆，不省人事，半身不遂，口眼㖞斜，语言不利，兼头晕头痛，眩晕，呕吐，二便失禁或不语，烦躁，抽搐，痰多，呃逆等。

中风分类：根据病位浅深，病情轻重的不同，中风可分为中脏腑和中经络两大类。轻者中经络，重者中脏腑：①中经络：半身不遂，口眼㖞斜，不伴神志障碍。②中脏腑：神志恍惚，迷蒙，嗜睡或昏睡，甚至昏迷，半身不遂。

根据病程长短，中风可分为4期：①超早期，发病1~6小时之内。②急性期，发病48小时内。③恢复期，发病半年内。④后遗症期，发病半年以后。

陆小左教授善于从患者的共性临床表现中总结出特性，并结合患者的 CT 和 MRI 检查进行综合诊断。

三、治疗

（一）中药治疗

1. 用药特点

	I 类药	II 类药	III 类药
活血化瘀	川芎、当归、丹参	水蛭、赤芍、桃仁、红花、牛膝	益母草、三七、地鳖虫、鸡血藤、郁金、山甲
扶助正气	黄芪	甘草、熟地	人参（党参）、葛根、白芍、生地、杜仲、山药、白术、附子
祛风通络	地龙	全蝎	僵蚕、蜈蚣、天麻、马钱子、钩藤、乌梢蛇、白花蛇
利湿化痰	—	南星	茯苓、泽泻、半夏、竹茹
开窍醒神	—	—	石菖蒲、麝香、冰片、牛黄、熊胆
清热解毒	—	—	黄连、黄芩
理气和胃	—	—	枳实、陈皮、大黄、青皮

2. 分型论治

【风痰阻络】

症状：半身不遂，口舌㖞斜，舌强言謇或不语，偏身麻木，头晕目眩，舌暗苔薄白或白腻，脉弦滑。

治法：息风涤痰，活血通络。

方药：化痰通络汤加减。

法半夏15g，茯苓20g，白术15g，胆南星10g，天竺黄10g，天麻15g，香附10g，丹参15g，大黄6g（后下）。

方义：半夏燥湿化痰；白术、茯苓健脾渗湿，安神志；胆南星和天竺黄清热化痰、息风定惊；香附、丹参行气活血化瘀；大黄泻下逐瘀，使瘀血有出路。头晕、头痛加菊花、夏枯草以平肝息风；瘀血重、舌质紫暗或有瘀斑者加桃仁、红花、赤芍、水蛭、鸡血藤；舌苔黄腻有热象者，加黄芩、栀子以清热泻火。

【风火上扰】

症状：半身不遂，偏身麻木，舌强言謇或不语，或口舌㖞斜，眩晕头痛，面红目赤，口苦咽干，心烦易怒，尿赤便干，舌红或红绛，舌苔薄黄，脉弦有力。

治法：平肝泻火通络。

方药：天麻钩藤饮加减。

天麻15g，钩藤15g，生石决明30g（先煎），川牛膝18g，黄芩12g，栀子12g，夏枯草12g，益母草15g，全蝎6g。

方义：天麻、钩藤、石决明平肝息风；栀子、黄芩清热泻火；益母草活血利水；牛膝引血下行。伴头晕、头痛加菊花、桑叶以清利头目；心烦易怒加丹皮、白芍，加强清肝泻火之力；便干便秘加生大黄以清热通腑。

【痰热腑实】

症状：半身不遂，偏身麻木，舌强言謇或不语，或口舌㖞斜，偏身麻木，腹胀便干便秘，头晕目眩，咳痰或痰多，舌质暗红或暗淡，苔黄或黄腻，脉弦滑，或偏瘫侧脉滑而大。

治法：清热涤痰，通腑泄热。

方药：星蒌承气汤加减。

生大黄10g（后下），芒硝10g（分冲），全瓜蒌15g，胆南星10g，紫丹参15g，天竺黄6g。

方义：胆南星息风镇痉化痰火；全瓜蒌宽中散结清痰热；大黄凉血泻火，攻积导滞；芒硝润燥泄热，软坚散结。热象明显者，加栀子、黄芩清热泻火；年老体弱津亏者，加生地、麦冬、玄参以增液行舟；若腑实症状不大明显，也可用单味大黄粉2～3g冲服。

【痰湿内闭】

症状：素体多是阳虚，湿痰内蕴，病发神昏，半身不遂，肢体松懈，瘫软不温，甚则四肢逆冷，面白唇暗，舌质暗淡，舌苔白腻，脉沉滑或沉缓。

治法：温阳化痰，醒神开窍。

方药：涤痰汤加减。

法半夏15g，陈皮15g，茯苓20g，胆南星10g，竹茹10g，石菖蒲10g。

方义：法半夏、陈皮、茯苓燥湿化痰，理气和中；胆南星、石菖蒲、竹茹清热化痰开窍。寒象明显者，加桂枝温阳化饮；兼有风象者，加天麻、钩藤平肝息风；神昏嗜睡者，配合灌服或鼻饲苏合香丸。

【气虚血瘀】

症状：半身不遂，偏身麻木，舌强言謇或不语，或口舌㖞斜，面色㿠白，气短乏力，口角流涎，自汗出，心悸便溏，手足肿胀，舌质暗淡，舌苔薄白或白腻，脉沉细、细缓或弦细。

治法：益气活血，扶正祛邪。

方药：鸡猴羊兔汤加减。

鸡血藤30g，黄芪30g，川芎15g，当归15g，杭白芍25g，地龙15g，桃仁15g，红花12g，熟地25g，牛膝30g，申姜10g，淫羊藿 15g，肉苁蓉 15g，杜仲 15g，菟丝子 15g，莱菔子 15g。

方义：鸡血藤行血补血，舒筋活络，其性平和，行血而不破血，补血而不滞血，故予重用；黄芪补益元气，使气旺则血行，瘀去络通；当归活血通络而不伤血；地龙通经活络，力专善走，周行全身，以行药力；川芎、桃仁、红花，活血祛瘀以止痛；牛膝活血通经，祛瘀止痛，引血下行；熟地补血养阴，填精益髓；白芍养血敛阴，柔筋止痛；申姜祛风湿，补肝肾，强腰膝；淫羊藿、杜仲、肉苁蓉补肾壮阳，祛风除湿；菟丝子平补阴阳，功专于益精髓；莱菔子下气治痰，消食除胀。气虚明显者加党参健脾益气；气阴两虚加太子参或西洋参以益气养阴；言语不利，加远志、石菖蒲、郁金以祛痰利窍；心悸、喘息加桂枝、炙甘草以温经通阳；肢体麻木者，加木瓜、伸筋草、防己以舒筋活络；上肢偏瘫者，加桑枝以通络；下肢瘫软乏力者，加续断、桑寄生以强壮筋骨；小便失禁者，加桑螵蛸、益智仁以温肾固涩；血瘀重者，加水蛭、鬼见羽等破血化瘀通络之品。

【阴虚风动】

症状：半身不遂，口舌㖞斜，舌强言謇或不语，或偏身麻木，烦躁失眠，头晕耳鸣，手足心热，舌质红绛或暗红，少苔或无苔，脉弦或弦细数。

治法：滋养肝肾，潜阳息风。

方药：镇肝熄风汤加减。

赭石 10g，牛膝 30g，龙骨 30g，牡蛎 30g，龟甲 10g，白芍 25g，玄参 10g，天冬 15g，川楝子 10g，茵陈 10g，麦芽 10g，甘草 10g。

方义：赭石平肝镇逆，凉血泄热；牛膝补肝益肾，引血下行；龙骨、牡蛎、龟甲滋阴潜阳，平肝息风；玄参、天冬、白芍敛阴养液，壮水制火；茵陈、川楝子清泻肝阳，舒达肝气；麦芽、甘草和胃调中，引药缓性。血瘀者，加丹参、川芎、赤芍、当归、红花；热甚者，加石膏、知母、黄芩；痰浊者，加胆南星、半夏、陈皮、茯苓；便溏者，减龟甲、赭石；尺脉虚者，加熟地、山茱萸。

（二）针灸

1. 体针 针灸治疗中风疗效较满意，尤其对于肢体运动、语言、吞咽功能等的康复有促进作用，针灸治疗越早效果越好。陆小左教授善用自创扶正安神通任针法，并结合临床表现进行加减治疗中风康复期患者。半身不遂加肩髃、环跳、阳陵泉、解溪、昆仑，上肢可选取阳池、后溪等穴；下肢选取风市、悬钟。病程日久，还可选阴经的穴位，如肘部拘挛加曲泽，腕部拘挛加大陵，膝部拘挛加曲泉，踝部拘挛加太溪，手指拘挛加八邪，足趾拘挛加八风。肌肤不仁，可以用皮肤针轻叩患部。口眼㖞斜加颊车、下关、地仓、攒竹、巨髎、内庭。流涎加承浆，语言不利加廉泉、通里。足内翻者，加丘墟、照海。便秘者，加水道、归来、丰隆、支沟等。

对于下肢运动不灵活，或痿废不用者，陆小左教授还常用循经排刺法，以加强疏通经络之效。其中以胃经排刺较为常见，其用意有三：其一通经；其二为补益脾胃后天之本，激发自身正气抗邪，并能滋养先天；其三，胃为阳经，可以振奋一身阳气抗邪通经。

2. 耳针 耳针调平基本穴加心、脑、皮质下、降压沟，还可根据肢体症状的部位进行加减。

（三）推拿

陆小左教授采用独创形神按摩术，结合临床辨证加减治疗中风。不仅运用外调而治其表，更重要的是点穴内调，激发体内已存之正气而治本，以达到形神共治。

1. 头部推拿 包含15步，依次为：指揉太阳穴100次；指揉攒竹穴100次；推坎宫36次；指揉阳白穴100次；开天门36

次；指揉迎香穴 100 次；指揉下关穴 100 次；指揉颊车穴 100 次；指揉地仓穴 100 次；指揉人中穴 100 次；一指禅手法推百会 100 次，以微有胀痛感为宜；指揉风池穴 100 次；掌根轻揉痉挛一侧的面部；在头部两侧做扫散法；以掌擦面部，以有热为度。

2. 肢体推拿　包含 17 步：

（1）搓上肢法：医生施搓法于肩井或肩关节周围到上肢掌指部 5 分钟，分别配合肩肘腕的被动运动。

（2）揉上肢法：按揉肩髃、臂臑、曲池、手三里、合谷等穴各 100 次。

（3）摇肩摇腕法：医生一手扶肩部，一手握住患者手腕部，摇动肩关节，顺时针、逆时针各 20 次。然后医生一手固定患者前臂，一手握患者手指，摇动患者腕部。顺时针、逆时针各 20 次。摇法具有舒筋活血，滑利关节，缓解粘连，增强关节活动功能的作用。

（4）捻指关节法：医生以拇指和食指捻患者手指，以帮助患者恢复手指功能。

（5）拿捏上肢法：拿捏全上肢 5 遍。

（6）搓肩及上肢法：搓法可疏通经络，行气活血，放松肌肉，能缓解强刺激手法引起的疼痛不适。

（7）抖上肢法：握患者手腕部，使抖动传至肩部。

（8）推督脉与膀胱经法：患者取俯卧位，以掌根推督脉与膀胱经，从大椎水平至尾骶部。

（9）搓腰背下肢法：在膀胱经、华佗夹脊等处施搓法。

（10）拍打腰背下肢法：用轻快的手法拍打腰背下肢。

（11）擦腰背下肢法：用轻快的手法擦腰背下肢，以透热为度。

（12）搓下肢法：患者取仰卧位，医生分别搓下肢外侧（髋关至解溪）、前侧（腹股沟至髌上）、内侧（腹股沟至血海），往返 2~3 遍。

（13）揉下肢法：按揉髀关、风市、伏兔、血海、梁丘、膝眼、足三里、三阴交、解溪，每穴 100 次。

（14）摇下肢法：轻摇髋、膝、踝关节。

（15）拿捏下肢法：拿捏下肢肌肉 5 遍。

（16）搓下肢法：两手搓下肢肌肉。

（17）捏五趾法：以拇指与食指捏患侧五趾。

3. 辨证加减　语言謇涩加揉廉泉、通里、风府各 100 次；口眼㖞斜加揉颧髎、瞳子髎各 100 次；口角流涎加揉承浆 100 次。

四、典型验案举例

病案一

杨某，男，52 岁。2009 年 10 月 13 日初诊。

主诉：右侧半身不遂 1 年。

现病史：家属代述 2008 年夏天由于高血压诱发脑出血，于天津市人民医院住院 20 天，手术后基本恢复正常。半年后，由于情绪波动诱发脑梗死，于天津总医院住院 26 天，右侧半身不遂。出院后，继续服用灯盏生脉胶囊、尼莫地平片、舒脑欣滴丸和奥拉西坦胶囊，疗效不显著，故来诊。患者现右侧肢体僵硬，活动不灵，右足外翻，流涎，饮食、二便及睡眠均正常。

查体：舌色暗淡，苔淡黄厚腻，裂纹齿痕；脉沉滑。

诊断：脑梗死；中风后遗症。

辨证：气虚血瘀。

处方：

（1）中药治疗：治以补气养肾，活血化瘀，安神。莱菔子 15g，熟地 25g，红花 12g，牛膝 30g，鸡血藤 30g，桃仁 15g，地龙 15g，生黄芪 30g，肉苁蓉 15g，菟丝子 15g，淫羊藿 15g，杜仲 15g，杭白芍 25g，当归 15g，川芎 15g，远志 15g，石菖蒲 15g，白芥子 10g。7 剂，水煎服，每日 1 剂，分早晚 2 次服用。

（2）针灸 1 疗程，补气养肾，通经活血化瘀，安神通任。取穴气海、足三里、阳陵泉、悬钟。

（3）耳针调平。取调平基本穴加心、脑、皮质下、降压沟。

（4）头部及肢体推拿治疗，隔日 1 次。

嘱患者忌食辛辣、过咸、油腻食物，保持心情舒畅，情绪稳定。

二诊（2009 年 10 月 20 日）：患者感觉身体比以前轻松，流涎减少，舌淡苔白，脉沉滑。处方：前方生黄芪增加至 40g，并加骨碎补 10g，白术 15g。7 剂，水煎服，每日 1 剂，分早晚 2 次服用。其余维持原治疗方案。

三诊（2009 年 10 月 27 日）：患者肢体活动渐觉灵活，说话渐觉清楚，偶尔气短，口黏，头晕较重，血压 130/95mmHg。舌淡白，苔滑，脉沉滑。处方：远志 15g，石菖蒲 15g，鸡血藤 30g，申姜 10g，淫羊藿 15g，肉苁蓉 15g，熟地 25g，莱菔子 15g，地龙 15g，桃仁 15g，当归 15g，川芎 15g，天麻 15g。7 剂，水煎服，每日 1 剂，分早晚 2 次服用。其余维持原治疗方案。

四诊（2009 年 11 月 3 日）：患者各种症状逐渐好转，舌淡白，苔滑，脉沉滑。处方：三诊方加白芥子 10g，苏子 15g，莱菔子 10g，水蛭 10g，生黄芪 30g。7 剂，水煎服，每日 1 剂，分早晚 2 次服用。其余维持原治疗方案。

五诊（2009 年 11 月 10 日）：家属代述，现患者每日外出活动后，感觉疲乏，困倦，夜间翻身后气喘严重，血压 130/95mmHg。舌淡白，苔滑，脉沉滑。处方：鸡血藤 30g，黄芪 50g，川芎 15g，当归 15g，杭白芍 25，地龙 15g，桃仁 15g，红花 12g，熟地 25g，牛膝 30g，申姜 10g，淫羊藿 15g，肉苁蓉 15g，杜仲 15g，菟丝子 15g，莱菔子 15g，白果 10g，麻黄 10g，黄芩 20g，半夏 15g，款冬花 15g，水蛭 10g。7 剂，水煎服，每日 1 剂，分早晚 2 次服用。其余维持原治疗方案。

六诊（2009 年 11 月 17 日）：家属代述，上次症状无明显缓解，感觉腿较以前有力，语言能力较以前好转。舌淡白，苔滑，脉沉滑。处方：五诊方去白果和麻黄，加木瓜 10g，党参 20g。7剂，水煎服，每日 1 剂，分早晚 2 次服用。其余维持原治疗方案。

七诊（2009 年 11 月 24 日）：家属代述，症状都较以前好转。舌淡白，苔厚腻，脉沉滑。处方：六诊方加白术 15g，茯苓 20g。7 剂，水煎服，每日 1 剂，分早晚 2 次服用。其余维持原治疗方案。

八诊（2009 年 12 月 1 日）：家属代述，最近头晕，食少。舌淡白，苔厚腻，脉沉滑。处方：七诊方加砂仁 10g，远志 15g，石菖蒲 15g。7 剂，水煎服，每日 1 剂，分早晚 2 次服用。其余维持原治疗方案。

九诊（2009 年 12 月 8 日）：头晕症状消除，其余症状较好。舌淡白，苔滑，脉沉滑。处方：鸡血藤 30g，黄芪 30g，川芎 15g，当归 15g，杭白芍 25，地龙 15g，桃仁 15g，红花 12g，熟地 25g，牛膝 30g，申姜 10g，淫羊藿 15g，肉苁蓉 15g，杜仲 15g，菟丝子 15g，莱菔子 15g，石菖蒲 20g，白芥子 10g，苏子 15g，竹茹 10g，白术 15g，木瓜 10g。7 剂，水煎服，每日 1 剂，分早晚 2 次服用。其余维持原治疗方案。

本例患者依照上述方法辨证加减治疗至今，效果显著，现上肢活动较好，能自己步行小段路程，仍坚持治疗中。

按：本例患者中风 1 年后才求诊，已错过最佳治疗时期。然陆小左教授认为此病虽属中风日久，邪入脏腑，但正邪互不相容，若能扶正祛邪安神仍可邪去正安，恢复部分脏器功能。患者肢体僵硬，半身不遂，为气血亏虚，正气不足，气血闭阻，筋脉失濡所致，属于"不荣"病机范畴；气虚不摄则症见流涎；足内翻为久病气血运行不畅，脉络阻滞，筋脉失养，致肢体内侧拘急而外侧弛缓。故处方选鸡血藤行血补血，舒筋活络；黄芪大补元气；当归、川芎、桃仁、红花、白芍、地龙活血养血，化瘀通络；熟地、淫羊藿、杜仲、肉苁蓉，补肾壮阳；莱菔子、白芥子化痰下气；石菖蒲、远志化痰开窍，交通心肾。全方使气旺血行，瘀去络通，邪去正安。针灸治疗时，陆小左教授从扶正安神入手，先安其内；再引邪从皮毛而发，疗效显著。因气海为任脉经穴，乃本经脉气所发，为生气之海，有调补下焦气机，补肾虚，益肾元，振元阳之功；足三里为胃经腧穴、合穴、下合穴，有理脾和胃，调和气血，疏通经络，强壮健身之力。患者久病致气血闭阻，筋脉失濡，故阳陵泉为合土穴，又是八会穴之一筋之会穴，按"合治内府，筋会阳陵"之理，本穴具有舒筋活络，缓急止痛之功；悬钟为足少阳胆经腧穴，又是八会穴之一髓会，即髓之精气聚会的处所，具有通经络，利关节，止疼痛，清髓热，壮筋骨之效。阳陵泉以治筋病为主，悬钟以治髓病为要，二穴合而用之，有珠联璧合，通经接气之妙用，共奏益精添髓，强壮健骨，舒筋活络，缓急止痛之功。患者下肢运动不灵活，用循经排刺法，以加强疏通经络之效。耳针调平基本穴加心、脑、皮质下、降压沟，并用头部及肢体推拿治疗协同作用，多向调理，扶助正气，调畅气机，安神养脑。

病案二

王某，男，54 岁。2009 年 10 月 31 日初诊。

主诉：右侧半身不遂并失语 36 天。

现病史：患者于 36 天前突发脑出血，当时家中无人，中午家属发现送往医院。住院 30 天，现已出院 6 天，于家中休养。现右侧半身不遂，失语，意识欠清，饮食尚可（但以流体食物为主），睡眠尚可，二便正常。血压收缩压 140~150mmHg，舒张压 80~90mmHg，坚持口服降压药。

既往史：高血压 20 年，糖尿病 5 年。

查体：舌质暗，脉沉滑无力。

诊断：脑出血；中风后遗症。

辩证：气虚血瘀，痰蒙清窍。

处方：

（1）中药治疗：治以补气活血化瘀，豁痰开窍醒神。生黄芪30g，地龙15g，桃仁15g，红花12g，当归15g，川芎15g，赤芍25g，牛膝30g，杜仲15g，菟丝子15g，熟地25g，远志15g，石菖蒲15g，木瓜10g，白芥子10g，佛手15g，香橼15g。7剂，水煎服，每日1剂，分早晚2次服用。

（2）针灸1疗程，补气活血化瘀，豁痰开窍醒神，通任安神。主要取穴丰隆、阳陵泉、神门、三阴交。

嘱患者忌食辛辣、过咸、油腻食物，保持心情舒畅，情绪稳定。

二诊（2009年11月7日）：患者面色开始有神气，想要说话，偶尔有腹胀，舌质暗，脉沉滑。处方：初方加水蛭10g，苏子10g，莱菔子10g。7剂，水煎服，每日1剂，分早晚2次服用。其余维持原治疗方案。

三诊（2009年11月14日）：患者右侧上下肢微微有力，有时能说一两个字，偶尔有口干，舌质暗苔白，脉沉滑。处方：二诊方去木瓜、菟丝子，加石斛15g，鳖甲15g，丹参15g。7剂，水煎服，每日1剂，分早晚2次服用。其余维持原治疗方案。

遵前法治疗至2010年2月6日，患者基本不需借助外力可自行行走，言语流畅清晰。嘱其回家注意保养，加强锻炼。并依上方配制丸药，以巩固治疗。

半年后电话随访患者，患者诉近况良好。

按：分析本案，属气虚血瘀，气虚无力推动血液运行，而瘀血常与痰浊并病，阻滞经脉，影响气血运行，不能畅达于脑，故神机失运，发为偏枯失语。结合患者舌脉，陆小左教授以鸡猴羊兔汤加减。用生黄芪大补元气；地龙通经活络；桃仁、红花、当归、川芎、赤芍、地龙活血养血，化瘀通络；牛膝引血下行；杜仲、菟丝子补益肾阳；熟地填精益髓，石菖蒲、远志涤痰开窍；木瓜舒筋活络，和胃化湿；白芥子温肺化痰通络；佛手、香橼理气和中，燥湿化痰。因本案患者就诊及时，故能效如桴鼓。

本例配合针灸治疗以调气血、和阴阳。丰隆为足阳明胃经腧穴、络穴，别走太阴，能沟通脾胃二经，有和胃气，降浊逆，化痰湿之功；阳陵泉为足少阳胆经腧穴，乃本经脉气所入，为合土穴，又是八会穴之一筋之会穴，有疏泄肝胆，清热利湿，舒筋通络，缓急止痛之效。丰隆以通降为主，阳陵泉以沉降为要，二穴伍用，通降腑气，清热除痰之功益彰；神门安神定志，清心凉营，通络止痛；三阴交补脾土，助运化，通气滞，调气血。神门善走气分，三阴交善行血分，神门以调气为主，三阴交以养阴为要，二穴伍用，一气一血，一心一肾，共奏调气血、和阴阳，养心安神，交通心肾之功。

病案三

王某，女，60 岁。2009 年 12 月 19 日初诊。

主诉：口角流涎半个月。

现病史：患者自述最近半个月来口角流涎，受风受凉后左侧面部及肢体发麻，四肢活动尚可，偶尔头痛，头晕，多梦，口干多饮，多尿，便溏，饮食尚可。

既往史：脑梗死，心肌缺血，颈椎病，高血压。

查体：舌红苔少，舌体有大小不等的散点状瘀斑，边有齿痕，舌尖无苔；左手脉沉弦细，右手细滑。

诊断：中风先兆。

辨证：脾肾亏虚，气虚血瘀。

处方：

（1）中药治疗：治以补肾健脾，活血化瘀。黄芪 30g，鸡血藤 30g，牛膝 30g，杭芍 25g，熟地 25g，桃仁 15g，肉苁蓉 15g，川芎 15g，当归 15g，申姜 10g，淫羊藿 15g，菟丝子 15g，地龙 15g，莱菔子 15g，杜仲 15g，红花 12g，天麻 15g，丹参 15g，檀香 10g，砂仁 10g，女贞子 15g。7 剂，水煎服，每日 1 剂，分早晚 2 次服用。

（2）针灸1疗程，以补肾健脾，活血化瘀，安神通任。主要取穴关元、肾俞、太溪、太冲。

（3）耳针调平。基本穴加心、脑、皮质下、降压沟。

嘱患者忌食辛辣、过咸、油腻食物，保持心情舒畅，情绪稳定。

二诊（2009年12月26日）：患者自述口角流涎减少，肢体麻木消失，无其他不适症状。脉细弦滑，舌红苔少。处方：初诊方加黄芩20g。其余维持原治疗方案。

三诊（2010年1月2日）：自述现在偶尔有口角流涎。暗红舌，薄白苔，脉细滑。处方：二诊方去黄芩。其余维持原治疗方案。

四诊（2010年1月9日）：上述症状均无，暗红舌，薄白苔，脉细。嘱咐患者按三诊方7剂以巩固治疗，并保持情绪舒畅。

半年后电话随访患者，患者诉其近况良好。

按：本例患者年老体弱，元气自衰，气虚不摄出现口角流涎症状；气虚则不能推动营血上荣清窍，故出现头痛、头晕等症；络脉空虚，则易感受风寒邪气，出现肢体发麻症状，此为中风先兆，当及时扶正防邪乘虚而入。同时肾水不足，不能上济心火，则出现梦多、口干多饮之症。故而陆小左教授用鸡猴羊兔汤以补肾益气，活血化瘀，用黄芪顾护卫表，防邪乘虚而入；鸡血藤、牛膝、川芎、熟地、桃仁、红花等活血化瘀，合肉苁蓉、淫羊藿、女贞子等阴阳双补；又考虑到患者既往心肌缺血等病史，合丹参饮以活血祛瘀，行气止痛。陆小左教授处方以"通路理论"为指导，以"通"为要，考虑周全，防患于未然，正体现中医治未病的思想。

针灸治疗取穴关元以补气为主，肾俞以补阴为要，二穴伍用，同走下焦，协同为用，培补先天，温养后天之功益彰；太溪为肾经"原"穴，有滋肾阴、壮元阳、强腰膝之功。足厥阴肝经属肝、络肾，肝为风木之脏，肝藏血，有贮藏、调节血液的功能，故肝有血海之称，太冲为肝经"原穴"有疏肝理气，活血通络，平肝息风之效；太溪突出一个"补"字，太冲侧重一个"泻"字。二穴伍用，一补一泻，相互制约，相互为用，相互依赖，相互促进，滋肾平肝，移盈补亏，清上安下，潜降血压之功益彰。配合耳针调平基本穴加心、脑、皮质下、降压沟，协同作用，多向调理，能扶助正气，调畅气机，安神养脑。

病案四

章某，男，71 岁。2010 年 3 月 30 日初诊。

主诉：左半身乏力 4 个月。

现病史：患者自述 4 个月前发生脑梗死，经医院治疗后仍有左侧肢体乏力，行走不便，头晕，言语不畅等症状。二便正常，睡眠尚可，饮食尚可，视力正常，血压 150/85mmHg，伴房颤，左右心房扩大，血糖偏低，胆固醇偏低。

既往史：冠心病，糖尿病，高血压病。

查体：舌质暗，舌下脉络紫，苔白腻；脉细弱。

诊断：脑梗死，中风后遗症。

辩证：气虚血瘀。

处方：

（1）中药治疗：治以补气活血，化瘀通络。莱菔子 15g，熟地 25g，红花 12g，牛膝 30g，鸡血藤 30g，桃仁 15g，申姜 10g，地龙 15g，生黄芪 30g，肉苁蓉 15g，菟丝子 15g，淫羊藿 15g，杜仲 15g，杭白芍 25g，当归 15g，川芎 15g，丹参 15g，砂仁 10g，檀香 10g，党参 20g，麦冬 20g，五味子 10g。7 剂，水煎服，每日 1 剂，分早晚 2 次服用。

（2）针灸 1 疗程，补气活血化瘀，安神通任。基本取穴肾俞、关元、阳陵泉、太冲。

（3）耳针调平。基本穴加心、脑、皮质下、降压沟。

嘱患者忌食辛辣、过咸、油腻食物，保持心情舒畅，情绪稳定。

二诊（2010年4月3日）：患者自述左侧身乏力及活动不便有改善，血糖和胆固醇检查仍偏低，但较以往升高，易出汗，疲劳，头晕，饮食尚可，睡眠可，二便正常。舌质暗，苔白腻，脉细弱。处方：初方加甘松10g。7剂，水煎服，每日1剂，分早晚2次服用。其余维持原治疗方案。

三诊（2010年4月10日）：患者自述仍偶有头晕，左侧乏力及活动不便已基本消失，睡眠、饮食和二便均正常，舌质微暗，苔白，脉细。处方：二诊加天麻15g，白蒺藜15g，去檀香。7剂，水煎服，每日1剂，分早晚2次服用。其余维持原治疗方案。

四诊：（2010年4月17日）：患者自述状态可，症状均有缓解，舌红微暗，苔薄黄，脉细。处方：三诊方加黄芩20g。7剂，水煎服，每日1剂，分早晚2次服用。其余维持原治疗方案。

五诊：（2010年4月24日）：患者自述状态良好，希望继续巩固治疗。查舌红微暗，苔薄，脉细。处方：沿用上方，做水丸，服用3个月。并嘱患者适寒温，调饮食，注意保养。

1年后电话随访，患者自述状态良好，并按医嘱注意保养。

按：此患者七十有余，心气不足，鼓动无力，气血不能上荣则见头晕、神疲、乏力等"不荣"清窍之症。患者舌暗为瘀血之象，苔白腻为水湿内停之征，痰湿阻于舌络则见语言不利。故陆小左教授用自拟方鸡猴羊兔汤以补气养血，活血化瘀，并考虑到既往冠心病史及不足之脉，合丹参饮养血护心，生脉散益气生津，敛阴止汗。配合针灸治疗选穴，肾俞为肾脏之背俞穴，功擅滋补肾阴，温补肾阳，益阴填髓，聪耳明目，促气化。关元以补气为主，肾俞以补阴为要，二穴伍用，同走下焦，协同为用，培补先天，温养后天。阳陵泉为足少阳胆经腧穴，乃本经脉气所入，为合土穴，又是八会穴之一筋之会穴，有疏泄肝胆，舒筋活络，缓急止痛之功。太冲为足厥阴肝经腧穴，为本经脉气所注，为俞土穴，有疏肝理气，活血通络，平肝息风之效。胆为腑属阳，肝为脏属阴，阳陵泉、太冲二穴伍用，一表一里，一脏一腑，调和肝胆，理气止痛，活血散瘀之功益彰。耳针治疗以调平基本穴加心、脑、皮质下、降压沟，多种方法协同作用，多向调理，扶助正气，调畅气机，安神养脑。

胸　痹

胸痹是指以胸部闷痛，甚则胸痛彻背，喘息不得平卧为主症的一种疾病。轻者仅感胸闷如窒，呼吸欠畅；重者心痛彻背，背痛彻背。胸痹进一步发展则为真心痛，特点为剧烈而持久的胸骨后疼痛，伴心悸、水肿、肢冷、喘促、汗出、面色苍白等症状，甚至威胁生命。根据本病的临床特征，主要与现代医学的冠状动脉粥样硬化性心脏病（心绞痛、心肌梗死）密切相关。我国仍属冠心病低发国家，但20世纪80年代以来，我国心血管病发病率和死亡率呈逐年上升趋势。

一、病因病机

1. 不通　外邪侵袭，尤以寒邪为主，寒性凝滞，血液运行受阻，发为胸痹；情志内伤，肝失疏泄，气机郁滞，不通则痛；饮食失节，脾失健运，内生痰湿、水饮，阻于心包经脉，发为胸痹；肝郁气滞，气郁化火，灼津为痰，气滞痰阻，血行不畅，气滞血瘀，或痰瘀交阻，胸阳不运，心脉痹阻，不通则痛，发为胸痹。

2. 不荣　禀赋不足，劳欲过度，久病耗伤，肾阳不足，心气不足，或心阳不振，血脉失于温运，痹阻不畅则发病。如肾阴亏虚，则不能上济于心，心脉失养，可发为胸痹；气血亏虚，不能濡养心脉，也可发为胸痹。

3. 不平　不平主要表现为脏腑功能失常、阴阳失调。肾阴亏虚则不能濡养五脏之阴，水不涵木，不能上济于心，心肝火旺，心阴耗伤，心脉失于濡养而发为胸痹。心阴不足，心火炽盛，下灼肾水，进一步耗伤肾阴；或心肾阳虚，痰饮乘于阳位，阻滞心脉，发为胸痹。

不通、不荣、不平三个方面在胸痹的发病中往往交互作用，相互影响，临诊中当辨清主次，以指导治疗。

二、临床表现

胸痹的临床表现特点为：①膻中或心前区憋闷疼痛。②放射痛，痛彻左肩背、咽喉、胃脘部、左上臂内侧等部位。③疼痛呈反复发作性，一般持续几秒到几十分钟，休息或服药后缓解。④常有操劳过度、抑郁恼怒、多饮暴食或气候变化等诱因，也有无明显诱因或安静时发作者。⑤中年以上发病多见。⑥伴见症状：心悸、气短、自汗，甚至喘息不得平卧。严重者可见胸痛剧烈，持续不解，汗出肢冷，面色苍白，唇甲青紫，脉散乱或微细欲绝等危侯，可发生猝死。

三、治疗

（一）中药治疗

1. 用药特点　陆小左教授善用白芍配伍黄芪、党参、桂枝、当归、香附、木香、元胡等加减治疗，取其通达血脉，缓挛急之功，对于因劳伤过度，伤及脾胃，气血亏虚所致的痹痛，用白芍配以补脾养血之品，以补久病之多虚，兼以通络除痹。对于外邪较重的风寒湿痹证，陆小左教授善用白芍配伍羌活、独活、秦艽、川芎、威灵仙加减治疗，取白芍疏肝柔筋的效果。

基本处方：陆教授在胸痹治疗中，常以自创"冠心病方"为基础方，药物组成为：丹参、檀香、砂仁、党参、麦冬、五味子、炙甘草、桂枝、生地、干姜、半夏、瓜蒌皮 、厚朴、薤白。

常用中药：

	Ⅰ类药	Ⅱ类药	Ⅲ类药
补益阳气	黄芪、党参	五味子、甘草	葛根、白术、肉桂、寄生、附子
活血化瘀	丹参、川芎	红花、郁金、赤芍	三七、桃仁、降香、地龙、血竭、益母草、蒲黄
滋阴养血	—	当归、麦冬	地黄、白芍、枸杞、黄精、玄参
理气宽胸	—	瓜蒌、薤白	枳壳、石菖蒲、香附、冰片、柴胡、薤白、檀香
化痰和胃	—	山楂	茯苓、半夏、陈皮、海藻、贝母
养心安神	—	—	枣仁、远志、琥珀
芳香通络	—	—	冰片、麝香、牛黄、苏合香

2. 分型论治

【心血瘀阻】

症状：心胸疼痛，如刺如绞，痛有定处，入夜为甚，心痛彻背，背痛彻心，或痛引肩背，暴怒或劳累后加重，胸闷，舌质紫暗，有瘀斑，苔薄，脉弦涩，或结代。

治法：活血化瘀，通脉止痛。

方药：冠心病方加减。

丹参15g，檀香10g，砂仁10g，党参20g，麦冬20g，五味子10g，炙甘草15g，桂枝10g，生地25g，干姜10g，半夏15g，瓜蒌皮20g，厚朴15g，薤白10g，桃仁15g，红花10g，赤芍15g，柴胡10g，川芎15g，牛膝30g。

方义：本方祛瘀通脉，活血行气止痛，用于胸中瘀阻，血行不畅，心胸疼痛，痛有定处，胸闷心悸之胸痹。

【气滞心胸】

症状：心胸满闷，隐痛阵作，痛无定处，遇情志不遂时诱发或加剧，脘胀嗳气，时欲太息，或得嗳气、矢气则舒，苔薄或薄腻，脉细弦。

治法：疏肝理气，活血通络。

方药：冠心病方加减。

丹参15g，檀香10g，砂仁10g，党参20g，麦冬20g，五味子10g，炙甘草15g，桂枝10g，生地25g，干姜10g，半夏15g，瓜蒌皮20g，厚朴15g，薤白10g，陈皮15g，柴胡10g，川芎15g，枳壳10g，芍药15g，香附10g。

【痰浊闭阻】

症状：胸闷重而心痛微，痰多气短，肢体沉重，形体肥胖，遇阴雨天诱发或加重，倦怠乏力，纳呆便溏，咯吐痰涎，舌体胖大边有齿痕，苔浊腻或白滑。

治法：通阳泄浊，豁痰宣痹。

方药：冠心病方合涤痰汤加减。

丹参15g，檀香10g，砂仁10g，党参20g，麦冬20g，五味子10g，炙甘草15g，桂枝10g，生地25g，干姜10g，半夏15g，瓜蒌皮20g，厚朴15g，薤白10g，南星10g，枳实10g，茯苓20g，橘红10g，石菖蒲15g，竹茹10g。

方义：两方均能温通豁痰，前方偏于通阳行气，用于痰阻气滞，胸阳痹阻者；后方偏于健脾益气，豁痰开窍，用于脾虚失运，痰阻心窍者。

【寒凝心脉】

症状：猝然心痛如绞，心痛彻背，喘不得卧，多因气候骤冷或骤感风寒而发病或加重，心悸，胸闷气短，手足不温，冷汗出，面色苍白，苔薄白，脉沉紧或沉细。

治法：辛温散寒，宣通心阳。

方药：冠心病方合当归四逆汤加减。

丹参15g，檀香10g，砂仁10g，党参20g，麦冬20g，五味子10g，炙甘草15g，桂枝10g，生地25g，干姜10g，半夏15g，瓜蒌皮 20g，厚朴 15g，薤白 10g，当归 15g，桂枝 10g，芍药 15g，细辛 3g，通草 10g。

方义：两方均能辛温散寒，助阳通脉。前方重在通阳理气；后方温经散寒为主。

【气阴两虚】

症状：心胸隐痛，时作时止，心悸气短，动则益甚，伴倦怠乏力，声低气微，面色㿠白，易于汗出，舌淡红，舌体胖且边有齿痕，脉细缓或结代。

治法：益气养阴，活血通脉。

方药：生脉散合人参养荣汤加减。

丹参 15g，檀香 10g，砂仁 10g，党参 20g，麦冬 20g，五味子 10g，炙甘草 15g，桂枝 10g，生地 25g，干姜 10g，半夏 15g，瓜蒌皮 20g，厚朴 15g，薤白 10g，熟地 6g，白芍 7g，黄柏 12g，远志 15g，陈皮 10g，白术 6g，白茯苓 12g，归身 12g，川芎 10g。

方义：生脉散、人参养荣汤均能补益心气。生脉散长于益心气，敛心阴，适用于心气不足，心阴亏耗者；人参养荣汤补气益血，安神宁心。

【心肾阴虚】

症状：心痛憋闷时作，虚烦不眠，腰膝酸软，头晕耳鸣，口干便秘，舌红少津，苔薄或剥，脉细数或结代。

治法：滋阴清火，养心和络。

方药：炙甘草汤合天王补心丹加减。

丹参 15g，檀香 10g，砂仁 10g，党参 20g，麦冬 20g，五味子 10g，炙甘草 15g，桂枝 10g，生地 25g，薤白 10g，酸枣仁 12g，柏子仁 10g，当归 15g，天冬 10g，玄参 10g，云苓 20g，远志 10g，桔梗 10g。

方义：两方均为滋阴养心之剂，前方养心安神为主，后方以养阴复脉见长。

【心肾阳虚】

症状：心悸而痛，胸闷气短，动则更甚，自汗，面色㿠白，神倦怯寒，四肢欠温，四肢肿胀，舌质淡胖，边有齿痕，苔白或腻，脉沉细而迟。

治法：温补阳气，振奋心阳。

方药：冠心病方合右归饮加减。

丹参15g，檀香10g，砂仁10g，党参20g，麦冬20g，五味子10g，炙甘草15g，桂枝10g，生地25g，干姜10g，半夏15g，瓜蒌皮20g，厚朴15g，薤白10g，熟地20g，山药20g，山茱萸15g，枸杞15g，菟丝子15g，鹿角胶10g，杜仲10g，当归15g。

方义：冠心病方通阳理气止痹痛；右归饮温肾助阳，补益精气，两方结合则扶正祛邪兼顾。

（二）针灸

1. 体针

基本取穴：扶正安神通任针法基本穴外关改内关，加璇玑、乳根。

加减：心血瘀阻加厥阴俞、郄门、血海、膈俞。气滞心胸加巨阙、厥阴俞、阳陵泉、期门、膈俞。痰浊闭阻加厥阴俞、丰隆、脾俞，厥阴俞、脾俞用补法；内关、丰隆用泻法。寒凝心脉加厥阴俞、郄门、血海，与内关施捻转法得气为度。心肾阴虚加厥阴俞、心俞、神门、太溪、三阴交。心肾阳虚加厥阴俞、巨阙、气海、关元同时用。

2. 耳针　耳针调平基本穴加心、皮质下、交感。

（三）生活调理指导

陆小左教授在胸痹的临床诊疗过程中，针对胸痹的发病特点，常嘱患者注意生活调理，对于病情向愈和预防都有重要的作用。如：避免过于激动或喜怒忧思无度，保持心情平静愉快；注意生活起居，寒温适宜；饮食宜清淡低盐，食勿过饱，戒烟酒等刺激之品，多吃水果及富含纤维素食物；劳逸结合，坚持适当活动，可进行安眠训练或八段锦、太极拳等柔和运动；保持大便通畅。

四、典型验案举例

病案一

朱某，女，55 岁。2009 年 8 月 18 日初诊。

主诉：心前区疼痛、胸闷 5 年。

现病史：患者述胸闷、憋气，心前区疼痛，痛连左臂、左背、胁肋。2005 年曾诊断为"冠心病"，服用复方丹参滴丸、芪参益气滴丸等药，症状缓解。停药后则感胸闷，膝以下觉凉，脚尤甚，热水泡脚后缓解；但上身觉热，汗出，腰疼，腕关节、指关节疼痛，服国公酒 3 天缓解。有多发性子宫肌瘤病史。左耳耳鸣多年，治疗无效。睡眠可，饮食少，二便可。

查体：脉沉缓，舌色紫暗，苔薄白。

诊断：胸痹；耳鸣。

辨证：气滞心胸。

处方：

（1）中药治疗：治以疏肝理气，活血通络。丹参 15g，檀香 10g，砂仁 10g，党参 20g，麦冬 20g，五味子 10g，炙甘草 15g，桂枝 10g，生地 25g，干姜 10g，半夏 15g，瓜蒌皮 20g，厚朴 15g，薤白 10g。7 剂，每日 1 剂水煎服，分早晚 2 次服用。

（2）针灸 1 疗程。基本取穴膻中、巨阙、内关。

（3）耳针调平。基本穴加心、皮质下、交感。

嘱其避免过于激动或喜怒忧思无度，保持心情平静愉快；注意生活起居，寒温适宜。

二诊（2009 年 8 月 25 日）：患者述胸闷、憋气、心前区疼痛未缓解。今日尿常规示 RBC 增高。太阳穴处疼痛，咽部有痰，咯之难出。舌暗苔白，脉沉无力。处方：萹蓄20g，木通10g，滑石25g（包煎），小蓟15g，藕节炭15g，蒲黄炭10g，栀子10g，瞿麦10g，车前子20g，甘草10g，丹参15g，砂仁10g，檀香10g，党参20g，麦冬20g，五味子10g，瓜蒌皮20g，柴胡10g，当归12g，杭白芍25g，半夏15g，厚朴15g。5 剂，每日 1 剂水煎服，分早晚 2 次服用。其余维持原治疗方案。

三诊（2009 年 9 月 1 日）：患者述症状好转，腰脊处疼痛，近日小腹隐痛，纳差，胃胀痛，咽部觉有痰，阵发性头痛。舌暗苔白，脉沉。处方：二诊方去藕节炭、蒲黄炭，加石菖蒲30g，葛根30g，香附15g，紫苏15g，7 剂，每日 1 剂水煎服，分早晚 2 次服用。其余维持原治疗方案。

四诊（2009 年 9 月 8 日）：患者述症状好转，仍觉肢体酸痛、沉重无力，腰痛好转，左胁肋胀痛，较前减轻，仍耳鸣。舌暗苔白，脉沉无力。处方：三诊方去木通、小蓟，加杜仲15g。5 剂，每日 1 剂水煎服，分早晚 2 次服用。其余维持原治疗方案。

五诊（2009 年 9 月 15 日）：患者述症状明显好转，左臂酸痛，腹胀，便秘，睡眠可，饮食可。舌暗苔白，脉弱。处方：四诊方加黄芪30g，白鲜皮25g。5 剂，每日 1 剂水煎服，分早晚 2 次服用。其余维持原治疗方案。

六诊（2009 年 9 月 20 日）：患者述症状基本消失，无明显其他不适。处方：五诊方做丸剂，继续服用 3 个月，以巩固治疗，预防复发。

半年后电话随访，患者已愈，未再复发。

按：本例患者心前区疼痛、憋闷，服复方丹参滴丸等药能缓解，可明确诊断为胸痹。患者年龄较大，病史较长，年老体弱，久病多虚，久病多瘀，加之脉沉缓，舌色紫暗，辨证为气滞心胸。患者上身觉热、汗出，但膝以下觉凉，为上热下凉之象。对症治疗，以疏肝理气，活血通络。后因尿血，按急则治其标原则用八正散加止血药以止血通淋，配以丹参饮治疗胸闷，再加入理气化痰药以化痰止痛。三诊尿血痊愈而仍背腹痛，则去止血药加葛根、香附等以止痛。后病情稳定，方无大变，效不更方以巩固疗效。

患者久病致气滞血瘀，配合针灸治疗以理气散瘀。膻中为任脉腧穴，为八会穴之气之会穴，又是心包络的募穴，穴居胸之中央，两乳之间，其功善调胸中大气，理气散瘀，宽胸利膈，调气降逆。巨阙为任脉腧穴，心之募穴，内应腹膜，上应膈肌，为胸腹之交关，分别清浊之格界，有理气畅中，除痰利膈之力。膻中以调理心包气机为主，巨阙以调理心经气机为要。二穴相合，一上一下，一内一外，君臣合谋，同心协力，故调和心胸之气，宽胸快膈，行气止病之功增强。而内关为手厥阴心包经腧穴、络穴，又是八脉交会穴之一，通于心、胸，功专宽胸理气，活络止痛。膻中与内关伍用，并走上焦，协力为用，开胸散结，理气止痛之功益彰。耳针治疗采用调平基本穴加心、皮质下、交感。针灸及耳针治疗协同作用，多向调理，能加强扶助正气，开胸散结，理气止痛之功。

病案二

刘某，男，64岁。2009年6月9日初诊。

主诉：心前区疼痛3月余。

现病史：患者述3个月前无明显诱因于晚间开始心前区疼痛，伴出汗，无反射痛，仅限于晚上，常因疼痛而醒，服速效救心丸后缓解。饮食可，二便可。

查体：脉弦；舌淡紫，苔白微腻。

诊断：胸痹。

辨证：心血瘀阻。

处方：

（1）中药治疗：治以活血化瘀，通脉止痛。丹参15g，檀香

10g，砂仁 10g，党参 20g，麦冬 20g，五味子 10g，炙甘草 15g，桂枝 10g，生地 25g，干姜 10g，半夏 15g，瓜蒌皮 20g，厚朴 15g，薤白 10g，桃仁 15g，红花 12g，三棱 10g，莪术 10g，5 剂，每日 1 剂水煎服，分早晚 2 次服用。

（2）针灸 1 疗程。基本取穴内关、足三里。

嘱其注意生活调理。

二诊（2009 年 6 月 16 日）：心前区疼痛有所缓解，心慌气短。舌淡紫苔白，微胖大，脉细弱。处方：初诊方加荜茇 10g，黄芪 30g。4 剂，每日 1 剂水煎服，分早晚 2 次服用。其余维持原治疗方案。

三诊（2009 年 6 月 20 日）：近日皮肤瘙痒，余症状缓解，尿短赤，脉弦，舌暗苔白微腻。处方：二诊方去桃仁、红花、三棱、莪术、荜茇、黄芪，加丹皮 15g，生地 25g，赤芍 25g，紫草 10g，银花 30g，防风 15g，浙贝 10g，花粉 20g。5 剂，每日 1 剂水煎服，分早晚 2 次服用。其余维持原治疗方案。

四诊（2009 年 6 月 27 日）：患者述症状进一步缓解，皮肤仍瘙痒，无其他特殊不适。脉弦，舌红苔白腻。处方：①三诊方加白鲜皮 25g，地肤子 15g，苦参 6g。7 剂，每日 1 剂水煎服，分早晚 2 次服用。②刮痧拔罐 1 次，其余维持原治疗方案。

五诊（2009 年 7 月 4 日）：患者述皮肤瘙痒缓解，气短，无其他特殊不适。脉浮，舌淡紫，苔白微腻。处方：丹参 15g，檀香 10g，砂仁 10g，党参 20g，麦冬 20g，五味子 10g，炙甘草 15g，桂枝 10g，生地 25g，干姜 10g，半夏 15g，瓜蒌皮 20g，厚朴 15g，薤白 10g，桃仁 15g，红花 12g，三棱 10g，莪术 10g，苦参 10g，银花 30g，黄芪 30g。7 剂，每日 1 剂水煎服，分早晚 2 次服用。其余维持原治疗方案。

六诊（2009 年 7 月 11 日）：患者基本痊愈，无其他不适。处方：上方做丸剂，继续服用 1 个月，以巩固治疗。

3 个月后随访，患者已愈，未复发。

按：本例患者仅晚上心前区疼痛，且新近起病，加之舌淡紫，故为心血瘀阻之象。汗出，苔白微腻，为心阳不足，无以温通血脉。故治以通阳行气，活血化瘀。取瓜蒌皮、薤白、半夏等以通阳泄浊，桃仁、红花、莪术活血化瘀。后因皮肤瘙痒，遂减桃仁、红花、三棱、莪术、荜茇、黄芪、加入丹皮、生地、赤芍、紫草、银花、防风、浙贝、花粉以滋阴，清热止痒。痒止后又换回原方加减直至病愈。

同时配合针灸治疗以扶助正气，开胸散后，理气止痛。内关为手厥阴心包经腧穴、络穴，别走少阳三焦，又是八脉交会穴，与阴维脉相通，有疏利三焦，宽胸理气，行气止痛，宁心安神之功。足三里为足阳明胃经腧穴，乃本经脉气所注，为胃经合穴、下合穴，有健脾和胃，行气止痛，调和气血，通经活络之效。内关以疏调上焦气机为主，足三里以斡旋中焦气机为要，内关开胸止痛，足三里和胃止痛，二穴伍用，一升一降，一上一下，清上安下，理气止痛之功益彰。

病案三

秘某，女，64 岁。2011 年 4 月 2 日初诊。

主诉：胸闷 1 个月余。

现病史：患者自述胸闷 1 个月余，时有发作，曾在西医院住院治疗 1 周（药物不详），未见好转。肝区胀，似有异物上冲，打嗝时疼痛，晨起左肩闷痛，左前胸刺痛。素有腰痛，曾针灸治疗，好转。喉中自觉有异物，可咯出白色黏稠痰，但须费力。活动后汗多，怕冷。大便黏稠，小便清长。入睡难，不易醒，饮食可。

查体：脉弦；舌色暗红，苔黄腻。

诊断：胸痹。

辨证：气滞心胸。

处方：

（1）中药治疗：治以疏肝理气，化痰通络。柴胡10g，当归15g，白芍20g，白术15g，茯苓30g，甘草10g，丹皮15g，栀子10g，砂仁10g，丹参15g，檀香10g，半夏15g，厚朴15g，紫苏15g，旋覆花15g，代赭石10g，7剂水煎服，每日1剂。

（2）针灸1疗程。基本取穴合谷、太冲。

嘱其调畅情志，适当柔和运动。

二诊（2011年4月9日）：胸闷好转，又见心悸、眩晕，肝区胀，自觉异物上冲症状、喉间异物症状未见好转。嗳气后舒适，神疲乏力。便溏，小便可，睡眠可，饮食可。脉弦，舌暗红，苔白。处方：初诊方加白芥子10g，苏子15g，莱菔子15g，郁金15g，香附15g，元胡20g。7剂水煎服，每日1剂。继续针灸治疗。

三诊（2011年04月16日）：胸闷好转，余症未见好转。腹胀，排气后舒适。右脚跟疼痛，脚凉。脉沉，舌红，苔黄厚。处方：当归15g，生地25g，桃仁15g，红花12g，甘草10g，赤芍25g，柴胡10g，川芎15g，桔梗10g，牛膝30g，半夏15g，厚朴15g，瓜蒌皮20g，沉香10g。7剂水煎服，每日1剂。继续针灸治疗。

四诊（2011年4月23日）：患者述感觉良好，无特殊不适。处方：三诊方不变，做丸药，继续服用1个月，以巩固疗效。

3个月后电话随访，患者已愈，未有复发。

按：本例患者症状以胀、闷为主，气滞当为患病主要因素；患者诉肝区胀，为肝气郁滞之象；患者咳痰，苔腻，加之其胀、闷表现，痰阻之象明显。方以逍遥丸合冠心病方加减，共奏疏肝理气、化痰通络之功。外加丹皮、栀子除热，旋覆花、代赭石降气以解患者异物上冲之感。二诊时加强行气化痰之功。三诊时予血府逐瘀汤合冠心病方加减，是在气滞、痰阻好转的基础上再予以活血化瘀之品，使气、痰、瘀皆除，患者胸闷、刺痛等症状可解。同时配合针灸形神并治，调和气血，通经活络，疏肝理气。

合谷为阳经代表性"原"穴，太冲属阴经代表性"原"穴。二穴伍用，一阴一阳，相互依赖，相互促进，阴平阳秘，斯疾乃除。

病案四

孙某，女，52 岁。2009 年 10 月 31 日初诊。

主诉：胸闷 3 天。

现病史：患者述胸闷、憋气 3 天，胸部闷痛，头痛，自觉心跳间歇性停顿，腿部阴雨天气时疼痛，入睡困难，易醒，早醒，白天精神差，饮食可，便秘。

既往史：有高血压、糖尿病病史。

查体：脉弦细；舌质色暗，苔薄白。

诊断：胸痹。

辨证：痰浊闭阻。

处方：

（1）中药治疗：治以通阳泄浊，豁痰宣痹。丹参 15g，檀香 10g，砂仁 10g，党参 20g，麦冬 20g，五味子 10g，炙甘草 15g，桂枝 10g，生地 25g，干姜 10g，半夏 15g，瓜蒌皮 20g，厚朴 15g，薤白 10g，荜茇 10g，元胡 20g，香附 15g，郁金 15g，合欢花 30g，牛膝 30g，夜交藤 30g，鬼箭羽 30g，白芍 25g，细辛 15g，川芎 15g。5 剂，每日 1 剂水煎服，分早晚 2 次服用。

（2）针灸 1 疗程。扶正安神通任基本穴加璇玑、巨阙、丰隆。

嘱其忌食用辛辣、油腻食物，以免助湿生痰。

二诊（2009 年 11 月 4 日）：患者述症状稍缓解，胸闷，便秘。脉弦，舌色暗，苔白厚。处方：一诊方加黄芪 30g，麻子仁 15g。7 剂，每日 1 剂水煎服，分早晚 2 次服用。继续针灸治疗。

三诊（2009 年 11 月 19 日）：患者述间歇性憋气好转，全身乏力，胸前有掣痛感，腹股沟阵发性疼痛，便秘。脉弦细，舌色暗，苔白。处方：二诊方加黄芪 30g。7 剂，每日 1 剂，水煎服，分早晚2次服用。继续针灸治疗。

四诊（2009年11月26日）：患者述胸部掣痛，背有酸沉，乏力好转，右腿乏力，寐差。脉弦，舌质暗，苔白厚。处方：三诊方去荜茇，加元胡10g。7剂，每日1剂水煎服，分早晚2次服用。继续针灸治疗。

五诊（2009年12月3日）：自述病情基本痊愈，看是否需要继续服药。处方：四诊方做丸药，继续服用1个月，以巩固治疗，预防复发。

半年后电话随访，患者已愈，未有复发。

按：胸痹之为病，总有胸阳不振，故患者有胸闷、心跳间歇性停顿；腿部阴雨天气时疼痛，此为营卫不足为本，寒凝痹阻经脉为标。气血不足，故脉细。因此用瓜蒌皮、薤白、半夏振奋心阳，佐以炙甘草、川芎、黄芪等活血通络之品。宗气下陷，肺气不降，则见便秘，用麻子仁润肠通便，佐以黄芪行气，使肺气得以肃降，故便通。针灸治疗是在扶正安神基础上，加璇玑宣通胸阳，降逆止咳；巨阙和胃利腑，调气安神。二穴合用，一上一下，一肺一心，宣导宗气，宽胸利膈，宁心安神之功益彰。丰隆为足阳明胃经腧穴、络穴，别走太阴，能沟通脾胃二经，有和胃气，降浊逆，化痰湿，清心安神之功。

糖尿病

糖尿病是一组以血糖水平增高为特征的代谢性疾病，是由于胰岛素分泌或作用的缺陷，或者两者同时存在而引起。中医学称之为"消渴"。中医药防治消渴有着悠久的历史，积累了丰富的经验，并形成了系统的理论体系和治疗方法。而近10余年来，中医药治疗糖尿病的内容不断发展和丰富，从发病机理、治则治法、辨证论治方面积累了大量的经验。

一、病因病机

陆小左教授经过多年的临床研究，从"不平、不通、不荣"三个方面阐明糖尿病的病机。其中阴阳失衡而导致的阴虚为患是糖尿病发病的实质，是为不平。由阴阳失衡引起气虚而导致机体修复能力差是消渴不愈之症结，是为不荣。在此基础上出现的痰瘀、血瘀等是消渴各种并发症发生的关键，其又能加剧阴虚气虚，最终导致阴阳两虚，这是消渴发病的趋势，此为不通为患。糖尿病发病过程中，不通、不荣、不平又常交互作用，相互为患。

二、临床表现

糖尿病的典型表现为"三多一少"，而今临床上这种典型的症状较为少见，尤其在糖尿病早期，"三多一少"的症状表现不明显。糖尿病早期症状可有：眼睛疲劳，视力下降；饥饿和多食；手脚麻痹或发抖；不明原因嗜睡；夜间多尿；体重减轻等。如果有以上任一症状，需要及时进行血糖检测。临床中常把糖尿病分为Ⅰ型糖尿病和Ⅱ型糖尿病。

糖尿病发病过程中，随着病情的恶化，可出现一系列的并发症，其中以视网膜症、肾病和神经障碍的发病率最高，被称为"糖尿病"的"三大并发症"。

三、治疗

（一）中药治疗

陆小左教授在糖尿病的治疗中强调标本同治、形神共调，根据临床经验总结基本用药如下：

	Ⅰ类药	Ⅱ类药	Ⅲ类药
益气生津	黄芪、山药	葛根、人参、黄精、五味子	白术、甘草
清热养阴	生地、天花粉	玄参、麦冬、知母	地骨皮、白芍、沙参、乌梅、石斛、龙骨、牡蛎、石膏
活血化瘀	丹参	—	川芎、丹皮、当归、红花、赤芍、桃仁、鬼箭羽、水蛭
清热燥湿		苍术、黄连	泽泻、栀子
调理气机	—	—	荔枝核、柴胡
和胃消食	—	—	大黄、山楂、鸡内金
化痰通络	—	—	僵蚕

（二）针灸

1. 体针　陆小左教授善用扶正安神通任针法，以达到调理脏腑、扶正祛邪、安神通任之功，对调治糖尿病有重要的作用。

加减：①辨证加减：阴虚内热加膈俞、脾俞、胰俞、肾俞、太溪；气虚阳衰加地机、尺泽。②随症加减：烦渴、口干加肺俞、承浆或金津、玉液；多食易饥、便结加胃俞、丰隆；多尿、盗汗加复溜；腹泻、身倦加阴陵泉、上巨虚；上肢痛加肩髃；下肢痛加风市、阴市、阳陵泉、解溪；视物模糊加肝俞、肾俞、太溪、光明、风池、睛明、承泣、太阳；小便不利加次髎、大赫、中极、肾俞、太溪。

2. 耳针　耳针调平基本穴加胰胆、耳中、缘中、耳迷根、皮质下。

（三）推拿

推拿对于治疗糖尿病及其并发症有较好的辅助作用，陆小左教授采用形神调节按摩术，并与扶正安神通任针法合用。推拿手法参照"失眠"中的论述。

（四）生活调理指导

不良的生活方式是糖尿病高发的一个重要因素，陆小左教授在临诊中常嘱患者注意生活调理，合理膳食，生活规律，加强锻炼，劳逸结合，戒烟戒酒等。

四、典型验案举例

王某，女，48岁。2010年4月6日初诊。

主诉：消渴伴下肢浮肿半年余。

现病史：患者述半年前由于下肢浮肿去医院检查得知患有糖尿病，遂于多家医院就诊。近来空腹血糖7.38mmol/L，饭后血糖12mmol/L，经生化、糖化检查，其总胆固醇、HDL、LDL、空腹静脉血糖、糖化血红蛋白均高于正常水平，血压150/90mmHg。5天前感冒至今未痊愈。平时月经偶有血块，量多。现消谷善饥，多饮多尿，时有头晕头痛，腰膝酸软，双下肢浮肿，按之凹陷不起，起立行走时有左腿膝关节疼痛麻木，干咳无痰，饮食可，睡眠可。

查体：舌暗苔少，舌胖大，边有齿痕，略有瘀斑；脉弦细。

诊断：消渴；痹证；外感咳嗽。

辨证：肝肾气阴两虚，气虚血瘀，兼有外感。

处方：

（1）中药治疗：治以滋养肝肾兼宣肺止咳。柴胡10g，山茱萸15g，鬼见羽30g，牡丹皮15g，泽泻15g，茯苓30g，牛膝30g，生黄芪30g，山药20g，白芍25g，当归15g，熟地25g，五味子10g，金樱子15g，知母15g，石斛30g，桑皮15g，陈皮15g，罂粟壳10g，百部15g，白前15g，桔梗10g。5剂，每日1剂水煎服，分早晚2次服用。

（2）针灸1疗程，扶正安神通任。

（3）耳针调平。

（4）推拿治疗，每周3次。

嘱其注意生活调理。

二诊（2010年4月10日）：咳嗽有所减轻，眩晕、头目发胀症状稍有减轻，两腿仍发沉，左腿膝关节仍疼痛。血压无明显变化。处方：初诊方减罂粟壳，加天麻15g，玄参20g，丹参15g，檀香10g，砂仁10g。7剂。其余维持原治疗方案。

三诊（2010年4月17日）：咳嗽消失，眩晕、头目胀痛、腰膝酸软疼痛症状明显减轻。处方：二诊方减桑皮、陈皮、百部、白前、桔梗，其余维持原治疗方案。

四诊（2010年4月22日）：诸症好转，咳嗽、眩晕、头目胀痛、腰膝酸软疼痛症状消失，腿肿明显消退。维持三诊治疗方案。嘱其注意定期检查，劳逸结合，饮食有节，起居有常，情志不可过激。

两周后患者前来复诊，腿肿已消，希望巩固治疗，遂以三诊方做水丸，每日3次，每次50粒，连续服用半年，以巩固疗效，并嘱其注意生活调理。

半年后随访，患者血糖基本恢复正常。

按：本例患者舌暗苔少，舌胖大，边有齿痕，略有瘀斑，脉弦细，辨证为肝肾气阴两虚，气虚血瘀，兼有外感。以自拟"糖尿病方"加减治之，在补益肝肾的同时又兼用牛膝补肝肾、强筋骨、逐瘀通经引血下行；柴胡疏肝解郁安神，五味子养阴生津、退散虚热等等。二诊患者眩晕、头目发胀、膝关节疼痛症状明显，故加天麻、玄参、丹参、檀香、砂仁以止眩活血通络。三诊时患者咳嗽症状消失，故减桑皮、陈皮、百部、白前、桔梗具有止咳化痰功效的药物，进一步发挥滋补肝肾，养阴生津的作用，达到降低血糖的目的。配合针灸治疗以理气化瘀。关元为精血之室、元气之所，功专培肾固本，补益元气，温中散寒。肾俞为肾脏之背俞穴，功擅滋补肾阴，温补肾阳，益阴填髓，聪耳明目，促气化，固下元。关元以补气为主，肾俞以补阴为要，二穴伍用，同走下焦，协同为用，培补先天，温养后天之功益彰。同时配以推拿、耳针等调形安神之法而收满意疗效。

面神经炎

面神经炎俗称"面瘫"、"歪嘴巴"、"歪歪嘴"、"吊线风"，是以面部表情肌群运动功能障碍为主要特征的一种常见病证。其典型症状是口眼歪斜。陆小左教授利用中医针药并用的优势治疗面瘫，临床疗效显著。

一、病因病机

1. 不通 风寒或风热乘虚而入中经络，导致气血痹阻，经筋功能失调，筋肉失与约束，出现口僻。

2. 不荣 禀赋不足，久病伤正，气血亏虚，筋脉失于濡养；或气血耗伤，阴液亏损，以致阴虚阳亢而生风，发为面瘫。

面瘫的发病过程中，"不荣"常由"不通"发展而来，"不荣"又可加剧或引发"不通"。"不通"、"不荣"之中可有阴阳失调、气血失和之象，即为"不平"。

二、临床表现

面瘫的主要临床表现为突发一侧面颊动作不灵、嘴角歪斜，西医称为"面部表情肌群运动功能障碍"。患者多因受风受寒后发病。患侧面部表情肌完全瘫痪者，前额皱纹消失、眼裂扩大、鼻唇沟平坦、口角下垂，露齿时口角向健侧偏歪。患侧不能作皱额、蹙眉、闭目、鼓气和撅嘴等动作。鼓腮和吹口哨时，因患侧口唇不能闭合而漏气。进食时，食物残渣常滞留于病侧的齿颊间隙内，并常有口水自该侧淌下。由于泪点随下睑内翻，使泪液不能按正常引流而外溢。

现代医学将面瘫主要分为周围型和中枢型两类。

1. 中枢型 为核上组织（包括皮质、皮质脑干纤维、内囊、脑桥等）受损时引起，出现病灶对侧颜面下部肌肉麻痹。从上到下表现为鼻唇沟变浅，露齿时口角下垂（或称口角歪向病灶侧），不能吹口哨和鼓腮等。多见于脑血管病变、脑肿瘤和脑炎等。

2. 周围型 为面神经核或面神经受损时引起，出现病灶同侧全部面肌瘫痪，从上到下表现为不能皱额、皱眉、闭目，角膜反射消失，鼻唇沟变浅，不能露齿、鼓腮、吹口哨，口角下垂（或称口角歪向病灶对侧），还可能出现舌前 2/3 味觉障碍。多因受寒、耳部或脑膜感染、神经纤维瘤引起。

三、治疗

（一）中药治疗

1. 用药特点

常用中药有：

	Ⅰ类药	Ⅱ类药	Ⅲ类药
息风止痉	僵蚕、全蝎、地龙、蜈蚣、防风	天麻	荆芥、钩藤
活血通络	川芎、赤芍	桃仁、红花、鸡血藤	丹参
益气养血	甘草、当归	黄芪、白芍、茯苓	白术
祛风化痰	白附子	白芷、羌活、细辛、生姜、葛根、胆南星	半夏、桂枝、麻黄
清热解毒	—	黄芩	板蓝根、秦艽

2. 分型论治

【风寒外束】

症状：发病突然，多为早上醒来发现一侧面部板滞、麻木，不能皱眉、鼓腮等，甚至有轻度歪斜。还可见头项冷痛，流清涕，微恶寒，舌质淡，苔薄白，脉浮紧。

治法：祛风化痰，散寒通络，息风止痉。

方药：牵正散加减。

当归15g，白芍25g，川芎15g，川牛膝30g，白僵蚕15g，全蝎10g，白附子15g，黄芪30g，山药30g，防风15g，甘草15g，莱菔子15g，红花12g，苏子15g，地龙15g，水蛭10g，葛根25g，桂枝10g。

方义：白附子味辛性温有毒，主入阳明经，善行头面，祛风化痰止痉，为君药。全蝎长于通络，僵蚕可化痰，共助君药祛风化痰止痉之力。葛根祛阳明寒湿之证，以解头项僵痛，且有疏风解表的作用。桂枝温经通络且加强解表之功。

【风热袭表】

症状：发病突然，多为早上醒来发现一侧面部板滞、麻木，不能皱眉、鼓腮等，甚至有轻度歪斜。伴有恶热，头痛肢楚，头胀痛，面红，咽喉肿痛，舌红苔薄黄，脉浮数。

治法：疏风散热，辛凉解肌，佐以解毒息风止痉。

方药：熄风方加减。

当归15g，白芍25g，川芎15g，川牛膝30g，白僵蚕15g，全蝎10g，白附子15g，黄芪30g，山药30g，防风15g，甘草15g，红花12g，苏子15g，地龙15g，水蛭10g，牛蒡子15g，金银花5g，黄芩10g。

方义：本方以活血通络，息风止痉的药物为主，配以金银花、牛蒡子以清热解毒，疏风散热；黄芩以解里热。二者合用可治疗以风热外感或风寒日久化热，痹阻气血，经筋功能失调而出现的面瘫。

【气血虚弱】

症状：除口眼歪斜症状外，伴面色㿠白，少气懒言，乏力身困，食少便溏，头晕目眩，心悸失眠，面部麻木，舌淡，苔白，脉细弱无力。

治法：益气补血，通经活络。

方药：鸡猴羊兔汤加减。

黄芪 30g，鸡血藤 30g，牛膝 30g，杭白芍 25g，熟地 25g，桃仁 15g，肉苁蓉 15g，川芎 15g，当归 15g，申姜 10g，淫羊藿 15g，菟丝子 15g，地龙 15g，莱菔子 15g，杜仲 15g，红花 12g，白僵蚕 15g，全蝎 10g，白附子 15g。

方义：本方以益气补血，通经活络的药物为主，配以白僵蚕、白附子，全蝎息风止痉。两者合用可治疗因长期患病，导致患者的气血耗伤，在病变的基础上出现气血亏虚症状；或因正气亏虚，无力祛邪外出，正虚邪恋所导致的面瘫。

【肝肾阴虚】

症状：病程较长，除口眼歪斜症状外，伴有眩晕耳鸣，头痛，面部肌肉跳动，少寐多梦，五心烦热，甚者潮热盗汗，舌质红，苔黄或腻，脉弦细数。

治法：滋补肝肾，息风通络。

方药：天麻钩藤饮加减。

天麻 20g，钩藤 15g，桑寄生 20g，牛膝 15g，白芍 20g，玄参 15g，天冬 10g，石决明 15g，黄芩 6g，夏枯草 15g，菊花 10g，枸杞 20g，全蝎 10g，白僵蚕 10g。

方义：天麻、钩藤、石决明、黄芩、夏枯草平肝止痉，泻肝热。桑寄生、牛膝、枸杞滋补肝肾，补阴虚。全蝎、白僵蚕息风搜络，止痉。若虚烦不得眠，加酸枣仁、知母、黄柏以滋阴清热。

（二）针灸

1. 独针　陆小左教授继承已故老中医李玉磷仅用肘髎一穴治疗周围性面瘫初期的技术，临床疗效显著。

取穴：在上臂外侧，屈肘，曲池上方 1 寸，当肱骨边缘处。

直刺 1 寸，捻转提插 1 分钟后留针 1 小时，对周围性面神经炎发病 48 小时之内患者效果显著。

2. 体针 中、晚期面神经炎治疗一般采用整体调节与局部治疗相结合。

（1）扶正安神通任针法，基本取穴百会、四神聪、风池、印堂、太阳、合谷、外关及太冲穴，整体调理，治其病源。

（2）局部取下关、阳白、颧髎、地仓、颊车、迎香等穴进行局部刺激，以舒缓面部肌肉、筋脉，有助于面部症状的缓解。

3. 耳针 耳针调平基本穴加心、脑、皮质下、枕。

陆小左教授治疗面神经炎强调整体与局部相结合，提倡尽早治疗。除用中药、针灸治疗外，还可根据实际情况采用刺络拔罐、推拿等方法。同时，陆小左教授也强调患者注重情志调节和自我功能锻炼。

四、典型验案举例

病案一

王某，男，45 岁。2010 年 11 月 5 日初诊。

主诉：面部麻痹、口歪 2 天。

现病史：患者述 2 日前睡觉没有关窗，面部受凉而致面部发麻，且麻木感逐渐明显，口角稍歪向左侧，面部活动不灵活，遂前来就医。饮食、睡眠可，小便正常，大便调，有轻微咳嗽，微恶寒。血压 140/90mmHg。

既往史：无。

过敏史：无。

查体：脉浮，舌红，苔薄白，舌体稍大，无齿痕。

诊断：周围性面神经炎。

辨证：风寒外束，阻于头面经络。

处方：

（1）中药治疗：治以祛风散寒，温通经络，佐以息风止痉。当归 15g，白芍 25g，川芎 15g，川牛膝 30g，白僵蚕 15g，全蝎 10g，白附子 15g，白蒺藜 30g，防风 15g，甘草 15g，红花 12g，白术 15g，地龙 15g，蜈蚣 10g，葛根 24g，桂枝 10g。7 剂，水煎服，每日 1 剂，分早晚 2 次服用。

（2）针灸 1 疗程，以疏风散寒解痉。并嘱患者注意防寒保暖。

二诊（2010 年 11 月 12 日）：患者自诉面部麻木感减轻，面部喝斜明显好转，但仍然感到活动不利。处方：初诊方 7 剂，水煎服，每日 1 剂，分早晚 2 次服用。嘱患者每日 3 次面部按摩及面部功能锻炼，晚上睡前毛巾热敷 15 分钟。

三诊（2010 年 11 月 17 日）：患者自述麻木感消失，面部活动已恢复正常状态，最近偶有咳嗽，鼻塞，痰少色白。处方：初诊方加杏仁 15g，半夏 10g，桂枝改 15g。7 剂，水煎服，每日 1 剂，分早晚 2 次服用。针灸治疗加迎香。其余维持原治疗方案。

四诊（2010 年 11 月 24 日）：患者口角位置已正，无异常感觉。舌红，苔薄白，脉滑。患者希望巩固治疗。处方：停止用药，继续针灸 1 疗程。并嘱患者注意天气变化，常备玉屏风散扶正固表，注意生活起居。

1 个月后随访，患者痊愈。

按：面瘫的发生春秋之季多见，乃因感受风寒邪毒，上犯头面，致使经络阻痹，气血郁滞，属于"不通"。该病发生发展均较快，符合风善行而数变的特性，故于病起之初，治当祛风解痉为主。本例患者因不慎受风而致面瘫，根据证候可诊断为外感风寒之邪所致，故用牵正散方加解表药治之，以祛风化痰，散寒通络，息风止痉。同时配以针灸扶正调神针法，既可进行局部调节，又扶助人体正气的恢复。三诊时患者出现咳嗽、鼻塞等外感表证症状，故加杏仁、半夏，并增加桂枝的用量，以加强解表散寒、止咳之功。同时，针灸治疗加迎香穴以改善鼻塞的症状。

病案二

张某，男，59 岁。2010 年 8 月 18 日初诊。

主诉：左侧面部麻木 15 天。

现病史：患者自诉 15 天前去超市不慎着凉，出现面部麻木，稍有口歪，遂去医院检查，诊断为"面瘫"。输液治疗不明显，故来我处就诊。现左侧鼻唇沟变浅，鼓腮时漏气，左侧额头纹消失，左耳后疼痛，耳道有少量疱疹。微恶热，饮食、睡眠及二便正常。

既往史：有颈椎病史。

过敏史：无。

查体：舌红，苔微黄；脉浮弦。

辨证：风寒入里化热，阻塞气血经络。

处方：

（1）中药治疗：牵正散与龙胆泻肝汤加减化裁。当归 15g，白芍 25g，川芎 15g，川牛膝 30g，白僵蚕 10g，全蝎 10 g，白附子 10g，茯苓 30g，车前子 15g，生甘草 10g，龙胆草 12g，白术 15g，地龙 15g，蜈蚣 10g，生地 15g，金银花 15g，黄芩 10g。7 剂，水煎服，每日 1 剂，分早晚 2 次服用。

（2）针灸 1 疗程。

（3）刺络拔罐，取大椎穴，留罐 10 分钟。

嘱患者远离空调、电扇，谨防再次受风。

二诊（2010 年 8 月 23 日）：患者述面部麻木感减轻，耳部疼痛减轻，但面部仍然无知觉。舌红，脉浮弦。处方：初诊方 7 剂，水煎服，每日 1 剂，分早晚 2 次服用。其余维持原治疗方案。

三诊（2010 年 8 月 29 日）：患者述面部麻木感减轻，面部外观基本恢复正常，鼓腮稍漏气，饮食可，睡眠可。舌红，脉浮。处方：二诊方加木瓜 10g。7 剂，水煎服，每日 1 剂，分早晚 2 次服用。其余维持原治疗方案。

四诊（2010年9月5日）：患者述所有症状缓解，只是面部活动稍有不适，偶有虚汗。处方：①三诊方7剂，水煎服，每日1剂，分早晚2次服用。②背部刮痧。其余维持原治疗方案。

五诊（2010年9月10日）：患者述诸症皆有缓解，无明显不适。处方：继续针灸治疗1疗程，并配合刮痧、拔罐巩固治疗，并嘱患者注意生活起居，预防受风。

半年后随访，患者面部恢复正常，未复发。

按：本例患者乃因太阳中风，外邪入里化热，熏蒸肝胆，肝胆湿热，循经瘀阻头面耳后经络。患者除面肌不收、口眼歪斜外，出现典型的耳疼、疱疹肝胆湿热证。故用牵正散与龙胆泻肝汤化裁，并配以金银花等清热解毒药，同时配合刺络、刮痧、拔罐等法，以调理经络脏腑。

病案三

成某，男，30岁。2011年3月27日初诊。

主诉：左侧面部麻痹、口歪5天。

现病史：患者5天前清晨洗头后即出门上班，1小时后自感口眼㖞斜、麻痹，逐渐加重，当日即到西医院静脉输液血塞通和地塞米松，肌注VB$_{12}$，5天来未见好转，前来就医。现眼口向右歪，左侧鼻唇沟消失，额纹消失，头晕，乏力，大小便正常。

既往史：无。

过敏史：无。

查体：舌暗红边有齿痕，苔白厚腻；脉弦滑。

辨证：邪中经络，痰湿血瘀。

处方：

（1）中药治疗：治以息风止痉，补气活血，祛痰通络。黄芪30g，鸡血藤30g，天麻10g，地龙15g，清半夏10g，厚朴10g，白术15g，白僵蚕15g，全蝎10g，白附子15g，葛根20g。7剂，水煎服，每日1剂，分早晚2次服用。

（2）针灸治疗1疗程。

（3）耳针调平。

二诊（2011年4月3日）：患者述面部症状有缓解，闭嘴时口眼位置基本正常，吹气时稍向右㖞斜。舌暗红胖大，苔白腻，脉弦滑。处方：初诊方加茯苓30g。7剂，水煎服，每日1剂，分早晚2次服用。其余维持原治疗方案。

三诊（2011年4月11日）：患者面部恢复正常，头晕消失。舌暗红苔薄白，脉滑。处方：维持二诊治疗方案。

四诊（2011年4月17日）：患者无异常感觉，舌暗红，苔薄白，脉滑。处方：停汤药，二诊方改丸药继续服用1个月以巩固治疗。

3个月后随访，患者痊愈。

按：本例患者是感受外风中经络而面瘫，"血塞通"善治内风中脏腑之疾患，故静脉输液无效。患者经大量激素冲击治疗，身体已正虚邪实，除具面瘫主症外，还出现气虚痰湿之证，属于"不荣"。治当以息风止痉，健脾补气，活血化瘀，祛痰。这符合"治风先治血，血行风自灭"之旨。标本兼治，故疗效显著。同时配合针灸和耳针，加强其全身调节。

外科疾病

颈椎病

颈椎病又称颈椎综合征，是颈椎骨关节炎、增生性颈椎炎、颈神经根综合征、颈椎间盘突出症的总称，是一种常见的中老年性疾病。近年来，随着生活方式的改变、办公自动化的普及，在年轻人群中的发病率也逐年上升，呈现职业化、低龄化等特点，严重困扰着广大患者的身心健康。

陆小左教授多年来从事颈椎病的中医治疗研究，总结并形成了一套完整而有特色的诊疗思路和方法，临床疗效显著。

一、病因病机

陆小左教授根据各发病人群的个体因素、躯体原因、精神因素等进行综合分析，将颈椎病的病因病机分为不通、不荣、不平三个方面。

1. 不通　久居湿地，天冷衣单等，风、寒、湿邪入侵，痹阻颈肩经脉，经脉不通，或为疼痛，或为活动不灵，发为颈椎病。

2. 不荣　禀赋不足，年老体衰，劳倦过度，久病耗伤，肾精亏虚，肝血不足，筋脉失养，不荣则痛，发为颈椎病。

3. 不平　多因颈部闪挫、外伤等，伤及筋脉、气血。或坐卧不当，经脉失和，日久累及气血，气血失和，运行不畅，发为颈椎病。

二、临床表现

陆小左教授在临床中总结颈椎病患者常见有五大症状，即颈背痛、头晕或痛、上肢麻木、视觉障碍和颈神经支配的脏器症状。临证时还需观其面色，查其舌脉，以辨虚实阴阳。目前，临床常根据颈椎病的不同表现将其分为颈型、神经根型、脊髓型、椎动脉型和交感神经型。

三、治疗

陆小左教授在颈椎病的治疗中，强调综合调治，以尽快缓解症状，遏制病情的进一步发展。治疗时除运用常规中药煎剂内服外，还配以中药外敷、针灸、推拿以及生活调理等，形成综合立体的整体治疗体系。

（一）中药治疗

1. 用药特点　陆小左教授在颈椎病的治疗中，多以"活血化瘀，补益肝肾"为治则，在用药方面，善用强肾壮骨、祛风通络、活血化瘀之药，以扶正祛邪兼顾，内服外用结合，疗效快且稳定、持久。例如白芍用量每达 25g，取白芍滋阴养血，调补肝肾之阴。其常用中药有：

	Ⅰ类药	Ⅱ类药	Ⅲ类药
祛风除湿	葛根	威灵仙、羌活、天麻、独活、木瓜、白芷、陈皮、茯苓、伸筋草、透骨草、桑枝	生姜、防风、枳壳、五加皮、菊花、薄荷、冰片
温经散寒	桂枝	细辛、川乌、草乌	—
活血化瘀	—	红花、没药、牛膝、乳香、赤芍、桃仁、穿山甲、鸡血藤、姜黄、䗪虫	莪术、三棱
养血荣筋	川芎、当归、白芍	黄芪、地黄、淫羊藿、枸杞、骨碎补、人参	杜仲、狗脊、鹿衔草、续断、何首乌
舒筋通络	—	半夏、地龙、蜈蚣、僵蚕、全蝎、	天南星、马钱子、龙骨、乌梢蛇、鹿角

2. 内服基础方　陆小左教授自创"鸡猴羊兔汤"基础方，各型颈椎病随证加减。"鸡猴羊兔汤"由补阳还五汤与长春中医药大学程绍恩教授骨质增生丸相合加减而成，主治颈椎病、腰椎病、退行性骨关节炎等骨质增生疾病。

方中重用生黄芪大补脾胃之元气，令气旺血行，瘀去络通；当归、鸡血藤、白芍活血化瘀通络；川芎、桃仁、红花活血祛瘀；地龙、天麻通经活络；牛膝、申姜温补肾阳，活血通络；熟地、山茱萸补益肝肾，益精助阳；肉苁蓉、淫羊藿、菟丝子、杜仲温补肾阳；莱菔子行气消滞，通畅气血。配伍特点为补气药、温阳药和活血药相配，使气旺则血行，活血而不伤正，血脉温通，气血调和，共奏补气活血通络止痛之效。

药物加减：兼头痛头晕失眠可加天麻；兼有胸闷憋气症状可加丹参、檀香、砂仁；兼有颈背僵硬者可加桂枝、伸筋草、葛根；兼有表证者加桂枝、独活；痛甚者加秦艽、威灵仙；痛仍不减再加川乌；耳鸣、脑鸣者可加远志、石菖蒲。

3. 外用基础方 中药外用方面，陆小左教授以自创已获国家发明专利的"祛痹外用方"为基础方，根据具体临床表现进行加减应用。

处方：豨莶草30g，桑枝30g，苏木30g，威灵仙15g，伸筋草15g，乳香10g，没药10g，羌活10g，独活10g，海桐皮10g，红花10g，木瓜10g，川乌10g，千年健10g，路路通10g，透骨草10g。

伸筋草功能祛风散寒，除湿消肿，舒筋活血，可用于治疗风寒湿痹、关节酸痛、皮肤麻木等。木瓜为酸温之品，专入心肝，益筋走血。乳香、没药二药合用，为宣通脏腑，流通经络之要药，两药相配，通气、治血之力增强，又善治风寒虚痹、周身麻木，两药与具有酸敛之性的木瓜相使而用，散中有敛，驱邪固正。路路通既能利水除湿，又具祛风通络之功，可用治肢体痹痛，手足拘挛等。红花、苏木善通利经脉，为血中气药，对急慢性肌肉劳损可有佳效。桑枝可祛骨节风疾，为治老年鹤膝风之佳品。豨莶草味苦性寒，与众多辛温之品相配，既发挥其祛风除湿通络之功，又防全方温热太过。透骨草有祛风除湿、舒筋活血止痛之功，用治风湿痹痛、筋骨挛缩。川乌为大辛大热之品，故可激发人体阳气，以散寒除痹。威灵仙性善走窜，能去众风，通十二经脉。海桐皮亦为祛风湿、通络止痛之品。千年健入肝肾，祛风湿、壮筋骨。独活、羌活相须为用，通周身之络，祛痹证之邪。诸药合用共奏祛风，除湿，散寒，通络，活血化瘀，定痛之效。

使用方法：①方法 1：上述药物用纱布袋包裹，放冷水没过药袋，浸泡 20 ~ 30 分钟后大火烧开后煮 2 ~ 3 分钟，捞出药袋控干水，在疼痛部位放干毛巾，再放药袋，加盖一层塑料膜，在塑料膜上盖被子或热水袋等保温，热敷 1 小时。②方法 2：将上方药物磨成粉剂，装入纱布袋，开锅后放入笼屉，蒸 5 ~ 6 分钟，取出药袋外裹两层毛巾，放在疼痛部位，盖上一层塑料膜，再在塑料膜上盖被子或热水袋等保温。③方法 3：将上方做成膏药，一剂做成两贴膏药，一贴 24 ~ 48 小时。

注意事项：①夏季在冰箱冷藏储存，以防变质。②注意热度，以防烫伤。

药物加减：痛甚者加秦艽；阳虚者加桂枝。

（二）针灸

1. 体针 针灸对颈椎病有很好的疗效，尤其是在急性发作期，有良好的缓急止痛功效。陆小左教授善用自创扶正安神通任针法进行整体调理，同时配合华佗夹脊穴以缓解局部症状。

加减：太阳经输不利之表证，加列缺、上星、印堂；上肢麻重者加肩髃和后溪透劳宫；腰腿痛加腰俞、肾俞、阳关、委中；后期肝肾不足者可加肾俞、肝俞。

2. 耳针 耳针调平基本穴加颈椎、颈、肩胛、交感。

（三）推拿

推拿治疗对于颈椎病确有起沉疴于顷刻，拯痼疾于片时的功效，通常在针灸后 20 ~ 30 分钟推拿，患者即可感觉到颈肩痛骤减，活动受限好转。选用手法重在舒筋活络，温里止痛。颈椎病的治疗手法主要有 11 种，治疗时常依据患者的临床表现和体质情况，选取有针对性的手法进行治疗。

1. 点穴法 分别点风池、肩井、肩中俞、肩外俞、天宗、肩俞、曲池、小海、外关、合谷。

2. 揉拨法 医者用拇指的力量先揉按患者的颈项部，再沿颈椎一侧用指腹的力量进行揉拨，使筋骨在手下出现滚动。然后在颈根部进行揉拨并揉按风池穴，再顺颈椎向下至颈根部反复操作5~6遍。

3. 擦法 医者用手背，即小指侧部分或小指无名指突起的部分附着于治疗部位上，通过腕关节的屈伸外旋的往返活动，使产生的力轻重交替，持续不断地作用于治疗部位上。从颈部到肩部，一般操作6~10遍，以局部微微感觉到发热为度。

4. 一指禅推法 医者用大拇指指端着力于治疗部位，肩肘关节及上肢的肌肉要放松，沉肩、垂肘、悬腕、指实掌虚，以腕关节主动带动前臂和拇指关节做横向来回不断有节律的摆动，使产生的力轻重交替，持续不断。

5. 拿捏法 医者用拇指和食指的力量将患部的肌肤捏而提起。从颈部到肩部，反复操作6~10遍。

6. 拨法 医者用食中两指的力量拨动上臂的麻筋，患者手掌出现窜麻的感觉。医者又用食指的力量在小海穴处反复拨动，患者的小指出现窜麻。

7. 放通法 用拇指按压锁骨上窝的缺盆穴处，患者手指出现麻、胀、热的感觉。

8. 扳伸法 术者一手按住患者头的一侧，另一手按住肩部，向相反的方向用力进行按压，一般长达1~2分钟。

9. 拔伸法 又叫牵引法。医者双手四指托住患者的下颌部，先让患者屈颈，在屈颈的姿势下用医者前臂的力量向上提拔，可以反复操作3~5次。医者再用一手托住患者的下颌部，用另一手托枕部，然后轻轻向上提拔，并进行左右方向的旋转，可以左转3次，右转3次，然后垂直向上拔，再轻轻松开双手。

10. 挤法 医者双手五指相扣，用双手掌根在治疗部位上做对称用力地，从两侧向中间的挤压。

11. 结束手法 重复开始时的揉按拿捏搽等动作，以拿肩井结束治疗。

（四）自我训练

陆小左教授通过查阅文献并结合临床实践，总结出一套"颈椎病自我保健操"。患者通过颈部前屈、后伸、左右侧屈、左右侧转、旋转及各方向的复合运动及穴位按摩等综合运动，可以改善颈部的血液循环，松解粘连和痉挛的软组织。对无颈椎病者可起到预防作用。

1. 头向前倾，向后仰，向左倾，向右倾，然后缓慢摇头，左转、右转各 10 次。

2. 左臂摇动，再右臂摇动，各 15 ~ 20 次。

3. 两臂前伸，与肩同宽，双手五指作屈伸运动。然后双上臂外展，与肩成一条直线，双手指做屈伸运动。做 30 ~ 50 次。

4. 可于颈部、大椎穴、风池穴附近寻找压痛点、硬结点或肌肉绷紧处，在这些反应点上进行揉按、推掐 30 ~ 50 次。无压痛点者直接按揉穴位。

5. 远道点穴：在手背、足背、小臂前外侧、小腿外侧寻找压痛点。在反应点施点穴法。

6. 擦掌摩腰颈：将两手掌合并擦热，随即双手摩擦腰及颈部，可上下方向擦动 50 次。

7. 两手变替掐捏双侧足踝后凹陷处的昆仑穴、太溪穴 60 次。

8. 用拇指、食指掐揉人中穴 30 次。

9. 提揉两耳：用手提拉双耳，然后搓揉，待耳发热为止。

每日可自行施术 2 ~ 3 次。手法由轻渐重，以能忍耐为度。依法施术，一般 1 ~ 2 个月即可见效。

（五）生活调理指导

陆小左教授常强调对患者的精神调理，通常在临诊时嘱患者放松情绪，树立治疗信心，消除对颈椎病的恐惧。帮助患者对颈椎病有正确的认识，不要过度担心颈椎病所引起的诸如头晕、头痛、颈部僵直等症状。指导患者养成良好的生活、工作习惯，心情平静，不要过度劳累颈部；每天坚持锻炼，如慢跑、练习太极拳、八段锦等有助于颈椎病的康复。

四、典型验案举例

病案一

贾某，男，68 岁，天津人。2010 年 2 月 27 日初诊。

主诉：颈肩部疼痛伴左耳后及枕边疼痛 2 年。

现病史：患者述两年前由于睡觉姿势不正确，出现颈部旋转疼痛。平时颈肩部酸胀沉重，痛不明显，多劳累后颈肩痛加剧。曾在某医院做 X 光检查，诊断为"颈椎病"。易自汗，乏力，入睡困难，多梦，有时头晕，纳可，二便调。

查体：脉弦细；舌色淡紫，苔黄腻，舌形略胖大，有齿痕，舌体两侧夹有瘀斑。

诊断：痹证（颈型颈椎病）。

辨证：气虚血瘀。

处方：

（1）鸡猴羊兔汤内服，以疏经活血，化瘀止痛。7 剂，每日 1 剂水煎服，分早晚 2 次服用。

（2）祛痹外用方剂热敷，祛邪通络，散寒止痛。

（3）针灸 1 疗程，扶正安神通任，舒筋活络。

（4）耳针调平。

（5）推拿治疗，每周 3 次。

嘱其注意颈部防寒保暖。每晚睡前与晨起练习八段锦或太极拳。

二诊（2010 年 3 月 4 日）：患者自述感觉颈肩部疼痛明显缓

解，入睡困难，有时头晕，饮食、二便正常。脉左弦、右细滑，舌暗红苔黄腻。处方：初诊方加天麻15g，7剂，用法如前。其余维持原治疗方案。

三诊（2010年3月11日）：患者述颈部症状好转，睡眠缓解，微头晕，无其他特殊不适。脉弦，舌红苔黄腻。处方：二诊方加白蒺藜15g，7剂，用法如前。针灸加头维、率谷。其余维持原治疗方案。

四诊（2010年3月18日）：患者述颈部症状减轻，仍肩背痛，睡眠好转，头轻微眩晕。无其他特殊不适。处方：三诊方加葛根20g，5剂，用法如前。其余维持原治疗方案。

五诊（2010年3月23日）：患者述颈部症状已消失，肩背稍痛，无其他特殊不适。处方：四诊方4剂，做蜜丸，以巩固疗效。嘱患者注意劳逸结合，饮食有节，起居有常，情绪不可过分激动。进行颈部锻炼。

半年后随访，患者颈肩部症状已消失，痊愈。

按：本例患者年逾六旬，有颈椎病与失眠等表现，加之年老体弱，久病多虚，久病多瘀；舌脉显示脉弦细，舌色淡紫，舌形胖大，有齿痕，故辨证为气虚血瘀。眩晕多因年老肾气衰，脉道不畅，血液不能上奉于脑，致脑失濡养而成。眩晕加重则影响睡眠，故用鸡猴羊兔汤加减治之。其中的补阳还五汤益诸脏之气，活一身之血，以改善局部血液循环；骨质增生方促进神经功能恢复的同时补肾填精。

推拿治疗以揉拨法、掖法、拿捏法、放通法、拔伸法等手法为主，以舒筋活络，温里止痛。同时配以针灸、耳针治疗调形安神。

病案二

王某，女，50岁，天津人。2010年3月20日初诊。

主诉：头晕伴颈部疼痛1个月。

现病史：患者述 1 个月前无诱因开始出现头晕症状，后伴发颈部疼痛。坐立不动时无此症状，一旦活动症状即现。曾在某医院检查，诊断为"颈椎病"。睡眠不佳，多于夜晚 2~3 点醒来，后即难再入睡，心慌，饮食及小便正常，大便 1 日 3~4 次。

查体：脉弱，左涩、右迟；舌色暗淡白，苔薄白，舌形微胖大，有齿痕，有少量瘀斑。

诊断：痹证（椎动脉型颈椎病）；失眠。

辨证：气虚血瘀，虚风上扰。

处方：

（1）中药内服以补气、活血化瘀，兼以平肝息风。鸡猴羊兔汤加天麻 15g，白蒺藜 15g，决明子 15g。7 剂，每日 1 剂水煎服，分早晚 2 次服用。

（2）痹病外用方 2 剂热敷，以祛邪通络，散寒止痛。

（3）针灸 1 疗程。基本取穴大椎、曲池、合谷、大杼、绝谷。

（4）耳针调平，基本穴加颈椎、颈、肩胛、交感。

（5）推拿治疗。每周 3 次。每晚睡前与晨起做八段锦。

二诊（2010 年 3 月 27 日）：患者述头晕缓解，颈肩部疼痛明显好转，入睡较快，睡眠质量较过去提高。大便稍干，近日忽发耳鸣，声如吹风样，下肢稍肿，左脚踝甚。脉涩迟，苔微黄。处方：初诊方加石菖蒲 10g，葛根 20g，14 剂，用法如前。其余维持原治疗方案。

三诊（2010 年 4 月 13 日）：患者述头晕减轻，耳鸣好转，颈部疼痛明显减轻，下肢肿胀减轻，睡眠可，大便干，无其他特殊不适。舌苔黄。处方：上诊方加酒大黄 6g（后下）。14 剂，用法如前。其余维持原治疗方案。

四诊（2010 年 5 月 27 日）：患者述诸症状均明显好转，无其他特殊不适。处方：三诊方 4 剂，做成丸药巩固治疗。嘱患者注意劳逸结合，饮食有节，起居有常，情志不可过激，坚持每天做八段锦。

3个月后随访，患者已愈。

按：本例患者患有颈椎病与失眠表现，舌脉显示脉弱涩迟，舌色暗淡，舌形胖大，齿痕瘀斑并存，故辨证为气虚血瘀证。患者年老肾气衰，脉道不畅，血液不能上奉于脑，脑失濡养而影响睡眠，故用鸡猴羊兔汤加减治之。其中补阳还五汤益诸脏之气，活一身之血，以改善局部血液循环之不荣状态，骨质增生方促进神经功能恢复的同时补肾填精。同时配以针灸治疗以扶正安神通任为法。大椎配手阳明经穴曲池；合谷以温经通阳，行气活血化瘀；大杼为"骨会"，绝骨为"髓会"以濡养骨髓。绝骨为上病下取，以疏通经气，为循经远取。耳针调平基本穴加颈椎、颈、肩胛、交感。推拿治疗选用揉拨法、掭法、拿捏法、放通法、拔伸法等手法，重在舒筋活络，温里止痛。八段锦等锻炼可调形安神。诸法合用，收到满意疗效。

病案三

于某，女，27岁，天津人，教师。2011年4月16日初诊。

主诉：颈背僵痛10余年，加重10天。

现病史：患者自述颈背痛10余年，未作系统治疗。最近10天颈背僵痛加重，如负重物，左手食、中、无名指发麻，并伴有头晕、呕吐。口服弗瑞林后症状有所减轻。饮食、睡眠可，二便正常。

查体：脉数；舌尖红，苔薄白。

诊断：痹证（神经根型颈椎病）。

辨证：气虚血瘀，肝阳上扰。

处方：

（1）中药内服以补气活血，通络止痛，兼平肝息风。鸡猴羊兔汤加天麻15g，白蒺藜15g，决明子15g，葛根30g。5剂，每日1剂水煎服，分早晚2次服用。

（2）痹病外用方 2 剂热敷，祛邪通络，散寒止痛。

（3）针灸 1 疗程，舒筋活络。

（4）耳针调平。

（5）推拿治疗，常规手法，每周 3 次。每晚睡前与晨起做八段锦。

二诊（2011 年 4 月 21 日）：患者述头晕缓解，左手手指发麻减轻，服药后大便每日 3 次，便溏，舌红，苔黄，有点刺，脉沉无力，无其他特殊不适。处方：初诊方加桂枝 10g，红藤 20g，黄柏 15g，7 剂，用法如前。其余维持原治疗方案。

三诊（2010 年 5 月 3 日）：患者述症状均好转，无其他特殊不适。处方：二诊方改丸药巩固治疗 3 个月，并继续推拿治疗 3 个月，每周 3 次。嘱患者注意劳逸结合，饮食有节，起居有常，坚持锻炼。

半年后随访，患者已愈。

按：本例患者为神经根型颈椎病，舌脉显示脉沉，舌红，苔黄，辨证为气虚血瘀，以鸡猴羊兔汤加减治之。同时配以针灸、耳针、按摩等调形安神之法，综合治疗而收到满意疗效。

病案四

周某，男，22 岁，北京人，计算机专业学生。2010 年 11 月 15 日初诊。

主诉：头晕、耳鸣 2 个月，加重 3 周。

现病史：患者自述乏力、头晕、入睡困难、耳鸣 2 个月余，症状逐渐加重，有时自感胸闷。某医院就诊，曾做心电图及听力检测无异常，医生认为是心理问题，诊断为"抑郁症"。患者怀疑诊断有误，故来诊。X 光检查示第二、三、四颈椎增生。饮食睡眠可，大便溏稀，小便短赤。

查体：脉弦，左寸偏浮；舌暗红，苔薄黄腻，有齿痕。

诊断：痹证（交感神经型颈椎病）。

辨证：气虚血瘀。

处方：

（1）中药内服：鸡猴羊兔汤减淫羊藿15g，菟丝子15g，加远志10g，石菖蒲10g，红景天30g，丹皮15g。5剂，每日1剂水煎服，分早晚2次服用。

（2）痹病外用方2剂热敷，以祛邪通络，散寒止痛。

（3）针灸1疗程，扶正安神通任，舒筋活络。

（4）耳针调平。

（5）推拿治疗，常规手法，每周3次。

（6）每日睡前与晨起做颈椎病自我保健操或八段锦。

二诊（2010年4月20日）：患者自述头晕缓解，仍有耳鸣，偶有心慌，饮食可，大便不成形，小便黄。脉沉弦，舌暗红，苔黄腻。处方：初诊方加天麻15g，7剂，用法如前。其余维持原治疗方案。

三诊（2010年4月27日）：患者述头晕、耳鸣症状好转，二便正常。处方：二诊方改丸药巩固治疗2个月，继续推拿治疗2个月。嘱患者注意劳逸结合，饮食有节，起居有常，坚持锻炼。

按：本例患者为计算机专业学生，平日不喜运动，长时间电脑前学习，周身气血运行缓慢，颈部过劳，日久气虚血瘀，形成颈椎增生，压迫颈部神经出现一系列交感神经功能紊乱的症状。方以鸡猴羊兔汤加味治之。同时配以针灸治疗，以扶正安神通任为法。大椎配手阳明经穴曲池、合谷以温经通阳，行气活血化瘀。大杼为"骨会"，绝骨为"髓会"，以濡养骨髓。太冲为足厥阴肝经腧穴、原穴，具有调和气血，通经活络，疏肝理气，平肝息风之效。耳针调平基本穴加颈椎、颈、肩胛、交感。推拿治疗选用手法以揉拨法、㨰法、拿捏法、放通法、拔伸法为主，重在舒筋活络，温里止痛。八段锦、自我保健操以调形安神。诸法合用收到满意疗效。

腰椎病

腰椎病是一种临床常见的中老年疾患，多因随着年龄的增长，腰椎间盘发生退行性改变，影响腰椎间盘的稳定性，从而产生一系列病理改变。目前，腰椎病已有年轻化趋势。陆小左教授对腰椎病的治疗有着多年的实践和研究，善用中医综合治疗，发挥各种治疗方法的优势，临床疗效显著。

一、病因病机

1. 久居湿地，涉水冒雨，汗出当风，天冷衣单等，使风寒湿邪入侵，痹阻腰部经脉，气血运行失常，不通则痛，发为腰椎病。

2. 禀赋不足，劳役负重，年老体衰，房事不节等，使肾精亏虚，腰府筋脉失养，不荣而痛，不荣而活动不利，致腰椎病。

3. 腰部闪挫、劳损、外伤等，损伤筋脉，气血失和，发为疼痛或活动不利。此既有不通又有不荣，兼有不平。

陆小左教授认为，腰椎病的发病与颈椎病有相似之处，且颈椎、腰椎同为脊椎的组成部分，两者关系密切，临床常见两病相兼为患，诊疗过程中常可运用"异病同治"之法。

二、临床表现

腰椎病的临床表现多样，主要有：①腰痛合并下肢放射痛，或仅见下肢放射痛。②腰背部板滞，活动受限。③腰部一侧酸痛，活动受限，可牵掣对侧，向健侧屈和旋转时痛甚。④腰部及后股部持续性隐痛，甚者见间歇性跛行，阴部麻木及小便失禁。以上临床表现可单见，也可并见。临床中常根据腰椎病的病势缓急而有急性、慢性之分。

三、治疗

陆小左教授在腰椎病的诊疗中与颈椎病的诊疗思路相似，亦强调综合调治，除运用常规内服煎剂外，配以中药外敷、针灸、推拿等方法，以达到快而持久的治疗效果。

（一）中药治疗

腰椎病与颈椎病虽有着不同的临床表现，却有着相似的发病机制，故陆小左教授参照"异病同治"的原则，运用自创内服"鸡猴羊兔汤"以及外用"痹病外用方"加减治疗腰椎病，临床疗效显著。方药应用及加减参照"颈椎病"。

（二）针灸

1. 体针 针灸治疗腰椎病有很好的疗效，陆小左教授自创环跳穴、秩边穴、阿是穴"臀三针"整体调理与局部治疗相结合，共奏扶正祛邪、安神通任、通经活络之功。

基本穴：百会、四神聪、风池、足三里、三阴交、太冲、曲池、外关、合谷、肾俞、大肠俞、腰阳关、次髎、环跳、委中、承山、阴陵泉、阳陵泉。

方法：以虚为主者，针刺方向由下向上；实证明显者，针刺方向由上向下。留针1小时，每周针3次，10次为1疗程。

随症加减：腰背部疼痛较重者，除基本穴位外另加臀三针；伴有股部疼痛剧烈、屈伸不利者于痛侧加承扶、殷门、风市、阿是穴；膝关节痛者加鹤顶、犊鼻、委阳、梁丘；小腿不利者加承筋、条口、丰隆、上巨虚、下巨虚；踝关节不利者加昆仑、丘墟、悬钟。

2. 耳针 耳针调平基本穴加交感、腰骶椎、腰。

（三）推拿

推拿治疗对于腰椎病有很好的疗效，通常在针灸后20～30分钟推拿，患者即可感觉疼痛缓解，活动受限好转。选用手法重在舒筋活络，温里止痛。推拿治疗本病时，患者取俯卧位。

1. 揉按法 沿脊柱两侧由上至下反复揉按，以放松腰背部肌肉，为下一步的治疗打基础。

2. 拨络法 医者双手拇指重叠，沿背部膀胱经走行方向由上至下进行拨动，要求力度以患者能够忍受为度。两侧膀胱经交替反复进行3～5次。

3. 搽法 主要在腰部进行。

4. 拿捏法 主要在腰部进行。

5. 重复揉按法 主要部位在腰部。

6. 掌按法 医者双手手掌重叠按压腰椎，要求一松一紧进行按压。力量要柔和，反复数遍。

7. 点穴法 依次点肾俞、气海、大肠俞、八髎穴、环跳，最后点按委中穴。

8. 拔伸法 本法是治疗腰椎病的关键手法。由助手按拉患者两腋窝以固定，医者用双手握住患者脚踝上部，二人协同用力做相反方向持续的牵拉，拔伸的时间应持续1～3分钟。

9. 腰部三扳法 首先斜扳，再行侧扳，最后屈伸扳。

10. 摇腰法 医者将患者的双下肢屈膝屈髋贴向腹部，一手扶膝，一手扶踝进行顺时针或逆时针的旋转摇动，幅度尽量大，反复5～10遍。也可以由助手扶按膝部，医者双手由后腋下置于胸前合扣，进行左右方向的旋转摇动，反复2～3遍。

11. 重复揉法和搽法 以缓解上述手法带来的不适。

12. 抖法 助手按拉患者两腋窝部以固定，医者用两手分别握住患者的两踝上方，先用力做对抗拔伸，并做左右摇摆，以帮助患者腰部放松，再用力做小幅度的上下抖动。如此拔伸摆动、抖动反复进行，频率要慢。

（四）生活调理指导

陆小左教授在腰椎病患者的临诊中注重生活调理指导，嘱患者减少平时长坐位时间，四肢才觉重坠即令放松；改善睡姿，睡觉时腰部垫一软垫，即勿令腰部悬空，床板宜稍硬；注意防寒保暖，调畅情志，饮食有节，起居有常；加强锻炼，尤其对于长期坐位工作的人，多做柔和运动，有利于腰椎病的预防与康复。

四、典型验案举例

病案一

穆某，男，33 岁，天津人，公司职员。2007 年 5 月 24 日初诊。

主诉：腰痛两年，加重 1 个月。

现病史：患者述两年前因运动过量致腰部受伤疼痛，未经治疗后疼痛渐消，但从此稍感劳累腰痛便反复发作，休息后缓解，至今未愈。近 1 个月左右腰部疼痛加剧，累及左侧股部前侧。经 CT 检查显示 L_{4-5} 椎间盘膨出，生理曲度消失。纳可，寐安，二便正常。

查体：脉沉紧；舌暗淡红，苔薄黄。

诊断：腰痹（腰椎间盘膨出）。

辨证：气滞血瘀，肝肾不足。

处方：

（1）中药内服以活血化瘀，补益肝肾，缓急止痛。鸡猴羊兔汤 5 剂，每日 1 剂水煎服，分早晚 2 次服用。

（2）痹病外用方 3 剂，祛邪通络，散寒止痛。

（3）针灸 1 疗程，疏通经络，扶正安神。

（4）推拿治疗，每周 3 次。

二诊（2007年5月29日）：患者述腰腿痛减轻，然久坐后腰部仍感沉紧，面色较上次红润，纳可，寐安，二便正常。脉沉滑，舌暗淡红，苔薄黄。处方：初诊方不变，4剂，用法同前。其余沿用原治疗方案。

三诊（2007年6月5日）：患者述腰部疼痛基本消失，股部前侧还略有不适，有沿外侧向小腿方向的放射痛，疑似坐骨神经痛。纳可，寐安，二便正常。脉沉紧、有力，舌略暗淡红，苔薄白。处方：初诊方加威灵仙15g，7剂，用法同前。其余沿用原治疗方案。

四诊（2007年6月12日）：患者述上述症状明显缓解，纳可，寐安，二便正常，脉平稳有力，舌淡红，苔薄白。处方：维持原治疗方案不变。嘱其劳逸结合，巩固1周，后若不再加重，即可停药。另需继续针灸2疗程，以巩固疗效。

半年后随访，患者腰痛已愈。

按：本例患者年轻，因运动损伤未治愈而拖延为慢性腰椎病，CT检查显示有腰椎病理性改变，压迫神经根从而产生上述症状，根据其面色、舌脉征象所指，辨证为气滞血瘀，肝肾不足，此为虚实夹杂证。长期经脉不通，致腰部气血受阻，为不通和不荣，故当活血化瘀，滋阴养血，补肝肾，强筋骨。又因其疼痛剧烈，活动不利，以标本兼治为原则，运用外用药缓急止痛，祛风湿，疏通经络。内服外用，二者相辅相成。

针灸取穴在太冲、曲池、外关、合谷、肾俞、大肠俞、腰阳关、次髎、环跳、委中、承山、阴陵泉等基础用穴上加陆小左教授自创的环跳穴、秩边穴、阿是穴"臀三针"，整体调理与局部治疗相结合，共奏扶正祛邪、安神通任、通经活络之功。其中秩边隶属足太阳膀胱经，膀胱之脉夹脊抵腰臀络肾，针刺秩边穴可以激发膀胱经经气，强腰脊，通络止痛。环跳是足少阳、足太阳经交会穴，皇甫谧《针灸甲乙经》中记载，针刺环跳可以"利腰腿，通经络"。阿是穴产生是由于疾病的反应、病变的结果，特点是临时穴位，可与经穴、经外奇穴重合，辅以针阿是穴可以提高疗效。加之推拿通调，故见效快。病情基本稳定之时，予以针灸治疗巩固疗效，以防病情反复。

病案二

王某，男，47 岁，天津人，工人。2006 年 1 月 26 日初诊。

主诉：腰痛 10 年，加重 1 周。

现病史：患者述 10 年前因腰部不适进行 CT 检查，结果显示"中央型腰椎间盘脱出"，曾进行牵引理疗，未经手术，但效果不佳。近 1 周因活动不慎闪腰，导致疼痛加剧，不敢屈伸俯仰，动则腰痛连腿，手足不温，纳呆，寐少，偶感眩晕，大便溏，小便正常，空腹血糖高。

查体：舌淡红暗，苔黄厚；脉弦细，略数。

诊断：腰痹（腰椎间盘脱出），失眠，糖尿病。

辨证：肝肾亏虚，经络瘀阻。

处方：

（1）中药内服以补益肝肾，平肝息风，滋阴养血，活血化瘀。鸡猴羊兔汤加天麻 15g，鬼箭羽 20g，7 剂，每日 1 剂水煎服，分早晚 2 次服用。

（2）针灸取太冲、曲池、外关、合谷、肾俞、大肠俞、腰阳关、次髎、环跳、委中、承山、阴陵泉基础穴，加环跳穴、秩边穴、阿是穴"臀三针"，治疗 1 疗程。

（3）耳针调平。

（4）嘱患者减少平时长坐位时间，改善睡姿，睡觉时腰部垫一软垫，即勿令腰部悬空，床板宜稍硬；注意防寒保暖，调畅情志，饮食有节，起居有常。

二诊（2006 年 2 月 2 日）：患者述腰部疼痛无明显缓解，感会阴部重胀，下肢发凉，血糖偏高，畏寒纳可，寐差，二便正常，舌暗淡红，苔黄厚，尺脉弦紧。处方：①初诊方加乌药 15g，

荔枝核 10g，5 剂，用法如前。②痹病外用药 2 剂热敷。其余沿用
原治疗方案。

三诊（2006 年 2 月 7 日）：患者述腰腿痛稍好转，但会阴部
依然重胀，偶感心情不畅，性功能减退，多汗，血糖偏高，纳
可，寐差，二便正常。舌略暗淡红，尺脉沉紧，略细。处方：肉
桂 10g，附子 10g，杜仲 15g，山药 25g，熟地 25g，枸杞 20g，菟
丝子 15g，山茱萸 15g，白芍 25g，当归 15g，柴胡 10g，牡丹皮
15g，炒栀子 10g，鸡血藤 30g，天麻 15g，鹿角胶 10g（烊化），
龟甲胶 10g（烊化）。7 剂，每日 1 剂水煎服，分早晚 2 次服用。
其余沿用原治疗方案。

四诊（2006 年 2 月 15 日）：患者述腰腿痛明显减轻，血糖较
平稳，会阴部偶有重胀，寐安，纳可，二便正常。舌略暗淡红，
脉沉弦。处方：三诊方加伸筋草 15g，牛膝 30g，7 剂，用法同
前。其余沿用原治疗方案。并嘱其劳逸结合。

五诊（2006 年 2 月 22 日）：患者病情基本稳定，希望巩固治
疗。处方：沿用四诊方，做成丸药，继续服用 3 个月，同时配合
针灸治疗 3 个月。

半年后随访，患者腰痛已愈，睡眠大有好转，无其他身体
不适。

按：本例患者为中年人，加之久病耗伤，肝肾亏虚，此为不
荣、不平。加之闪挫损伤，致使瘀阻经络，此为不通，故腰痛加
剧，再观其舌脉，辨证为肝肾亏虚，经络瘀组。初予鸡猴羊兔汤
加减，然患者痛势不减，遂加荔枝核、乌药，增强止痛、降糖之
力。三诊时，患者出现多汗、阳痿等命门火衰的症状，需要阴阳
双补，于是更方再调，并注重清虚热，泻实火，涩精固汗，疗效
明显。配以针灸整体调理与局部治疗相结合，共奏扶正祛邪、安
神通任、通经活络之功。推拿以点穴法、腰部三扳法为主，也是
治疗急性腰扭伤的核心手法之一，调形以增强治疗效果。至此，
患者开始向愈，更服丸药。

病案三

李某，女，49 岁，天津人，退休。初诊 2010 年 6 月 22 日。

主诉：腰腿痛 30 余年。

现病史：患者述 30 年前无明显诱因腰部便觉沉紧，休息后可缓解，遂未在意。后渐觉酸痛难忍，腰部活动不利，并伴随右侧放射痛，经 CT 检查为 $L_{4\sim5}$ 椎间盘突出，压迫坐骨神经，于 2003 年住院手术，术后症状有所缓解。近期因行走过多，腰部复感沉紧，担心症状再加重，遂来我院就医。现面色无华，纳可，寐安，二便正常。绝经 1 年余。

查体：脉沉细；舌暗淡，苔薄黄，有点刺。

诊断：腰痹（腰椎间盘突出、坐骨神经痛）。

辩证：气血亏虚，瘀阻经络。

处方：

（1）中药内服以活血化瘀，益气养血，通络止痛。鸡猴羊兔汤 5 剂，每日 1 剂水煎服，分早晚 2 次服用。

（2）痹病外用方 2 剂，热敷，以祛邪通络，散寒止痛。

（3）推拿治疗，采用腰部肌肉放松术，勿施腰部三扳法和腰部按压法。腿部用一指禅推法等疏通经络，助行气血。每周 3 次。

二诊（2010 年 6 月 26 日）：患者述腰腿痛缓解不明显，纳可，寐安，二便正常。舌尖红，苔薄白，脉沉细。处方：初诊方加威灵仙 15g，7 剂，用法同前。其余沿用原治疗方案。

三诊（2010 年 7 月 1 日）：患者述腰腿部疼痛减轻，活动不利情况减轻，但近日偶有口苦咽干，头眩，纳可，寐安，二便正常。舌暗红、少津，苔白，脉细。处方：二诊方加黄芩 20g，天麻 15g，7 剂，用法同前。其余沿用原治疗方案。

四诊（2010 年 7 月 10 日）：患者腰腿痛明显缓解，头不眩，口不苦，偶有胁下胀痛，纳可，寐安，二便正常。脉弦细，舌略暗，苔薄白。处方：三诊方加柴胡10g，7剂，用法同前。其余沿用原治疗方案。嘱患者劳逸结合，适度锻炼，饮食有节，起居有常。

五诊（2010年7月10日）：患者诉病情基本稳定，天热不愿熬药，希望巩固治疗。处方：四诊方做丸药，继续服用3个月。

半年后随访，患者诉服用3个月丸药之后，腰痛基本消失，而今按原方自备丸药，遇劳累或天气变化时即服用，未再出现腰痛症状。

按：本例患者为中年女性，素体亏虚，正气不足，加之腰腿痛日久，手术治疗耗伤气血，导致气血亏虚，此为不荣；气血运行不畅，痹阻腰部，为不通，治当活血化瘀，祛邪通络，补益肝肾。三诊时出现阴虚风动的征象，遂加黄芩、天麻清火泄热，平肝息风。四诊时症状明显缓解，但感胁痛，可能是情志因素或其他原因导致的肝气郁滞，故加柴胡疏肝理气。因其多年久病，恐病不能尽去，遂嘱以丸药调理，防止反复。

针灸除选用太冲、曲池、外关、合谷、肾俞、大肠俞、腰阳关、次髎、环跳、委中、承山、阴陵泉等基础用穴外，因股部疼痛剧烈，屈伸不利，在痛侧加承扶、殷门、风市、阿是穴，整体调理与局部治疗相结合，共奏扶正祛邪、安神通任、通经活络之功。推拿治疗当以放松为主，以疏通经络助行气血。

病案四

闫某，男，45岁，天津人，工人。初诊2010年4月16日。

主诉：腰痛10年，加重2个月。

现病史：患者述10年前因腰部韧带拉伤而腰痛，治疗未痊愈，后出现腰痛伴下肢麻木，经MRI检查示"腰椎退行性改变"。近2个月来腰骶部疼痛加剧，偶有耳鸣，纳可，寐安，二便正常。

查体：舌暗红，苔薄白；脉弦数。

诊断：腰椎退行性改变，耳鸣。

辩证：肝肾不足，肝阳上亢，经络痹阻。

处方：

（1）中药内服以平肝息风，清热通窍，活血化瘀，补益肝肾。鸡猴羊兔汤加天麻15g，石菖蒲30g，葛根30g，桂枝10g。7剂，每日1剂水煎服，分早晚2次服用。

（2）痹病外用方3剂，热敷，祛邪通络，散寒止痛。

（3）针灸基础用穴加听宫、听会、耳门、翳风、率谷，治疗1疗程。

二诊（2010年4月24日）：患者述腰骶部疼痛缓解，仍有耳鸣，纳可，寐安，二便正常。舌暗红，苔薄白，脉弦数。处方：沿用原治疗方案。

三诊（2010年5月11日）：患者述腰骶部疼痛减轻，耳鸣仍存在，右侧面颊浮肿，舌红苔黄腻，脉弦滑。处方：初诊方熟地改生地，白芍改赤芍，加黄芩30g，竹叶10g。14剂，用法如前。其余沿用原治疗方案。

四诊（2010年5月27日）：患者述腰骶部疼痛明显缓解，耳鸣减轻，面部浮肿消失，脸部起疹，色红，痒痛，左肩膀疼痛，手掌麻木，纳可，寐安，大便正常，小便不利，色黄。舌尖红，苔黄腻，脉滑。处方：①三诊方加元胡20g，白鲜皮25g，白茅根30g，5剂。②痹病外用方3剂。其余治疗方案不变。

五诊（2010年6月4日）：患者述腰痛及手掌麻木好转，偶有耳鸣，面部红疹渐消，舌淡红，苔白腻，脉滑。处方：沿用原方，做成丸剂，继续服用1个月，同时配合中药外敷、针灸治疗1个月。

1个月后患者腰痛基本痊愈，改治耳鸣。

按：本例患者初诊时舌暗红，苔薄白，脉弦数，耳鸣，腰痛，属于肝阳上亢证兼有肝肾不足之象，为不平、不荣，切不可单纯诊断为肾虚证。另外，患者内有湿热，阴虚火旺，湿毒浸淫，小便不利，气血运行不通，故而面部浮肿，身发疮疡。治当清火泄热，养阴生津，凉血解毒，清热燥湿，祛风解毒。需要强调的是，湿性黏滞，不易尽去，病情好转后遂不可立即停止治疗，还需要继续巩固调理。针灸治疗以基本取穴为主，以扶正祛邪，通经活络。又因患者耳鸣症状明显，故在基本穴基础上配以听宫、听会、耳门、翳风、率谷诸穴，实现整体治疗与局部治疗相结合。

肩关节周围炎

肩关节周围炎（以下简称肩周炎）是一种中老年人的常见病，高发年龄在 40～60 岁，又称"粘连性关节囊炎"、"凝肩"或"冻结肩"、"五十肩"。中医学称为"肩胛周痹"、"肩痛"、"漏肩风"、"锁肩风"等。

一、病因病机

陆小左教授认为，肩周炎的病机主要可概括为不通和不荣。禀赋不足、劳役负重、年老体衰、久病耗伤，使肝肾不足，气血虚衰，筋脉失于濡养；腠理空疏，又易感受风、寒、湿邪，此为不荣。久居湿地、涉水冒雨、汗出当风、天冷衣单，外邪侵入经络，凝滞关节，使气血运行不畅，阻滞不通，故而不通；或肩部闪挫、劳损，外伤等，筋脉受损，气血失和，气滞血瘀，发为疼痛或活动不利，而成肩周疾患。

二、临床表现

肩关节周围炎的临床表现常可分为三个阶段：

1. 疼痛期　即患者出现渐进性的弥散性肩关节疼痛，这个过程可持续数周或数月，疼痛经常在夜间加重，并且在患侧卧位、肩关受压时，症状更加明显，一旦患者使用患肢减少，疼痛就导致肩关节僵硬。

2. 僵硬期　患者为了使疼痛减轻，常限制肩关节的活动，这就预示着僵硬期的开始，这一阶段通常持续 4~12 个月。患者主诉在日常生活中活动受限，当肩关节僵硬进一步发展后，则产生持续性钝痛（尤其在夜间），并常在肩关节达到或接近其新的活动范围极限点时出现。

3. 融冻期　这一期持续数周或数月，不经治疗，大多数肩关节的活动可逐渐恢复，但也无法恢复到正常的状态。

三、治疗

（一）中药治疗

1. 用药特点

	Ⅰ类药	Ⅱ类药	Ⅲ类药
祛风除湿	威灵仙、骨碎补	木瓜、透骨草、羌活、独活、秦艽、狗脊、伸筋草、防风、鹿衔草	白芷、蒲公英、五加皮、豨莶草、茯苓
温经散寒		川乌、草乌、细辛、白芥子、桂枝	附子、干姜、麻黄
活血化瘀	乳香红花、	没药、川芎、川芎、穿山甲、没药、红花、牛膝、鸡血藤、赤芍、桃仁	丹参、五灵脂、元胡、苏木、三七、王不留行、樟脑、醋
养血荣筋	当归、	甘草、熟地、白芍、杜仲、黄芪、鹿角、补骨脂、党参	黄芪、鹿角、淫羊藿、桑寄生、补骨脂、肉苁蓉、续断
舒筋通络	—	蜈蚣、地龙、全蝎、乌梢蛇	白花蛇、川椒、南星、牡蛎、

2. 分型论治

【风寒湿痹】

症状：肩关节疼痛，不能屈伸，遇天气阴雨、寒冷、潮湿则加剧。

治法：祛风散寒，除湿通络。

方药：独活寄生汤加减。

羌活 15g，独活 15g，秦艽 15g，川芎 15g，当归 15g，木香 10g，姜黄 10g，桂枝 10g，白芍 25g，甘草 10g。

方义：方中独活、羌活、秦艽有祛风湿、止痹痛的效果，川芎、姜黄、木香、当归等有活血、行血、行气等功效，桂枝温阳通脉，白芍疏肝柔筋。全方共奏祛风湿、止痹痛、行气活血舒筋的效果。

【瘀血阻滞】

症状：肩部刺痛，痛处固定不移，日轻夜重，局部肿胀，屈伸不利，筋脉拘挛，舌质暗紫，边有瘀斑，苔白或薄黄，脉弦细涩。

治法：行气活血，通络止痛。

方药：身痛逐瘀汤加减。

当归 15g，赤芍 25g，川芎 15g，桃仁 15g，红花 12g，乳香 15g，没药 15g，羌活 15g，香附 10g，木香 10g，甘草 10g。

方义：方中赤芍、川芎、桃仁、红花有活血行气的功效，当归行血活血，木香、香附有理气的功效，乳香、没药则有活血止痛之功。

【气虚血弱】

症状：肩部酸困疼痛，夜间寒冷时疼痛加重，肩重不举，神疲懒言，四肢无力，心悸气短，面色萎黄，舌淡苔白，脉沉细弱。

治法：补气养血，营筋通脉。

方药：八珍汤和补中益气汤加减。

黄芪 30g，党参 20g，白芍 25g，桂枝 10g，当归 15g，香附 15g，元胡 15g，白术 10g，茯苓 25g，熟地 25g，川芎 15g，甘草 10g，升麻 10g。

方义：本方的配伍特点：一是肝脾同治，重在实脾，使脾旺则气血生化有源，疏肝则气机调达；二是气血并补，重在补气，意即气为血之帅，气旺血自生；三是补气养血药中佐以木香理气醒脾，补而不滞。

【肝肾不足】

症状：肩关节筋骨软弱，活动不利，肌肉萎缩，喜揉喜按，四肢麻木，手足拘挛，头晕耳鸣，腰膝酸软，舌红少苔，脉沉细数。

治法：补益肝肾，活血通络。

方药：鸡猴羊兔汤加减。

鸡血藤 30g，申姜 15g，淫羊藿 15g，菟丝子 15g，肉苁蓉 15g，熟地 25g，莱菔子 15g，牛膝 30g，黄芪 30g，地龙 15g，桃仁 15g，红花 12g，当归 15g，杭白芍 25g，杜仲 15g，川芎 15g。

方义：本方以鸡血藤为君药，鸡血藤性温，微甘、苦，归肝肾经，对妇女月经不调、痛经、闭经以及风湿痹痛、手足麻木、肢体瘫痪等都有一定疗效，既活血又养血，为治疗经脉不畅、络脉不和的常用药。与黄芪、当归配伍治疗血不养筋之肢体麻木；与地龙相配伍可以增强祛邪通络之功。白芍滋阴养血，熟地补肾中之阴，淫羊藿兴肾中之阳，肉苁蓉入肾充髓，与杜仲、菟丝子相伍，补肝肾，强筋骨。红花、桃仁破血行滞而润燥，活血祛瘀以止痛。川芎、牛膝、申姜活血行气，补骨止痛，引血下行。佐莱菔子健胃消食理气，以防补而滋腻之弊。

3. 中药外敷　肩周炎与颈椎病、腰椎病同属中医痹证范畴，陆小左教授参照"异病同治"的原则，在治疗肩周炎时也配用自创的"痹病外用方"，以达活血化瘀、祛邪止痛之效。具体应用参照"颈椎病"的论述。

（二）针灸

1. 体针　扶正安神通任针法基本穴加患侧肩髎、肩前、肩贞。肩部疼痛剧烈，屈伸不利者再加极泉、阿是穴。

方法：中脘、气海（或关元）、足三里行捻转补法，百会、四神聪、风池、三阴交、太冲、肩髎、肩前、肩贞、曲池、外关、合谷用平补平泻法，膻中用迎随补泻法。以虚为主者，针刺方向由下向上；虚中夹实或实证表现明显者，针刺方向由上向下。略行手法后，留针1小时左右。每周针2～3次，10次为1疗程。

2. 耳针　耳针调平基本穴加交感、风溪、耳尖、颈、肩。

（三）推拿

推拿治疗肩周炎时患者取坐位。

1. 拿捏法　医者用拇指与其余四指的指面相对用力夹捏住肢体的治疗部位，进行一紧一松地挤捏和提拿动作反复操作。

2. 搓法　操作时应注意，握住腕关节的一手要配合做不同方向的旋转动作。

3. 大鱼际搓法　此法也可视作搓揉法。要求医者的大鱼际桡侧部吸附于肩关节上做反复的揉动。

4. 拨法　在患者的肩峰前后处，医者用拇指用力做拨动。

5. 点穴法　先点肩井、缺盆、肩俞、肩贞，再点天宗、曲池、合谷。

6. 拔伸法　由一名助手握扶住患者的腋下，医者一手扶住肩关节，一手扶住腕关节，向相反方向用力牵拉拔伸，注意力量应该由小到大。

7. 绕头摇法　医者一手托住肘关节，另一手握住腕部做绕头动作，注意应该以患者能忍受为度，可反复操作。

8. 扳肩法　①后伸扳法：医者一手按住患者肩部，另一手握住腕部做后伸牵引扳动，反复数次。②上举扳法，医者一手按于患者肩部，另一手握住肘关节做肩部的上举动作，要反复操作。

9. 抱肩摇法　医者一手穿过患者腋下，与另一手交叉合抱与肩部。然后进行环旋转动，可以顺时针，也可以逆时针。

10. 肩部扳按法　又称为肩部解粘法。患者呈仰卧位，让患臂举起过头，医者一手握住肘部，一手按住腋部，缓缓用力向下按压，以患者能够忍受为度。按压时间一般为两分钟。

11. 摇手法　医者一手握住患者肘关节，另一手握住腕部，屈肘做顺时针或逆时针方向的旋转性摇动。要使患者的肩关节出现被动的活动为度，一般摇动 20～30 次。接着重复拿捏法、揉法、拨法，再做肩部的挤法。

12. 抖法　医者用两手握住患者的腕关节上部，在牵引拔伸的情况下用力做连续小幅度上下抖动。注意抖动的幅度要小，频率要快，用抖法结束肩周炎的推拿治疗。

四、典型验案举例

病案一

田某，男，54 岁。2008 年 11 月 30 日初诊。

主诉：肩背部疼痛 2 年，加重 1 周。

初诊：患者 2 年前出现肩背部疼痛，肩关节活动受限，热敷后缓解。1 周前因天气变化又出现上述症状，故来诊。患者现肩背部疼痛，夜间尤甚，肩关节活动受限。

查体：肩部肿胀不明显，肩前外侧压痛（＋），肩外展试验（＋）。舌红少苔，边有齿痕；脉沉细数。X 线片提示：骨质未见异常。

诊断：肩周炎。

辨证：肝肾不足，邪阻经络。

处方：

（1）鸡猴羊兔汤加威灵仙 15g。7 剂，每日 1 剂水煎服，分早晚 2 次服用。

（2）针灸治疗，疏通经络，扶正安神。

（3）推拿治疗，以肩部放松为主，恢复关节活动度，解痉解粘，舒筋活络，温里止痛，每周 3 次。

二诊（2008 年 12 月 7 日）：患者肩部疼痛减轻，自主活动能力加强，只外展及后伸动作时疼痛稍明显，舌淡红，苔白，脉弦。处方：初诊治疗方案不变。

三诊（2008 年 12 月 14 日）：患者肩部疼痛与活动受限均有明显好转，希望停服汤药。处方：暂停汤药，继续针灸、推拿治疗两个月。并嘱其生活中勿过劳，适度运动，起居有常。

两个月后患者肩部症状已愈。

按：本例患者发病已久，久病耗伤正气，肝肾不足，后感受风寒，导致虚实夹杂。治疗时以祛邪通络为主，辅以补肝益肾壮骨，方用鸡猴羊兔汤加威灵仙，疼痛明显缓解。因患者肩部疼痛剧烈，屈伸不利，针灸治疗在扶正安神通任基本针法基础上加肩髃、肩前、肩贞、极泉及阿是穴，是整体调理与局部治疗相结合的具体体现。推拿治疗以肩部放松为主，可恢复肩关节活动度，解除粘连。

病案二

张某，男，26 岁，学生，2009 年 9 月 21 日初诊。

主诉：右肩痛 3 天。

现病史：患者 3 日前运动后，大汗未止，经空调直吹后自觉右肩部隐隐作痛，未引起注意。当日夜间，右肩疼痛不止，肩部活动受限，动之则痛甚，贴敷防湿止痛膏无效，遂来就医。纳可，寐可，二便正常。

查体：舌淡苔薄白；脉沉紧，尺脉尤甚。

诊断：肩周炎，肩痹。

辨证：外感风寒湿邪，经络壅滞。

处方：

（1）中药内服以祛风散寒、除湿通络。羌活 15g，独活 15g，秦艽 15g，川芎 15g，当归 15g，木香 10g，姜黄 10g，桂枝 10g，白芍 25g，甘草 10g。7 剂，水煎服，每日 1 剂，早晚分 2 次服。

（2）痹病外用方 2 剂，热敷，祛邪通络，散寒止痛。

（3）针灸治疗 1 疗程。嘱患者勿贪凉吹风。

二诊（2009 年 9 月 27 日）：患者述右肩疼痛明显好转，活动时还略有酸重感，但关节活动情况好转，二便可，纳可，寐可，舌脉正常。处方：治疗方案不变。

1 周后患者右肩痊愈，即停止治疗。嘱患者勿贪凉，勿过劳，起居有常。

按：本例患者年轻，体质健旺，病因较为单纯，为风寒湿客体所致，正气充足，故当以祛邪为主。方中重用祛风除湿药以解表，配合针灸治疗，疗效显著。

病案三

李某，男，46 岁，天津人。2010 年 3 月 21 日初诊。

主诉：左肩疼痛 1 年，加重 3 天。

现病史：患者 1 年前因体力劳动过强，左肩脱力受伤，当时关节酸痛难当，按之刺痛，关节轻度肿胀，后休养半月渐轻，遂未再留意。3 日前又因过度用力，关节痛加重，并有关节处肌肉紫暗，按之有硬结，面色无华，眼眶暗黑。

查体：舌质紫暗，有瘀斑，苔白腻；脉弦略涩，尺沉紧。

诊断：肩周炎。

辨证：瘀血阻滞。

处方：

（1）中药内服以行气活血，通络止痛。当归 15g，赤芍 25g，川芎 15g，桃仁 15g，红花 12g，乳香 15g，没药 15g，羌活 15g，香附 10g，木香 10g，甘草 10g。7 剂，水煎服，每日 1 剂，早晚分 2 次服。

（2）推拿治疗，以肩部放松为主，解痉解粘，舒筋活络，温里止痛。每周 3 次。

（3）痹病外用方 2 剂，热敷。嘱其注意休息。

二诊（2010 年 3 月 27 日）：患者疼痛缓解不明显，左肩活动仍受限，纳可，寐差，二便可，舌质暗，脉弦滑。处方：初诊方加秦艽 15g，威灵仙 15g，7 剂。其余沿用原治疗方案。

三诊（2010 年 4 月 2 日）：患者疼痛渐缓，左肩活动稍好转，纳可，寐可，二便可，舌红暗，脉滑涩。处方：治疗方案不变。

四诊（2010 年 4 月 7 日）：患者疼痛渐消，左肩活动有明显好转，纳可，寐可，二便可，舌略暗红，苔薄白，脉较匀实有力。处方：治疗方案不变。

1 周后患者肩痛已消失，但肩部活动仍受限，嘱其继续推拿治疗，每周 1~2 次。随治至 10 月份，患者左肩活动基本恢复正常，嘱患者继续调养，不可过劳。

按：本例患者因劳损而使肩关节内软组织损伤、瘀血、水肿。未经系统治疗，使瘀血渐结，加之瘀久则虚，痰湿中阻，妨碍气机升降，瘀久则化热，痰热上扰，故而失眠，治疗时以化痰行瘀，蠲痹通络为主。

病案四

袁某，女，55 岁，会计师。2004 年 5 月 5 日初诊。

主诉：右肩上举疼痛 5 天。

现病史：患者因长期伏案，出现颈肩部长期酸痛，休息时可缓解。然近几日右肩上抬费力，疼痛，夜间尤甚，颈项强直，偶头晕，手麻，腰膝酸软，腰部重坠，体虚多汗。

查体：舌淡红偏暗，苔白少津，脉沉细数。

诊断：颈椎病，腰椎病，肩周炎。

辨证：肝肾不足，痰瘀互阻。

处方：

（1）鸡猴羊兔汤加威灵仙15g。7剂，每日1剂水煎服，分早晚2次服用。

（2）针灸1疗程。

（2）耳针调平。

（4）推拿治疗，以肩部放松为主，每周3次。

二诊（2004年5月12日）：患者腰膝酸软好转明显，气力充足，夜间肩痛缓解，仍有颈肩部活动不利，舌淡红略暗，脉沉数。处方：治疗方案不变。

三诊（2004年5月17日）：患者肩部疼痛明显缓解，肩关节活动度加大，腰部重坠感消失，纳可，寐安，二便正常。处方：初诊方汤药改丸药，每次服用两丸，每日两次，随时观察病情变化。症状明显时每次5丸，用开水烊化服用。其余沿用原治疗方案。

半年后随访，患者肩部酸痛症状已愈，活动基本恢复正常。嘱患者加强活动锻炼，勿过食生冷，避免外邪侵袭。

按：本例患者为中年女性，肝肾日渐虚损，加之长坐不动，则气血凝滞。治疗时当以补虚为主，辅以逐瘀通络除痹。加以体针、耳针、推拿手法，助气行血，则事半功倍。需要注意的是，不能因患者好转而盲目停药，应继续以丸药调服，稳定病情。

风湿性关节炎

风湿性关节炎是一种常见的急性或慢性结缔组织炎症，临床以关节和肌肉游走性酸楚、重着、疼痛为特征。

一、病因病机

陆小左教授从"三不病机"理论出发，认为其病因病机主要可概括为不通和不荣两个方面。"不荣"主要表现人体气血不足，不能达于四肢关节，关节不养，故而疼痛；又肾主骨生髓，肾虚故骨不坚，关节不牢，故而周身关节疼痛。"不通"多为风、湿、热等邪气的侵入所致。

二、临床表现

风湿性关节炎的主要临床表现为：

1. 发病前 1～3 周半数患者有咽峡炎或扁桃体炎等上呼吸道感染史，起病时有乏力、纳差、烦躁症状。

2. 发热、关节炎、心肌炎、皮下小结和环形红斑，小儿可有舞蹈病症状。关节炎在急性期的发生率约为 75%。

3. 游走性多关节炎，由一个关节转移至另一个关节，常对称累及膝、踝、肩、腕、肘、髋等大关节。发作时关节局部红、肿、热、痛，但不化脓。肩关节常可累及，以盂肱关节为主，并常扩展到肩。

三、治疗

（一）中药治疗

1. 用药特点

	Ⅰ类药	Ⅱ类药	Ⅲ类药
益气扶正	甘草、黄芪	—	白术、茯苓、党参
养血荣筋	地黄、当归	白芍	
温经止痛	—	桂枝、川乌	草乌、细辛
活血通络	—	鸡血藤、牛膝、蜈蚣、川芎、红花、全蝎、地龙	乌梢蛇、丹参、没药、蚂蚁、三七、桃仁、赤芍、穿山甲、马钱子、僵蚕、老鹤草、忍冬藤、元胡、蜂房、狗脊、姜黄、络石藤、千年健、伸筋草

续表

	Ⅰ类药	Ⅱ类药	Ⅲ类药
祛风除湿	—	威灵仙、秦艽、独活、薏苡仁	羌活、雷公藤、防己、木瓜、桑枝、土茯苓、苍术、海风藤、青风藤
补益肝肾	—	—	杜仲、淫羊藿、续断、桑寄生、鹿角胶、骨碎补、枸杞、巴戟天
清热解毒	—	—	黄柏、金银花、知母、
理气化痰	—	—	香附、白芥子、天南星

2. 分型论治

【风湿热痹】

症状：周身关节疼痛，不能屈伸，关节红热肿痛，手触烫手，遇炎热、潮湿环境症状加剧。舌红苔黄腻，脉滑数。

治法：清热，除湿，通络，调和。

处方：风湿基本方加减。

桂枝 10g，羌活 10g，板蓝根 20g，金银花 30g，白芍 25g，威灵仙 15g，制川乌 10g，秦艽 15g，独活 10g。

方义：桂枝能温通经络，助阳化气；羌活、独活、秦艽、威灵仙祛风除湿；金银花清热解毒；制川乌止痛力强，温经散寒；白芍收引，养血敛阴，柔肝止痛。

【瘀血阻滞】

症状：关节部位刺痛，痛处固定不移，日轻夜重，局部肿胀，关节屈伸不利，筋脉拘挛，舌质暗紫，边有瘀斑，苔白或薄黄腻，脉弦细涩。

治法：行气活血，通络止痛。

方药：防风汤与桃红饮加减。

桂枝 10g，羌活 10g，板蓝根 20g，金银花 30g，白芍 25g，威灵仙 15g，制川乌 10g，秦艽 15g，独活 10g，当归 15g，鸡血藤 30g，川芎 15g，乳香 10g，没药 10g。

方义：方中板蓝根、金银花清热解毒；川芎有活血行气的功效；秦艽、当归活血通络；鸡血藤行血补血；乳香、没药则有活血止痛之功，有"治风先治血，血行风自灭"之意；川乌用量 10g 时不必先煎，若止痛效果不理想，需加量时最好先煎 1 小时。

【肾气亏虚】

症状：周身大关节疼痛，遇寒疼痛加重，面白神疲、听力减退，腰膝酸软，便频数而清，或尿后余沥不尽，或遗尿，或小便失禁，或夜尿频多。男子精滑早泄，女子带下清稀，或胎动易滑。舌淡苔白，脉沉弱。

治法：补益肝肾，壮骨强筋。

方药：鸡猴羊兔汤加减。

鸡血藤 30g，申姜 15g，淫羊藿 15g，菟丝子 15g，肉苁蓉 15g，熟地 25g，莱菔子 15g，牛膝 30g，黄芪 30g，地龙 15g，桃仁 15g，红花 12g，当归 15g，杭芍 25g，杜仲 15g，川芎 15g。

方义：方中用补阳还五汤益气活血，益肾健骨；血府逐瘀汤破血行瘀；骨质增生方补肾填精。

【气血亏虚】

症状：周身关节酸困疼痛，夜间寒冷时疼痛加重，周身沉重，神疲懒言，四肢无力，心悸气短，面色萎黄，舌淡苔白，脉沉细弱。

治法：补气养血，营筋通脉。

方药：八珍汤和补中益气汤。

黄芪 30g，党参 20g，白芍 25g，桂枝 10g，当归 15g，香附 15g，元胡 15g，白术 10g，茯苓 25g，熟地 25g，川芎 15g，甘草 10g，升麻 10g，川牛膝 30g。

方义：本方的配伍特点：一是肝脾同治，重点在脾，使脾旺则气血生化有源，疏肝则气机调达；二是气血并补，但重在补气，意即气为血之帅，气旺血自生；三是补气养血药中佐以木香理气醒脾，使补而不滞。

3. 中药外敷 陆小左教授针对风湿性关节炎关节疼痛的症状，予以自创的"痹病外用方"通经活络止痛，缓解关节局部症状。外用药的具体应用参照"颈椎病"的论述。

（二）针灸

1. 体针 陆小左教授以扶正安神通任针法为基础，根据关节患病的部位增加局部治疗的穴位，如膝关节患病加鹤顶、膝眼、犊鼻、委阳、梁丘；肩关节患病加肩髎、肩前、肩贞；踝关节患病加昆仑、丘墟、悬钟。

2. 耳针 耳针调平基本穴加交感、心、风溪。

（三）推拿

风湿性关节炎的手法治疗其宗旨是针对局部水肿区域进行放松，疏通局部经络，从而达到放松局部组织肌肉，改善局部软组织环境的目的。

四、典型验案举例

病案一

郝某，女，46 岁。2009 年 3 月 26 日初诊。

主诉：两膝关节肿胀、疼痛两年，加重两个月。

现病史：患者自述两年前两膝关节不明原因肿胀、疼痛，经过按摩针灸以及微波治疗，症状并未好转。后渐发展至双肘关节、腕关节及双踝关节呈游走性疼痛，关节活动不利，关节红肿热痛，伴腰酸腰痛，弯腰活动受限，夜尿频多，无胸闷，心悸。进行了 10 次微波治疗，效果不甚满意。近两个月来感觉膝关节肿痛加甚，活动后疼痛加剧。大便干，饮食睡眠尚可。

查体：舌淡白，苔薄白；脉迟沉弱。

诊断：风湿性关节炎。

辨证：肾气亏虚。

处方：

（1）中药内服以活血化瘀，消肿止痛。鸡猴羊兔汤加乳香10g，没药10g，大腹皮15g，板蓝根30g。7剂，水煎服。

（2）痹病外用方3剂，外敷。

（3）针灸治疗1疗程。

二诊（2009年4月25日）：膝关节肿胀、疼痛减轻，夜尿减少，腰痛症状明显缓解，口干。舌边红，苔稍黄，脉弦滑。处方：初诊方加女贞子15g，天麻15g，柴胡10g。5剂，水煎服。其余治疗方法同前。

三诊（2009年4月30日）：症状明显好转，稍有口干，舌边红，苔薄黄，脉滑。处方：二诊方加忍冬藤30g，7剂，水煎服。其余治疗方法同前。

四诊（2009年5月7日）：膝关节肿胀、疼痛以及腰痛明显缓解，休息时无痛感，劳累时会觉酸痛不适，舌淡红，苔薄白，脉滑。处方：沿用原方，做成丸剂，继续服用2个月，同时配以中药外敷及针灸治疗。并嘱患者注意休息，不宜过劳。

两个月后患者来门诊治疗月经不调，述双膝关节症状已基本痊愈。

按：本例患者系风湿性关节炎，因肾精不足，气血不充，导致膝部瘀血阻滞，津液不行，出现膝部刺痛浮肿。辨证为肾气亏虚，当以补益肝肾，壮骨强筋为法。方以运用鸡猴羊兔汤加减补肾、强身、健骨。考虑到患者膝关节肿胀明显，加入大腹皮以利水消肿。二诊患者口干，舌边红，苔稍黄，考虑为肾虚日久，母病及子，使肝血亏虚，故加入女贞子补益肝阴，天麻引药入肝经，柴胡清泄肝气，避免化热。三诊见患者苔黄，加用忍冬藤清除热痹，疏风通络。而后予以丸剂及中药外敷、针灸巩固疗效，以防反复。

病案二

李某，男，37 岁。2009 年 10 月 31 日初诊。

主诉：膝关节胀痛半年，加重 1 个月。

现病史：患者自述从半年前开始，上下楼梯时膝关节胀痛，右膝表现更为明显，后慢慢牵及双侧膝关节，红肿疼痛难当。化验检查：抗"O"800U，红细胞沉降率（ESR）：91mm/h，类风湿因子（-）。

查体：舌暗淡红，苔薄白，脉沉弦。

诊断：风湿性关节炎。

辨证：瘀血阻滞。

处方：

（1）中药内服以活血化瘀，疏经通络。当归 15g，赤芍 25g，川芎 15g，桃仁 15g，红花 12g，乳香 15g，没药 15g，羌活 15g，香附 10g，木香 10g，甘草 10g，5 剂，水煎服，每日 1 剂，早晚分 2 次服。

（2）痹病外用方 4 剂，热敷患处。

二诊（2009 年 11 月 17 日）：现膝关节胀痛为间歇性发作，疼痛稍减，纳可，大便不成形，腰胀痛，足跟痛，舌淡暗，有齿痕，苔白，脉沉。处方：初诊方加续断 15g，杜仲 15g，独活 15g，桂枝 10g。7 剂，水煎服。其余治疗方法不变。

三诊（2009 年 11 月 24 日）：膝关节及腘窝酸胀，纳可，大便已成形，舌淡暗，苔白，脉沉。处方：上方加威灵仙 15g。7 剂，水煎服。其余治疗方法不变。

四诊（2009 年 12 月 2 日）：诸症缓解，舌淡，淡白，脉沉。处方：沿用原方，做成丸剂，继续服用 2 个月。嘱其定期复诊。

半年后随访，患者膝关节疼痛症状已痊愈，能正常运动。

按：本例患者热爱运动，从小喜爱足球运动，踢球时有受

伤，导致膝关节局部气血阻滞，又感受风湿热邪，邪气入里。对
于初期患者，治以活血化瘀、消肿止痛；后期患者治宜疏经通络
止痛。内服身痛逐瘀汤，外用痹病外洗方，可以起到消肿止痛，
促进恢复的作用。

病案三

刘某，男，33 岁。2009 年 8 月 8 日初诊。

主诉：双侧膝关节遇寒疼痛 10 余年。

现病史：患者自诉年轻时不注意保暖，以致双侧膝关节怕
凉，遇寒则痛，遇变天时左半身各关节感到不适。两个月前诊断
为"风湿性关节炎"，面色㿠白，寐差，易醒，多梦，白天乏力，
困乏，时觉口苦，口不渴，饮水少。

查体：舌色淡白，苔薄白，舌体胖大，边有齿痕；脉细弱。

诊断：风湿性关节炎。

辨证：气血亏虚，风寒湿痹。

处方：

（1）中药内服以补气养血，营筋通脉。黄芪 30g，党参 20g，
白芍 25g，桂枝 10g，当归 15g，香附 15g，元胡 15g，白术 10g，
茯苓 25g，熟地 25g，川芎 15g，甘草 10g，升麻 10g，青风藤 10g。
7 剂，水煎服。

（2）痹病外用方 3 剂。

（3）针灸治疗 1 疗程。

二诊（2009 年 8 月 15 日）：下雨双侧膝关节发凉疼痛，晚间
易醒，盗汗，便溏。其余症状基本同前。处方：上方加防风 15g，
浮小麦 30g，白术 15g，海风藤 10g，追地风 10g。7 剂，水煎服。
其余治疗同前。

三诊（2009 年 8 月 22 日）：诸症减轻，仍自觉膝部及后背发
凉，仍有盗汗。处方：用上方减追地风 10g，7 剂，水煎服。其余
治疗同前。

四诊（2009 年 8 月 29 日）：凌晨酒后受风，自觉不如以前怕凉，仍盗汗，小便色黄，平日饮水少。处方：沿用原方，做成丸剂，继续服用 3 个月，并配合针灸治疗 3 个月。

半年后随访，患者在上次治疗结束后，暂停针灸治疗，继续服用丸药，并外用中医外敷。目前膝关节基本痊愈，身体已无其他不适，目前仍服丸药以进一步巩固疗效。

按：本例患者素体阳虚，气血不足，难耐受外界邪气侵袭，发为痹证。治疗应当采取补益气血，疏通经络。方选八珍汤和补中益气汤加减，以补益气血，疏通经络。二诊时加入白术健脾益气，止汗；青风藤、海风藤、追地风为陆小左教授常用对药，合用增强祛风湿，通经络，止疼痛的功效。配合中药外敷及针灸治疗，多法同用，以加快症状缓解，并有助于稳定疗效，防止反复。

病案四

胡某，男，24 岁。2010 年 8 月 5 日初诊。

主诉：游走性关节疼痛 20 余天。

现病史：自诉 20 多天前无明显诱因出现腰痛，活动更甚，两天后腰痛缓解，但双膝关节疼痛，后渐发展至双肘关节、腕关节及双踝关节呈游走性疼痛，关节活动不利，无明显晨僵现象，时有背痛，颈部疼痛，弯腰活动受限，无胸闷，心悸。化验检查：抗"O" 300U，ESR：128mm/h，RF（-）。纳可，寐可，二便可。

查体：双膝关节轻度肿胀，不红，局部肤温不高，轻压痛，四肢末端小关节无畸形。舌紫暗，苔白；脉弦紧，略涩。

诊断：风湿性关节炎。

辨证：寒客肌表，瘀血阻滞。

处方：

（1）中药内服以活血通脉，温经散寒。芃桂灵兰双羌独活汤加当归 15g，鸡血藤 30g，制川芎 15g，乳香 10g，没药 10g。5

剂，水煎服，每日 1 剂，早晚分 2 次服。

（2）痹病外用方 2 剂，热敷。

（3）针灸 1 疗程。

二诊（2010 年 8 月 10 日）：患者述骨节疼痛有所缓解，但夜间及沾凉水后疼痛仍不减，纳可，寐可，二便可，舌暗，苔白，脉弦。处方：初诊方加桃仁 15g，红花 12g，郁金 10g，7 剂。其余治疗方案不变。

三诊（2010 年 8 月 17 日）：患者述病情好转，只要不贪凉，不沾湿，疼痛较半月前已有明显好转，舌暗，苔薄白，脉弦滑，希望继续治疗。处方：治疗方案不变。并嘱患者坚持适量活动关节，不可过劳。

四诊（2010 年 8 月 24 日）：患者关节疼痛症状好转，腰痛明显缓解，舌淡红，苔薄白，脉弦滑。处方：沿用原方，做成丸剂继续服用 1 个月，同时配合针灸治疗 1 个月。嘱患者勿贪凉，适量运动。

3 个月后随访，患者症状基本消失。

按：本例患者发病时间短，治疗较及时，且年轻气血旺盛，故预后较好。因患者瘀血阻滞，以邪实为主，治当温通经络，活血化瘀。在此基础上配伍祛风湿药物，加强祛邪之力。本例治疗注意内服外用，通调内外，且注重预后调护，故患者很快痊愈。

皮肤科疾病

痤　疮

痤疮是一种毛囊与皮脂腺的慢性炎症性皮肤病，好发于青年男女的面部及胸背部，以粉刺、丘疹、脓疱、结节、囊肿、瘢痕等为主要损害，是皮肤科的常见病、多发病。陆小左教授经多年临床经验总结，运用"三不病机"分析该病的发生与发展，应用中医特色的治疗方法，如中药、针灸、刮痧拔罐等，不论是改善症状、消除痘痕，还是预防复发都有着显著的效果。

一、病因病机

1. 不通 风热外袭，引起局部皮肤气血郁闭，日久渐成肺经风热型痤疮。人体感受湿热之邪，或起居饮食失宜，损伤脾胃，中焦运化不周，湿热内生，郁于肌肤而发。肠热上蒸，肺胃血热，阻于肌肤而发；情志不畅，致肝失疏泄，郁久化火，加之湿热蕴结不解，酿成肝胆湿热，上蒸于头面而发病。

2. 不荣 禀赋不足，或久病耗伤，气虚血弱，肌肤失养，常与不通、不平相兼而发病。

3. 不平 情绪不宁，致肝郁化火，冲任失调，肝火夹冲任之血热上攻于胸部与颜面，火郁局部则发为痤疮。或气血失和，导致气滞血瘀、痰瘀凝结，发于肌肤。

二、临床表现

痤疮的主要临床表现：①多发于颜面，尤其是面颊、口周、前额、颏部及胸背部。②好发于青春发育期，皮疹常反复发作，过食刺激性、多脂、甜腻等食物后加重，部分女性患者皮疹可在月经前后加重。③皮损初起为针头大小的毛囊性丘疹，称为黑头、白头粉刺。严重者可出现紫红色结节、脓肿等，常伴面部、头发油腻、毛孔粗大。④多数患者无自觉症状或有轻度瘙痒，炎症明显时局部自觉疼痛。⑤病程长短不一，如为青春期发病，青春期后可逐渐痊愈。

三、治疗

(一) 中药治疗

1. 用药特点 陆小左教授根据长期的临床经验，针对痤疮常见的症状选取了常用对药，如地肤子与蛇床子、白鲜皮与苦参、荆芥与防风、竹叶与木通、赤芍与丹皮等。同时陆小左教授还配伍了"美肤汤"以治疗痤疮。

常用中药有：

	Ⅰ类药	Ⅱ类药	Ⅲ类药
清热解毒	黄芩	白花蛇舌草、连翘、金银花	蒲公英、黄连、黄柏、栀子、紫花地丁、马齿苋、石膏、冰片
凉血养阴	—	生地	玄参、知母、麦冬、白茅根、侧柏叶
活血化瘀	—	赤芍、丹皮、丹参	紫草、皂刺、川芎、没药、红花、莪术、三棱、牛膝
宣降肺气	—	桑白皮、枇杷叶	浙贝、桔梗、麻黄
疏风散邪	—	白芷	菊花、夏枯草、槐花、川椒
和胃理气	—	大黄	山楂、陈皮
淡渗利湿	—	薏苡仁	茯苓、白鲜皮、茵陈、土茯苓、车前子、地肤子
化痰通络	—	—	海藻、僵蚕

2. 分型论治

【肺经风热】

症状：面部潮红，丘疹色红，或有脓疱，或有痒痛，兼见口渴喜饮，小便短赤，大便秘结，舌红，苔薄黄，脉浮数。

治法：宣肺清热，消肿散结。

方药：枇杷叶 15g，桑白皮 15g，黄连 6g，黄柏 10g，生甘草 10g，栀子 15g，金银花 15g，生地 10g，丹参 10g。

方义：枇杷叶苦寒降气，善于清泄肺中郁热；桑白皮专泄肺热；黄连、栀子清胃热；生甘草清热解毒；金银花清上焦火热；生地凉血养阴；丹参苦寒，凉血除烦，祛瘀。

【脾胃湿热】

症状：颜面、胸背部皮肤油腻，丘疹，脓疱，红肿疼痛，伴有口臭、便秘、溲黄，舌红，苔黄厚腻，脉滑数。

治法：清热化湿，通腑解毒。

方药：茵陈 10g，栀子 10g，大黄 15g，黄连 6g，黄芩 10g，黄柏 10g，苦参 10g，苍术 10g，薏苡仁 20g，丹皮 9g。

方义：茵陈利湿解毒，使湿热从小便去；栀子清热除烦，清泄三焦之热，为气血两清之品；苍术、苦参燥湿；薏苡仁加强去除油脂外溢之功；大黄苦寒，清热解毒，泻火凉血，清泄湿热；黄芩、黄连、黄柏苦寒，清热燥湿，泻火解毒，黄芩主治上焦，黄连清胃，主治中焦；黄柏主治下焦；丹皮清热凉血，消肿散结。

【冲任失调】

症状：面部丘疹、白头黑头粉刺、脓疱的发生与月经关系密切，大多经前加重，经后减轻，伴有月经前乳房胀痛，月经紊乱，痛经等。舌紫暗，苔薄，脉滑数。

治法：调摄冲任。

方药：柴胡 10g，郁金 10g，陈皮 10g，香附 10g，白芍 15g，炙甘草 10g，当归 15g，川芎 10g，益母草 15g，丹皮 15g。

方义：方中柴胡、郁金、白芍疏肝解郁；丹皮凉血滋阴；香附活血行气；当归活血养血。

【血瘀痰结】

症状：皮疹以结节、囊肿、脓肿、瘢痕为主，反复发作，经久难愈，伴有纳呆腹胀，舌暗红或有瘀斑，苔黄腻，脉弦滑。

治法：除湿化痰，活血散结。

方药：陈皮 10g，半夏 10g，厚朴 10g，桃仁 12g，红花 10g，黄芩 10g，瓜蒌 15g，茯苓 10g。

方义：方中瓜蒌、陈皮、半夏、厚朴清热化痰，软坚散结；桃仁、红花通络逐瘀，消积止痛；茯苓健脾化痰，顾护脾气；黄芩清解热毒。

（二）针灸

1. 体针

基本取穴：扶正安神通任针法基本穴加太阳、阳陵泉、阴陵泉、丰隆。

加减：肺经风热加少商、风门，少商点刺出血，风门施捻转泻法；脾胃湿热加天枢，与阴陵泉均施捻转泻法；冲任不调加血海、膈俞，与三阴交均施提插捻转泻法；血瘀痰结加血海，与丰隆均施捻转泻法。

2. 耳穴贴压
耳针调平基本穴加肺、交感、面颊、耳尖。皮脂溢出加脾，便秘加大肠，月经不调加子宫、肝。

（三）刮痧、刺络、拔罐

1. 刮痧
主要刮拭背部膀胱经、督脉以及背部两胁肋、肩胛，症状明显时可加刮前胸任脉及胁肋。

2. 刺络
选择肺俞、心俞、大椎、膈俞等穴位，也可选择出痧较多的部位或是阳性反应点，用三棱针、采血针或梅花针点刺放血。

3. 拔罐
拔罐一般在刮痧、刺络后进行，留罐 10 分钟。

刮痧、刺络、拔罐次数一般是痧退后再进行第二次刮痧。10次为 1 疗程。

四、典型验案举例

病案一

李某，男，19岁，学生。2009年9月19日初诊。

主诉：痤疮4年。

现病史：患者述于4年前中考压力过大，前胸及面部出现痤疮，呈绿豆大小，散在不规则分布，间有脓疱，曾经西药治疗未见减轻，故来诊。现患者口干，下颌部有新起绿豆大痤疮，大便干燥，小便色黄，平素喜辛辣油腻。

查体：脉弦滑；舌边红，舌中部黄腻。

诊断：痤疮。

辨证：脾胃湿热。

处方：

（1）中药内服以清热利湿。防风15g，生栀子10g，淡竹叶10g，白鲜皮25g，苦参10g，赤芍25g，丹皮15g，生地25g，紫草10g，大黄15g，地肤子15g，木通10g，桔梗10g，甘草10g，蛇床子10g，芥穗15g。5剂，每日1剂水煎服，分早晚2次服用。

（2）刮痧、拔罐、刺络，后背膀胱经刮痧，配合阳性反应点点刺、拔罐，每周2次。

嘱其忌食用辛辣、油腻食物。

二诊（2009年9月25日）：患者述前胸部痤疮减少，皮肤油腻感减轻，服药后大便次数明显增多，便质软，近日咳嗽、咳痰，色黄。舌淡红，舌中部苔黄腻，脉滑。处方：初诊方大黄减至6g，木通减至6g，加浙贝15g，5剂，其余维持原治疗方案。

三诊（2009年10月1日）：自述服药后面部痤疮明显好转，大便可，但因喜食辛辣食物，有新起痤疮。处方：二诊方加黄连12g，5剂。嘱其忌食辛辣、油腻食物。继续刮痧、刺络、拔罐治疗。

四诊（2009年10月6日）：自述诸症好转，只遗留少许陈旧性瘢痕和色素沉着。处方：沿用上方，做丸药，服用1个月，同时每周1次刮痧、拔罐治疗，并嘱其饮食以清淡为主。

两个月后患者陪同朋友来诊，见其痤疮已消退大半，且没有新发痤疮。

按：本例患者因脾胃湿热蕴结，熏蒸肌肤而发，故治疗应清热利湿。方用防风、荆芥清宣上焦之气；栀子清三焦实火，引火下行；丹皮、赤芍凉血解毒软坚；苦参、白鲜皮燥湿止痒；淡竹叶与木通清上焦火热；日久伤阴，且患者觉口渴，故加生地滋阴。二诊时，患者述大便增多且质软，若继续原剂量，恐攻伐之力太过耗伤正气，故减大黄、木通剂量。又因其近日外感见咳嗽，咯吐黄痰，故加浙贝母以清化热痰。三诊时，患者多食辛辣，胃火过盛而新起痤疮，故加黄连以清胃热。

病案二

陈某，女，26，公司职员。2009年10月1日初诊。

主诉：痤疮10年，加重4天。

现病史：患者自述自青春期开始面部出现痤疮，米粒大小，色红，有白头，时而作痒，月经前加重，月经后缓解。近日天气变化后面部加重，现面部遍布米粒大小红疹，无痛感，触之硬，自觉发热，口渴，夜间梦多。

查体：脉浮；舌尖红，苔薄黄。

诊断：痤疮。

辨证：肺经风热。

处方：

（1）中药内服以疏风宣肺，清热解毒。防风15g，生栀子10g，淡竹叶10g，白鲜皮25g，苦参10g，赤芍25g，丹皮15g，生地25g，紫草10g，大黄15g，地肤子15g，木通10g，桔梗10g，甘草10g，蛇床子10g，芥穗15g，天麻15g。7剂，每日1剂水煎服，分早晚 2 次服用。

（2）刮痧，拔罐。

嘱其忌食用辛辣、油腻食物。

二诊（2009 年 10 月 8 日）：患者自述服药后有好转，近几日因睡眠不足痤疮复起，鼻部见细小皮疹，微红，有脓头，无痛感，不痒。服药后大便次数增多，每日多达七八次，便质软。自述平素月经先后不定期，经行腹痛，且夹杂血块。舌淡嫩，有齿痕，苔薄黄，脉细滑。处方：小茴香 10g，炮姜 10g，元胡 20g，五灵脂 10g，没药 10g，川芎 15g，当归 15g，生蒲黄 10g，桂枝 10g，赤芍 25g，白鲜皮 25g，地肤子 15g，蛇床子 10g，芥穗 15g，紫草 10g，防风 15g，浙贝 15g，竹叶 10g，香附 15g。7 剂，其余维持原治疗方案。

三诊（2009 年 10 月 16 日）：自述面部明显好转。处方：可停止中药服用，维持刮痧拔罐治疗。

后患者常间隔一段时间至门诊刮痧、拔罐，效果较好。

按：初诊时患者外感风热之邪，肺气郁闭，故先予以抗过敏方，外宣郁闭之气，内清蕴热，因见患者睡眠不佳故加天麻。二诊时可见上焦肺经表证已不明显，又因患者痤疮日久，且随月经期来时加重，去时减轻，而患者平素月经不调，行经腹痛，并有血块等症状，充分反映该患者冲任不调，脾失健运，故治以调理冲任，暖肝健脾，活血行气化瘀。加小茴香、桂枝取暖肝散寒之意；五灵脂、蒲黄为失笑散以活血祛瘀，散结止痛；炮姜以散寒，理气和胃。

病案三

袁某，女，22 岁，学生。2010 年 11 月 13 日初诊。

主诉：痤疮 1 年。

现病史：自述平素喜食辛辣，于 1 年前面部及背腰部出现红色无脓皮疹，面部油腻，腹胀，纳差，大便臭秽。

查体：脉滑；舌红，苔薄黄。

诊断：痤疮。

辨证：脾胃湿热。

处方：

（1）中药内服以清热导滞。防风15g，生栀子10g，淡竹叶10g，白鲜皮25g，苦参10g，赤芍25g，丹皮15g，生地25g，紫草10g，大黄15g，地肤子15g，木通10g，桔梗10g，甘草10g，蛇床子10g，芥穗15g。7剂，每日1剂水煎服，分早晚2次服用。

（2）刮痧、拔罐、刺络。

嘱其忌食用辛辣、油腻食物。

二诊（2010年11月21日）：自述服药后大便次数增加，面部痤疮有好转，腹胀有所缓解，食欲较前佳。舌红，苔薄黄，脉弦。处方：初诊方去大黄、木通，加白术15g，云苓30g，香附15g，小茴香10g，炮姜10g，元胡10g，川芎10g，生蒲黄10g，山药20g。7剂，其余维持原治疗方案。

三诊（2010年11月28日）：患者述痤疮减轻，大便次数减少，纳可，寐可。舌淡红，苔薄白，脉沉。处方：初诊方去地肤子，加山药20g，白术15g。做丸药巩固疗效。

家属告之患者痤疮好转，饮食、睡眠均可。

按：患者素食辛辣，日久湿热毒邪内行，蕴积阳明，循经上扰，故治以清热燥湿解毒。二诊时虽痤疮有所好转，但因脾虚运化无力，见食积，腹胀纳差。服药后大便次数增加，胃中积滞去，故觉有食欲，加白术、茯苓、山药以健脾；香附、小茴香以理气；元胡、川芎以活血，行气。

病案四

何某，女，24，售货员。2008年10月25日初诊。

主诉：痤疮7年，加重2天。

现病史：自述自高中起面部痤疮不断，常形成脂肪粒，表面不平整。2 天前使用化妆品后自感口唇周围及面颊红痒，继而出现红疹，自觉痒痛，咽干，咳嗽，无痰，大便干难结，小便可。

查体：脉浮数；舌尖红，苔薄白。

诊断：痤疮。

辨证：风热火毒炽盛。

处方：

（1）中药内服以疏风清热解毒。防风 15g，生栀子 10g，淡竹叶 10g，白鲜皮 25g，苦参 10g，赤芍 25g，丹皮 15g，生地 25g，紫草 10g，大黄 15g，地肤子 15g，木通 10g，桔梗 10g，甘草 10g，蛇床子 10g，芥穗 15g，百部 15g，陈皮 15g，白前 10g，罂粟壳 10g，紫菀 15g。7 剂，每日 1 剂水煎服，分早晚 2 次服用。

（2）刮痧、拔罐、刺络。

嘱其忌食用辛辣、油腻食物。

二诊（2008 年 11 月 2 日）：患者述面部痤疮好转，不痒，大便较前通畅。痘印较深，且触之觉硬。舌暗，苔薄白，脉沉。处方：初诊方赤芍加至 30g，加夏枯草 15g。7 剂。

三诊（2008 年 11 月 10 日）：自述面部痤疮减少，肿势减轻，咳嗽症状缓解。舌淡红，苔薄白，脉滑。处方：二诊方去罂粟壳、紫菀，加薏苡仁 25g，7 剂。

四诊（2008 年 11 月 18 日）：自述面部好转，无明显不适。处方：停止服药中药，继续刮痧、拔罐治疗，每周 1 次。

后电话随访知患者饮食较前佳，体质较前好，且痤疮没有复发。

按：本例患者痤疮日久，复外感风热而发，故急性发作期皮肤瘙痒、红疹时用抗过敏方，加解表药疏风清热、宣肺止咳。炎症消退后遗留粉刺结节时则加重赤芍量以活血化瘀，夏枯草以软坚散结。表证渐除，而后再加以薏苡仁健脾和胃。

带状疱疹

带状疱疹是由水痘－带状疱疹病毒引起的，以局部神经受累及其所支配的皮肤、黏膜发生疱疹或丘疱疹，并伴明显神经痛为主要表现的急性疱疹性皮肤病。中医学称为"蛇串疮"、"缠腰火丹"，"火带疮"、"蛇丹"等。

陆小左教授临床治疗带状疱疹强调多方法综合治疗，祛邪与扶正兼顾。内服中药配合针灸、刮痧、刺络、拔罐，同时注意安抚缓解患者因疼痛而产生的紧张焦虑，增强患者心理舒适感。

一、病因病机

1. 不通为主，兼有不平 情志内伤，肝气郁结不通，疏泄失和，不通则痛。郁久化火，肝经火毒蕴积，气血不平，或夹风邪上窜头面而发；或夹湿邪下注，发于阴部及下肢；火毒炽盛者多发于躯干。此类型为实证，临床最常见。

2. 不荣为本，而致不通 饮食不节，嗜食肥甘厚味，损伤脾胃，脾失健运而湿蕴，兼感火热时邪，或肝脾失和，气滞湿郁，化火成毒，湿热火毒外溢皮肤则发疱疹。此型虚实夹杂，临床较为常见。

3. 不荣为主，兼有不通 年老体弱，气血不足，脏腑虚损，血虚肝旺，致气血凝滞，经络阻塞不通，则致疼痛剧烈，病程迁延。此型常见于老年人或身体虚弱之人。

二、临床表现

带状疱疹好发于春秋季节，以成年患者居多，一般健康状况较好的人接触水痘－带状疱疹病毒后多为隐性感染，病毒长期潜伏于神经节内，当机体在某些诱因，如过度劳累的作用下，病毒复制并侵犯神经节，导致出现相应症状。

1. 前驱症状 起病较急，病初有低热、乏力、食欲减退等全身不适及局部皮肤灼热、瘙痒、疼痛等感觉异常的前驱症状，持续时间存在个体差异，通常为 1~7 天。

2. 一般表现 皮损好发于腰肋部、胸部或头面部，多发于身体一侧，常单侧性沿皮神经分布，一般不超过正中线。发病初期，其皮损为带状的红色斑丘疹，继而出现粟米至黄豆大小簇集成群的水疱，累累如串珠，聚集一处或数处，排列成带状。大多数患者自感疼痛，通常为阵发性疼痛，可呈针刺样、刀割样或烧灼样。病程一般持续 2 周左右，老年人 3~4 周。

3. 常见并发症 ①角膜炎、角膜溃疡、结膜炎。②颈静脉孔综合征。③Ramsay – Hunt 综合征。④病毒性脑炎、脑膜炎。⑤急性胃肠炎、膀胱炎、前列腺炎。

三、治疗

陆小左教授治疗带状疱疹，强调根据不同病期、不同病位灵活辨证选药用方，祛邪扶正，通任安神，综合治疗。初期以清热利湿为主，后期以活血通络止痛为主。体虚者，扶正祛邪与通络止痛并用。除常规汤剂外，还配合针灸、刮痧、刺络放血、拔罐，形成一套多方法综合治疗体系。

（一）分型论治

【肝经郁热】
症状：皮损鲜红，灼热刺痛，疱壁紧张，口苦咽干，烦躁易怒，小便短赤，大便干结，舌质红，苔薄黄或黄厚。
治法：清肝泻火，解毒止痛。
方药：龙胆泻肝汤加减。
龙胆草 10g，炒栀子 10g，黄芩 20g，柴胡 10g，木通 10g，泽泻 15g，车前子 20g，当归 15g，生地 25g，甘草 10g。
方义：龙胆草大苦大寒，既清泄肝胆实火，又清利肝经湿热；黄芩、栀子苦寒泻火，燥湿清热；泽泻、木通、车前子，渗湿泄热，导湿热从水道而去；当归、生地滋养阴血，使邪去而阴血不伤；柴胡疏肝胆之气，引诸药归肝胆之经。全方泻中有补，利中有滋，降中寓升，祛邪而不伤正，泻火而不伐胃，使火降热清，湿浊得利。

【脾虚湿蕴】

症状：皮损色淡，疼痛不显，水疱较大，疱壁松弛，口不渴，食少腹胀，大便时溏，舌淡或正常，苔白或白腻，脉沉缓或滑。

治法：健脾利湿，解毒止痛。

方药：除湿胃苓汤加减。

苍术 15g，厚朴 10g，陈皮 10g，猪苓 10g，茯苓 10g，泽泻 15g，白术 10g，肉桂 9g，防风 10g，滑石 15g，栀子 9g，甘草 6g。

方义：苍术辛香苦温，燥湿健脾；厚朴芳香化湿，行气除满；陈皮理气和胃，燥湿醒脾；猪苓、茯苓、泽泻利水渗湿，泽泻兼可清热，茯苓尚可健脾；滑石清热利湿；防风祛风除湿；白术健脾以运水湿；栀子清热泻火；肉桂温里防诸药苦寒伤阴；甘草调和诸药。全方苦温燥湿、甘淡渗利，佐以芳香行气，使湿去脾健，气机调畅，诸证自消。

【气滞血瘀】

症状：皮疹减轻或消退后局部疼痛不止，放射到附近部位，痛不可忍，坐卧不安，重者可持续数月或更长时间，舌暗，苔白，脉弦细。

治法：理气活血，通络止痛。

方药：柴胡疏肝散合桃红四物汤加减。

柴胡 15g，白芍 10g，枳实 10g，甘草 6g，香附 10g，陈皮 10g，桃仁 15g，红花 12g，生地 15g，赤芍 10g，当归 10g，川芎 10g。

方义：柴胡疏肝解郁，生发阳气，透邪外出；白芍敛阴养血柔肝，与柴胡合用，补肝血，条达肝气；枳实理气解郁，泄热破结；甘草调和诸药，益脾和中；陈皮理气和胃；香附疏肝行气；桃仁、红花行气活血化瘀；赤芍凉血散瘀；生地滋阴养血，补肾填精；当归辛温，补血兼活血；川芎活血行气。全方疏肝行气、活血化瘀止痛，同时配以养阴补血，使疏肝不伤肝，补血不滞血。

（二）针灸

1. 体针 采用扶正安神通任针法以疏通经络，行气止痛，调和阴阳。

加减：肝经郁热加支沟，与太冲行提插捻转泻法；脾虚湿蕴加血海，与三阴交行提插捻转泻法。

2. 耳针 耳针调平基本穴加胆、胃、肺、风溪、耳尖穴。

（三）刮痧、刺络、拔罐

刮痧、刺络、拔罐对于缓解带状疱疹的症状见效很快，具体方法见"痤疮"的论述。

四、典型验案举例

病案一

李某，男，61岁，退休职员。2009年10月9日初诊。

主诉：左侧胸腹部疱疹1周。

现病史：患者自述平素体健，1周前忽然左侧胸开始出现疱疹，主要沿肋间隙分布，疱疹根部较红，有少量破裂，疱壁紧张，疱液清，疼痛剧烈，刺痛，微痒。大便秘结，饮食及小便正常，睡眠受疼痛影响而不佳。

查体：脉弦滑；舌色暗红，苔厚黄腻。

诊断：带状疱疹。

辨证：肝胆湿热。

处方：

（1）中药内服以清利肝胆湿热，通络止痛。龙胆草15g，炒栀子10g，黄芩20g，柴胡10g，木通10g，泽泻15g，车前子20g，当归15g，生地30g，甘草10g，白鲜皮30g，杭芍25g，防风15g，丹皮15g，紫草10g，蛇床子10g，苦参10g，大黄15g，元胡20g。7剂，水煎服，每日1剂，分早、中、晚3次温服。

（2）刮痧、刺络、拔罐，每周2次。

二诊（2009年10月6日）：疱疹部分结痂，部分仍有渗液，疼痛缓解，微瘙痒，大便秘结。脉弦滑，舌色暗红，苔厚黄腻。处方：沿用原方，7剂，水煎服，每日1剂，分早、晚温服。其余维持原治疗方案。

三诊（2009年10月23日）：皮损基本结痂，患处仅余轻微不适。脉弦，舌红，苔薄白。处方：沿用原方7剂，其中3剂水煎服，每剂分3份，早、晚温服及次日晨起温服；另外4剂做丸药，服用1个月，以巩固疗效。同时刮痧、拔罐调理。

此后患者服药同时，每周2次刮痧、拔罐，调理身体。1个月后患处不适逐渐消失，体健如未病之时，遂停止刮痧调理。

按：本例患者平素体健，此次忽然患病，疱疹明显沿一侧肋间隙分布，疹色鲜红，有疱液，疱壁紧张，疼痛剧烈，此为肝胆湿热之象。肝胆经循行于两胁，肝胆湿热则疱疹沿肝胆经循行部位而发，疹色鲜红而有渗液。湿热阻滞肝胆气机，不通则痛，故用龙胆泻肝汤为主方清利肝胆湿热。患者瘙痒，故加白鲜皮、防风、蛇床子、苦参祛风止痒。患者年老，加之舌色暗，考虑气滞而致血瘀，故用丹皮、紫草活血化瘀。大便秘结，用大黄祛邪热通便。疼痛剧烈，故用较大量元胡通络止痛。全方主要清利肝胆湿热，兼以祛风止痒，活血散瘀，配合刮痧、刺络、拔罐以局部活血消肿止痛，症状明显缓解。二诊再守方7剂，皮损基本结痂，疼痛瘙痒症状消失，余轻微不适，故以丸药巩固疗效，并以刮痧拔罐疏通气血、调理阴阳，1个月而恢复如前。

病案二

邵某，男，64 岁，退休工人。2010 年 12 月 23 日初诊。

主诉：左侧胸、腰部成片小红疹 6 天。

现病史：6 天前左侧胸部、腰部出现成片小红疹，粟粒大小，无水疱，无脓头，疹间可见正常皮肤，刺痛，不痒，睡眠受疼痛影响而不佳，大便干，小便可，食纳一般。

查体：舌红，苔薄黄；脉沉细弦。

诊断：带状疱疹。

辨证：肝经郁热。

处方：

（1）中药内服以泻肝清心，理气止痛。龙胆草 10g、柴胡 10g、木通 10g、当归 15g、生地 25g、甘草 10g、香附 10g、郁金 15g、元胡 20g、银藤 30g、炒栀子 10g。7 剂，水煎服，每日 1 剂。

（2）刮痧、刺络、拔罐。

二诊（2010 年 12 月 30 日）：上次就诊后左侧胸出现疱疹，现已渐消，疼痛缓解，但局部皮肤瘙痒。大便稍干，舌红，苔薄白，脉沉细弦。处方：上方加蝉蜕 15g，4 剂，水煎服。其余维持原治疗方案。

三诊（2011 年 1 月 4 日）：疱疹、疼痛均缓解，仍瘙痒。大便稍干，舌红，苔薄白，脉沉细，略弦。处方：上方加白鲜皮 15g，地肤子 15g，蛇床子 10g，防风 10g，7 剂水煎服。其余维持原治疗方案。

四诊（2011 年 1 月 11 日）：疱疹已结痂，余微痛，瘙痒，睡眠时身痒不适。大便可，舌尖红，苔薄白，脉沉细。处方：上方加鸡血藤 30g，7 剂水煎服。其余维持原治疗方案。

五诊（2011 年 1 月 18 日）：疱疹结痂，疼痛基本消失，身痒稍有缓解。大便正常，睡眠可，舌红，苔薄白，脉细。处方：①

生地25g，淡竹叶10g，甘草10g，芥穗15g，防风15g，桔梗10g，炒栀子10g，大黄10g，白鲜皮25g，地肤子15g，蛇床子10g，苦参10g，赤芍25g，丹皮15g，紫草10g，木通10g，7剂水煎服。②刮痧、拔罐。

六诊（2011年1月25日）：疱疹疼痛瘙痒基本消失，患处轻微不适。舌红，苔薄白，脉细。处方：刮痧、拔罐调理。

患者连续刮痧拔罐5次后疱疹处不适感基本消失，疱疹愈。之后常来本门诊做刮痧拔罐，做保健之用，气色较前佳。

按：本例患者年逾六旬，平素体虚，此次发病症状亦不甚强烈，腰部成片小红疹，无疱液，刺痛，不痒，此为肝经郁热之象，湿象不明显。再者患者平素体弱，恐不耐龙胆泻肝汤之苦寒。带状疱疹属于疮疡范畴，"诸痛痒疮，皆属于心"，故本患者仅用龙胆草、柴胡清肝经郁热，疏利肝气；而用导赤散清心火养心阴。佐以银藤、栀子清热，香附、郁金、元胡行气止痛。配合刮痧、刺络、拔罐缓解局部症状。服药后疱疹渐消，疼痛缓解，有瘙痒症状，故以原法巩固治疗，而加蝉蜕疏风止痒。三诊、四诊症状渐轻，故仍以原方视症状不同而稍作加减。五诊时疱疹疼痛症状已基本消失，仅余瘙痒，故用导赤散清心火，配以栀子、大黄清热，荆芥穗、防风疏风止痒，白鲜皮、地肤子、蛇床子、苦参燥湿止痒。痒为风故，治风先治血，故以赤芍、丹皮、紫草凉血活血。再诊时瘙痒基本消失，仅余患处轻微不适，故停药而以刮痧、拔罐调理，五次而不适感消失。

病案三

刘某，男，40岁，会计。2010年3月27日初诊。

主诉：右耳疱疹11天，伴右侧头痛、右侧面瘫8天。

现病史：患者11天前忽感右侧头痛，右耳疼痛，外耳道发红，之后右侧嘴角歪斜，于天津总医院诊断为"耳部带状疱疹，面瘫"，故来诊。现患者右侧头痛，右耳疼痛，听力尚可，右侧口角歪斜，双脚冰凉，饮食可，睡眠可，二便可。

查体：舌尖红，苔白厚；脉沉细。

诊断：带状疱疹。

辨证：风热上扰。

处方：

（1）中药内服以清热散结，祛风化痰，通络止痛。金银花30g，防风15，白芷15g，当归15g，陈皮15g，白芍25g，甘草10g，浙贝15g，天花粉20g，乳香10g，没药10g，皂刺10g，全蝎10g，僵蚕10g，白附子15g，连翘15g，贯众15g，紫花地丁15g。7剂，水煎服，每日1剂，分早、中、晚3次温服。

（2）针灸1疗程。

（3）耳针调平。

二诊（2011年4月3日）：右侧头痛减轻，面瘫好转，耳部仍有疱疹。头晕，高血压，食欲不佳，胃中嘈杂，双脚冰凉，睡眠不佳，二便可，舌红苔白腻，脉沉细。处方：上方加瓦楞子15g，桑螵蛸15g，天麻15g，7剂，水煎服。其余维持原治疗方案。

三诊（2011年4月10日）：头痛消失，疱疹见轻。头晕，乏力，耳鸣，双脚冰凉，食欲欠佳，睡眠不佳，二便可，舌红苔白腻，脉沉。处方：龙胆草10g，炒栀子10g，黄芩20g，柴胡10g，木通10g，泽泻15g，车前子20g，当归15g，生地25 g，甘草10g，鸡血藤30g，淫羊藿30g，菟丝子15g，莱菔子15g，骨碎补10g，天麻15g，金银花20g，蒲公英15g，白芍25g。7剂，水煎服。其余维持原治疗方案。

四诊（2011年4月17日）：头晕、耳鸣好转，疱疹症状渐愈，患者自诉不便喝汤药，希望针灸调理。舌红，苔薄黄，脉沉。处方：沿用原方4剂，做丸药，服用1个月，同时针灸调理2个疗程。

患者坚持针灸调理1个月后耳部疱疹症状消失，其他症状亦有很大改善。

按：本例患者耳部带状疱疹 11 天，属风热上攻头面。带状疱疹亦属于疮疡，病不甚久，属于疮疡初起，故用仙方活命饮消疮散结止痛，治疗耳部带状疱疹；而以牵正散祛风化痰止痉，治疗面瘫；再以连翘、贯众、紫花地丁加强清热解毒之效。同时配合针灸祛风止痉，通络止痛，扶正安神。二诊头痛、面瘫见轻，但胃中嘈杂，睡眠不佳，故加瓦楞子、桑螵蛸制酸止痛，天麻养神安眠。三诊时头痛疱疹已基本缓解，但余头晕耳鸣，可知余热未清，上扰清窍，故用龙胆泻肝汤清肝胆余热，佐以金银花、蒲公英清热解毒；平素乏力，双脚冰凉，属肾阳不足，而加淫羊藿、菟丝子、骨碎补温补肾阳；鸡血藤养血活血通络，防久病多虚多瘀。四诊时诸症已缓解，以丸药巩固疗效，并加以针灸调理，诸症改善。

银屑病

银屑病俗称牛皮癣，中医称为"白疕"，是一种常见的慢性皮肤病。该病顽固难治，容易复发，被列为当今世界皮肤科领域的重要研究课题，是全世界皮肤科重点防治疾病之一。

一、病因病机

陆小左教授认为，银屑病初起多为风湿热之邪阻滞肌肤，或颈项多汗，硬领摩擦等所致，此为不通。或病久耗伤阴液，营血不足，血虚生风生燥，肌肤失养而成，此为不荣。或血虚肝旺，情志不遂，郁闷不舒，或紧张劳累，心火上炎，以致气血运行失职，凝滞肌肤，每易成诱发的重要因素，且致病情反复发作，此为不平与不通共同为患。总之，情志内伤、风邪侵袭等因素诱发，机体营血失和、经脉失疏、气血凝滞而发为本病，蕴含着不通、不荣、不平三个病理要素。

二、临床表现

1. 皮损症状 初起为有聚集倾向的多角形扁平丘疹,皮色正常或略潮红,表面光泽或覆有菲薄的糠皮状鳞屑,以后由于不断地搔抓或摩擦,丘疹逐渐扩大,互相融合成片,继之则局部皮肤增厚,纹理加深,互相交错,表面干燥粗糙,并有少许灰白色鳞屑而呈苔藓样变,皮肤损害可呈圆形或不规则形斑片,边界清楚,触之粗糙。由于搔抓,患部及其周围可伴有抓痕、出血点或血痂,其附近也可有新的扁平小丘疹出现。

2. 皮损形态 急性期皮损多呈点滴状,鲜红色,瘙痒较著。静止期皮损常为斑块状或地图状等。消退期皮损常呈环状、半环状。少数皮疹上的鳞屑较厚,有时堆积如壳蛎状。

3. 瘙痒明显 阵发性奇痒,衣物摩擦与汗渍时更剧,入夜尤甚,搔之不知痛楚。情绪波动时,瘙痒也随之加剧。因瘙痒可影响工作和休息,患者常伴有失眠、头昏、烦躁症状。

4. 发病部位 以头皮最常见,其次为小腿、肘部、背部、上臂、前臂、膝盖、胸部以及腹部和臀部等,少数患者指(趾)甲和黏膜亦可被侵及。皮损常呈对称性分布,亦可沿皮神经分布呈线状排列。

5. 发病特征 银屑病容易急性发作,慢性经过,倾向复发。发病常与季节有关,有夏季增剧,秋冬自愈者;也有冬春复发,入夏减轻者。

6. 临床分型 ①寻常型银屑病,是临床上最常见的一种类型,发病率占银屑病的95%以上,症状表现较为典型。②红皮病型银屑病,约占银屑病的1.62%,多由寻常型银屑病治疗不当而引起。③脓疱型银屑病,约占银屑病的0.69%,常有皮疹有少量渗液,附有湿性鳞屑,或初起为小脓疱,伴有发热等症状。④关节炎型银屑病,约占银屑病的2%,好发于女性,常合并关节病变。

三、治疗

（一）中药治疗

1. 用药特点

陆小左教授治疗银屑病临床有良好的效果，其以"清热解毒、凉血化斑、养血润肤、祛风止痒"为治疗大法，根据患者不同的症状辨证用药。

常用中药有：

	Ⅰ类药	Ⅱ类药	Ⅲ类药
清热凉血	生地	丹皮、紫草	玄参、槐花、茅根
清热利湿	白鲜皮、土茯苓	苦参	地肤子、大黄、黄柏、苍术、石膏、栀子
扶正补虚	甘草、当归	何首乌、赤芍	黄芪、白芍、乌梅、黄精
活血化瘀	—	鸡血藤	丹参、莪术、三棱、红花、山慈姑
清热解毒	—	金银花、白花蛇舌草、板蓝根	黄芩、蒲公英、蚤休、连翘、山豆根、青黛、大青叶、马齿苋、牛黄
祛风止痒	—	乌梢蛇、防风、蝉衣	蜂房、荆芥、僵蚕、全蝎、白蒺藜、土鳖虫、蜈蚣、地龙、威灵仙

2. 分型论治

【肝郁化火】

症状：皮损色红，伴心烦易怒，失眠多梦，眩晕心悸，口苦咽干，舌边尖红，脉弦数。

治法：清肝泻火。

方药：龙胆泻肝汤加减。

龙胆草 15g，栀子 10g，黄芩 20g，川木通 10g，泽泻 10g，车前子 20g，甘草 10g，柴胡 10g，生地 25g，当归 15g，竹叶 10g，白鲜皮 25g，地肤子 15g，蛇床子 10g，苦参 10g。

方义：方中龙胆草清泻肝木实火，利肝经湿热；黄芩、栀子、车前子以清利湿热；柴胡则舒畅肝胆，引药归经，此五味药针对肝胆通路系统不通之病机。生地、当归则养阴血，避免苦燥伤阴，使邪去而阴血不伤，针对阴血不容之病机。白鲜皮、地肤子、蛇床子、苦参则为清热燥湿，祛风止痒之意；配以竹叶清心利小便，与木通、生地合成导赤散之方，针对心通路系统不通。诸药相合，清热泻火，祛风胜湿止痒。若大便秘结，加大黄 10g；皮肤有色素沉着者，加紫草 10g。

【风湿蕴肤】

症状：皮损呈淡褐色片状，粗糙肥厚，剧痒时作，夜间尤甚，苔薄白或白腻，脉濡而缓。

治法：疏风利湿。

方药：抗过敏方加减。

生地 25g，竹叶 10g，甘草 10g，荆芥穗 15g，防风 15g，桔梗 10g，栀子 10g，大黄 10g，白鲜皮 25g，地肤子 15g，蛇床子 10g，苦参 10g，赤芍 25g，丹皮 15g，紫草 10g，川木通 10g。

方义：生地、竹叶、川木通、甘草为导赤散，此乃清心利小便之意，旨在针对"诸痛痒疮，皆属于心"，针对心通路系统不通。荆芥穗、防风、苦参等药为消风之意，旨在疏风除湿，清热养血；白鲜皮、地肤子、蛇床子、苦参则为清热燥湿，祛风止痒之意；大黄清热泻火，以泄代清；赤芍、丹皮、紫草则入血分，清热凉血消瘀。

【血虚风燥】

症状：皮损灰白，抓如枯木，肥厚粗糙似牛皮，伴心悸怔忡，失眠健忘，女子月经不调，舌淡，脉沉细。

治法：养血祛风润燥。

方药：抗过敏方合四物消风饮加减。

生地 25g，当归 15g，荆芥 15g，防风 15g，赤芍 25g，川芎 15g，白鲜皮 25g，地肤子 15g，蛇床子 10g，苦参 10g。

方义：方中生地、当归、川芎养血滋阴以润燥，针对不荣的病机。荆芥、防风以疏风祛湿而止痒；赤芍则清热凉血活血；白鲜皮、地肤子、蛇床子、苦参合用共奏清热燥湿，祛风止痒之功。

陆小左教授认为，银屑病证型虽繁多，但掌握证的实质就可以从虚实入手，一方治多证而均获佳效。陆小左教授最善活用抗过敏方，随证加减，病证结合。

（二）针灸

1. 体针 扶正安神通任针法可以改善脏腑功能状态，增强患者体质，调整患者心态，消除精神神经方面的症状，以达到扶正祛邪、通任安神之效。

加减：风湿蕴热，加大椎、阴陵泉、阿是穴，大椎、曲池、阴陵泉均用毫针泻法；血虚风燥，加血海、阿是穴，均用平补平泻法；奇痒者，加风市。

2. 耳针 耳针调平加心、风溪、胃、肺、耳尖。

3. 梅花针 叩刺部位：银屑病除去皮损的其他患处，叩刺 8～10 分钟，皮肤潮红为度。每日或隔日治疗 1 次，10～15 次为 1 疗程。注意：叩刺用力宜轻，皮肤不要出血。

（三）刮痧、刺络、拔罐

1. 刮痧 主要刮拭背部膀胱经、督脉以及银屑病皮肤受损部位沿线经络，以出痧为度，一般每周 1 次。

2. 火针 银屑病小面积皮肤受损或是大面积皮损治疗后期剩余小面积顽固不愈部位，火针烧红后在其周围快速点刺，力度以不刺破皮肤浅Ⅱ°烫伤为宜。每次点刺3~5针。

3. 走罐 在背部膀胱经、督脉走罐，一般与刮痧联合应用交替进行。另在皮肤受损周边选3~5穴分别留罐1分钟后，轻提拔罐以顺时针方向按揉100次。若与刮痧联合应用一般是每2周1次（即第一周刮痧，则第二周走罐），直至痊愈后3个月。

4. 割治 在耳穴肺部割治放血，对部分患者疗效较好。

四、典型验案举例

病案一

金某，男，23岁，韩国人。2007年5月9日初诊。

主诉：全身起扁平丘疹2年。

现病史：患者自述两年前因高烧在韩国就医时使用激素退烧后四肢出现扁平丘疹，当地医院诊断为"牛皮癣"，继发为全身皮疹，故来诊。现在患处皮肤瘙痒，脱皮，皮质变硬，易怒，食欲可，纳可，大便秘结，小便黄，睡眠时多梦。

查体：脉弦数；舌红暗，苔薄黄。

诊断：银屑病。

辨证：肝郁化火。

处方：

（1）中药内服以清肝泻火，活血化瘀。栀子10g，黄芩20g，川木通10g，泽泻10g，车前草20g，甘草10g，红花12g，桃仁15g，丹皮15g，紫草10g，大黄10g，生地25g，当归15g，竹叶10g，白鲜皮25g，地肤子15g，蛇床子10g，苦参10g。7剂，每日1剂水煎服，分早晚2次服用。

（2）针灸1疗程。

（3）刮痧、刺络、拔罐。

嘱其忌食用辛辣、油腻食物，以免助湿生热。

二诊（2007年5月16日）：患者自述瘙痒减轻，皮质较以前稍软，大便可，纳可。舌暗，苔薄黄，脉弦。处方：效不更方，维持原治疗方案。

患者在此方基础上加减用药以及针灸、刮痧、刺络、拔罐治疗3个月，皮损消失。由于患者需回国，于是将此中药方带回韩国，以继续服药巩固疗效。

按：本例患者全身皮癣瘙痒，脱皮，皮质变硬，易怒，大便秘结，小便黄，睡眠时多梦，此为肝郁化火之证，以龙胆泻肝汤合过敏方主之。陆小左教授在前人临证基础上组建过敏方，此方从心肺论治此类皮肤病，可一方加减适应多证，取得显著疗效。同时加以扶正安神通任的针灸疗法，使正气得复，有助于祛除邪气。将具有清热泻火，活血化瘀等作用的刮痧、刺络、拔罐疗法运用于此，使治疗立体化、综合化，加强治疗效果。

病案二

李某，女，43岁，天津北辰人。2010年10月23日初诊。

主诉：扁平丘疹泛发于全身20年。

现病史：患者自述全身起扁平丘疹，患处瘙痒，夜间加重，涂药后皮肤脱皮发红，气短乏力，精神疲乏，健忘，胸闷憋气，烦躁，头晕，四肢冷，汗可，二便可，纳可，无口渴，睡眠尚可。

查体：脉右细数，左沉细弱；舌淡中有裂纹，边有齿痕，苔薄白。

诊断：银屑病。

辩证：血虚风燥。

处方：

（1）治以养血祛风，益气润燥。生地25g，竹叶10g，甘草10g，芥穗15g，防风15g，桔梗10g，栀子10g，大黄10g，白鲜皮25g，地肤子15g，蛇床子10g，苦参10g，赤芍25g，丹皮15g，紫草10g，木通10g，黄芪30g，当归15g，瓜蒌皮20g。7剂，每日 1 剂水煎服，分早晚 2 次服用。

（2）针灸 1 疗程。

（3）刮痧、刺络、拔罐。

二诊（2010 年 10 月 30 日）：患者述便溏，大便每日 3 次，但瘙痒好转，精神好转，饮食较服药前好，其他诸症状均见好转，小便可。脉细弱，舌淡中有裂纹，边有齿痕，苔薄白。处方：初诊方减大黄至 6g，加白术 15g，山药 20g，去栀子、木通，7 剂，每日 1 剂水煎服，分早晚 2 次服用，其余维持原治疗方案。

三诊（2010 年 11 月 6 日）：患者自述瘙痒好转，脱皮和乏力明显好转，精神佳，睡眠可，饮食可，但偶尔见胃胀，其他诸症好转，二便较以前好，便溏减轻。舌淡边有齿痕，苔白厚，脉缓。处方：二诊方加木香 15g，砂仁 10g，7 剂，每日 1 剂水煎服，分早晚 2 次服用；其余维持原治疗方案。

四诊（2010 年 11 月 13 日）：患者自述瘙痒好转，脱皮减轻且皮肤不干燥，便溏止，腹胀减轻，其余诸症好转，舌淡红边有齿痕，苔白厚，脉缓。处方：继续服第三诊处方，7 剂，每日 1 剂，水煎服，分早晚 2 次服用，其余维持原治疗方案。

由于患者家离本医院远，患者来回不方便，便再用此方做成丸药治疗，治疗 4 个月。随访得知由于患者服此方病情明显好转，于是自己于附近药房以此方做丸药服用至今。

按：本例患者全身皮癣瘙痒，夜间加重，气短乏力，精神疲乏，健忘，胸闷憋气，烦躁，头晕，四肢冷，辨证为血虚风燥。处以过敏方合当归补血汤主之。陆小左教授在治疗此人时，考虑到牛皮癣的基本病机为风湿热搏结，玄府、经络不通而致，同时患者兼有气血虚不能荣养肌肤。在"血虚生风"的理论指导下，处方时不仅疏散外风，同时兼顾补气养血以息内风，表里同治，使患者正气得复，邪气得出。配合扶正安神通任的针灸疗法，使人体正气得复，达到扶正祛邪的作用。并将具有活血化瘀、清热凉血等作用的刮痧刺络拔罐疗法运用于此，从患者基本病机出发，取得满意疗效。

妇科疾病

月经不调

月经不调也称月经失调，表现为月经周期或出血量的异常，或是月经前、经期时的腹痛及全身症状。月经不调是女性的常见病、多发病，育龄期女性大多有过月经不调史。中医在该病的预防和治疗上有独特的优势，陆小左教授在临诊时充分发挥中医药优势，强调病证结合，形神并治，综合调理，治疗常见月经不调，如月经先期、月经先后无定期、经期延长、崩漏、痛经等，疗效甚佳。

一、病因病机

1. 不平 素体阳盛，过食辛辣，助热生火；情志急躁或抑郁，疏泄不及，肝郁化火，热扰血海或扰动冲任；血热损伤冲任，热邪迫血妄行，经血流溢失常。

2. 不荣 久病阴亏，虚热扰动冲任；或饮食不节，劳倦过度，思虑伤脾，脾虚而统摄无权，或久病伤阳，运血无力；或久病体虚，阴血亏虚，精血少；或因禀赋素弱，重病久病，使肾气不足，行血无力，或精血不足，血海空虚；或气虚则统摄失权，冲任不能制约经血；或肾阳不足，命门火衰，胞宫失于温煦。

3. 不通 外感寒邪，寒凝血脉；或瘀血停聚，积于冲任，瘀阻冲任，新血不得归经而妄行。或痰湿壅盛，阻碍经隧；或宿有湿热内蕴，流注冲任，蕴积胞中，于行经期间阻碍经水运行。情志因素困扰，肝气郁结，气机失于条达，冲任失于通畅，反侮于肾以致肾气、天癸、冲任失调。

二、临床表现

月经不调的临床表现较为复杂，涉及面较广，临床中往往将其作为一类疾病。

1. 月经先期　月经提前来潮，周期不足 21 天，且连续出现两个月经周期。

2. 月经先后无定期　以月经周期先后不定为临床特征，至少连续 3 个周期提前或退后 7 天以上。提前时，其周期最少不短于 16 天，常在 16～21 天之间；延后时，其周期最多不长于 50 天，多在 36～50 天之间；提前延后交替出现，经期、经量基本正常。

3. 经期延长　常发生于育龄妇女，月经周期正常而行经时间延长，出血量正常或稍多，有时可在经前或经后有淋漓不断出血。

4. 崩漏　月经不按周期妄行，出血量多势急或淋漓不止，不同证型表现不同的症状，常见的出血情况有骤然大下，继而淋漓；或淋漓不断又忽然大下；或乍出乍止又忽然暴崩；也有的淋漓连月不休或经闭数月又暴下或淋漓。其血色或鲜明，或暗淡，血质或稠黏，或清稀如水，或有血块，气腥或秽。

5. 痛经　以小腹疼痛为主要症状，多数发生在来潮前 1～2 天，行经第 1 天达高峰，小腹部阵发性痉挛性疼痛，有时表现为胀痛、下坠感，严重者可放射到腰骶部、肛门、阴道，甚至股内侧；轻者仅疼痛数小时渐渐缓解，重者须经 12 小时方有减轻，当腹痛剧时可伴恶心、呕吐、腹泻或便秘、肠胀气与肠痉挛等，持续数小时，随着腹痛症状缓解而减轻或消失。少数人在经前 1～2 天就有小腹不适感，来潮时加剧，甚至可见面色苍白、出冷汗、手足发凉。

三、治疗

（一）中药治疗

1. 用药特点

（1）常用中药

	Ⅰ类药	Ⅱ类药	Ⅲ类药
活血化瘀	当归、川芎、元胡	五灵脂、赤芍、蒲黄、益母草、丹参、没药、牛膝、红花、乳香、桃仁	莪术、郁金、三棱、血竭、丹皮、地龙、鹿角霜、水蛭、牡蛎、泽兰
疏肝理气	—	柴胡	青皮、枳壳、荔枝核、陈皮、木香、川楝子
温经散寒	—	小茴香、乌药、肉桂、干姜、艾叶、桂枝	苍术、炮姜、附子、紫石英
扶正补虚	—	山茱萸、地黄、茯苓	续断、党参、菟丝子、阿胶、白术、黄芪

（2）基础方：陆小左教授根据多年临床经验，以少腹逐瘀汤为基础加减而成"月经病验方"。

处方：小茴香10g，炮姜10g，元胡20g，五灵脂10g，乳香10g，没药10g，川芎15g，当归15g，生蒲黄10g（包煎），桂枝10g，赤芍25g，香附15g，益母草15g。

对于脾虚月经过多崩漏者可加十灰散及生黄芪30g；痛经兼月经过少者，加细辛5g，沉香6g（磨汁冲服）。月经先期者生蒲黄改蒲黄炭，并加红景天、茯苓各30g，阿胶15g（烊化），以健脾、补气血；月经延期者加鸡血藤、川牛膝各30g，以活血补血。

2. 分型论治

【月经先期——肝郁血热】

症状：月经提前，量或多或少，经色深红或紫红，质稠，排出不畅，或有血块。烦躁易怒，或胁胀闷不舒，或乳房、小腹胀痛，或口苦咽干，舌质红，苔薄黄，脉弦数。

治法：疏肝清热，凉血调经。

方药：丹栀逍遥散加减。

柴胡 10g，杭白芍 25g，当归 15g，郁金 15g，香附 15g，薄荷 10g，白术 15g，茯苓 20g，炙甘草 10g，薄荷 10g，丹皮 15g，栀子 10g。

若阳盛血热加地骨皮 10g，黄柏 10g。见阴虚血热加生地 25g，地骨皮 10g，玄参 15g，麦冬 20g。脾气虚弱则以补中益气汤加减主之。肾气不固以归肾丸主之。

方义：本方为丹栀逍遥散加郁金、香附所成，乃疏肝解郁、养血健脾、兼清血热之剂。诸药合用，使肝郁得解，血虚得养，脾虚得补，郁热得除，故主肝郁血热之月经先期。

【月经先后无定期——肝郁气滞】

症状：月经周期时前时后，经量或多或少，色质正常或暗红，血出不畅或有块，小腹胀痛，连及胸胁，心烦易怒，或郁郁不乐，时欲叹息，舌质正常，苔薄白或薄黄微腻，脉弦。

治法：疏肝解郁，养血调经。

方药：逍遥散加减。

当归 15g，白芍 25g，柴胡 10g，白术 15g，茯苓 20g，炙甘草 10g，薄荷 10g，炙香附 15g，郁金 15g。

兼肾虚证加菟丝子 15g，牛膝 30g，续断 15g，肉苁蓉 15g 等。兼脾虚者则合补中益气汤主之。如血量过多者，加黄芪 30g，艾叶 10g，蒲黄 10g 等以益气固冲，温经止血。

方义：本方为逍遥散加郁金、香附所成，乃疏肝解郁、养血健脾之剂。诸药合用，使肝郁得解，血虚得养，脾虚得补。

【经期延长——气滞血瘀】

症状：经来淋漓，延期十余日始净，量少，色暗有块，小腹疼痛拒按，精神抑郁，面色暗暗，唇舌紫暗，有瘀斑，脉沉弦，或沉涩。

治法：行气化瘀，止血调经。

方药：桃红四物汤加减。

桃仁15g，红花12g，川芎15g，当归15g，白芍25g，熟地25g，柴胡10g，枳壳10g，香附15g。

兼气血不足，去柴胡、枳壳，加白术15g，茯苓20g，黄芪30g，龙眼肉10g，木香10g，酸枣仁30g，党参20g，甘草10g。见脾肾阳虚，加菟丝子15g，肉苁蓉15g，黄芪30g，桂枝10g等。见阴虚内热，加生地25g，玄参15g，麦冬20g，阿胶10g，女贞子15g，旱莲草10g，茜草10g等。兼虚寒内停，加小茴香10g，炮姜10g等。

方义：瘀阻冲任是本证之机要，方以四物养血活血，桃仁、红花逐瘀行血。瘀血行而经血得以归经，则经行如期而腹痛亦消。但行血之剂攻破力较强，应得效即止，不宜多服久服，以防破血逐瘀过度而致经血过多。加柴胡、枳壳、香附意在疏肝解郁、理气行滞。

【崩漏——肾阴不足，阴虚内热】

症状：月经非时而下，暴注下迫或淋漓漏血，血色鲜红，质黏稠。形体偏瘦，面色潮红，五心烦热，咽干口燥，头晕耳鸣，腰脊酸痛，舌质红或瘦小，苔薄黄或乏津，脉细数。

治法：滋肾凉血，固冲止血。

方药：左归丸加减。

熟地25g，山茱萸15g，枸杞20g，龟甲胶10g，山药20g，川牛膝30g，菟丝子15g，蒲黄炭10g，藕节炭15g。

肾气虚加杜仲、续断、桑寄生、艾叶、砂仁、茯苓、山药、鹿角霜、制首乌、当归、肉苁蓉、紫河车等。肾阳虚以右归丸加减主之。脾虚以固冲汤加减主之。血热加生地、黄芩、黄柏、白芍、地榆、槐花、白茅根等。

方义：方中熟地、山茱萸、菟丝子填精养血，龟甲胶、枸杞益精滋肾，牛膝引诸药下行入肾，山药培脾，蒲黄炭、藕节炭止血。若系更年期患者，合用滋阴凉血之二至丸（女贞子、旱莲草）更为投证。若阴虚血崩，恐牛膝之下行反助血泄，故去之，另加泻火坚阴之黄柏、知母，凉血止血之仙鹤草、大小蓟。

【痛经——气滞血瘀，寒凝胞宫】

症状：经前或经期小腹胀痛拒按，经血量少，行而不畅，血色紫暗有块，块下痛暂减，经前乳房胀痛，胸闷不舒，畏寒，手足欠温，或带下量多，或经前或经期小腹冷痛，得热痛减，舌质紫暗或有瘀点，舌苔白或腻，脉弦或沉紧。

治法：理气散寒，温经止痛。

方药：痛经方加减。

小茴香 10g，炮姜 10g，元胡 20g，五灵脂 10g，乳香 10g，没药 10g，川芎 15g，当归 15g，生蒲黄 10g（包煎），赤芍 25g，红花 12g，桃仁 15g，香附 15g。

湿热瘀阻加丹皮、黄连、生地、白芍、元胡、莪术等。气血虚弱加党参、黄芪、熟地等。肝肾虚损加白芍、山茱萸、巴戟天、阿胶、山药。

方义：原方治"小腹积块疼痛"或"经血见时，先腰酸少腹胀，或经血一月见三五次，接连不断，断而又来，其色或紫，或黑，或块，或崩漏，兼少腹疼痛，或粉红兼白带，皆能治之"。血得寒则凝，得热则行，全方活血化瘀之品配合温经止痛之小茴香、炮姜，其效益彰。

（二）针灸

1. 体针 陆小左教授善用扶正安神通任针法，加地机、太溪、子宫等，调理冲任，调和气血，扶正祛邪，安神。

加减：①月经先期加血海，血热者加行间，虚热加然谷，气虚加脾俞向脊柱斜刺并施补法。②月经后期：实寒加天枢、归来，虚寒加命门、关元，血虚加血海、归来、膈俞，肝郁气滞加气穴、蠡沟、行间。③月经先后无定期：肝郁气滞加肝俞、期门、中极，肾气不足加中极、气穴、肾俞、水泉。④月经过多：气虚加心俞、脾俞，血热加行间、通里。⑤月经过少：肾气不足加中极、命门、肾俞、血海，阴血亏虚加心俞、脾俞，血瘀加血海，痰湿阻滞加中极、白环俞、阴陵泉。⑥崩漏：脾气虚加气穴，肾气虚加命门、复溜，肾阴虚加血海、然谷，血热者加大敦，血瘀者加气冲、冲门，肝郁者加支沟。⑦痛经：气虚血弱加命门、肾俞、关元、照海，寒湿凝滞加水道，热毒蕴结加次髎、阴陵泉，气滞血瘀血海、膈俞。

2. 耳针　耳针调平基本穴加心、内生殖、子宫、丘脑、耳尖。

（三）推拿

妇科疾病临床上用推拿手法治疗的不多，陆小左教授根据多年临床经验，创推拿按摩八步法和自我推拿治疗法，用于月经病的辅助治疗，取得了很好的临床疗效。

1. 推拿按摩八步法

第一步：摩法：以摩法按顺时针方向在小腹治疗5～6分钟。

第二步：按揉气海、关元：按揉气海（腹正中线上，脐下1.5寸处）、关元穴（腹正中线上，脐下3寸处）各2分钟。

第三步：腹部运揉：约3分钟。

第四步：推抹法：自膻中至中极推抹任脉，继之顺摩少腹约5分钟。

第五步：直推法：直推脐至耻骨处，以透热为度。

第六步：搓法，搓腰骶部4～5分钟。

第七步：按揉肝俞、脾俞、膈俞、肾俞及八髎。肝俞位于第

9 胸椎棘突下旁开 1.5 寸处，脾俞位于第 11 胸椎棘突下旁开 1.5 寸处，膈俞位于第 7 胸椎棘突下旁开 1.5 寸处，肾俞位于第 2 腰椎棘突下旁开 1.5 寸处，八髎位于骶后孔中。

第八步：擦八髎及腰骶部，以透热为度。

辨证加减：气滞血瘀加拿揉章门（第 11 肋游离端下际）、期门（乳头直下，第 6 肋间隙，前正中线旁开 4 寸处），血海、三阴交，每穴 30 秒；寒湿凝滞直擦背部督脉，加按血海、三阴交，拿风池；气血不足者直擦背部督脉，横擦背部，加按揉脾俞、胃俞、足三里，推运中脘；肝肾亏损直擦背部督脉，点揉肝俞、脾俞、胃俞、肾俞等穴 1 分钟，搓擦腰骶部 1 分钟，推大腿内侧向下 30 次，按公孙穴 1 分钟，揉照海、太溪，按擦曲泉、血海、三阴交各 1 分钟，以拇、食两指点揉章门和期门穴 1 分钟。

2. 自我推拿治疗法 ①摩腹 30 周。②按揉气海、关元、天枢、归来、子宫，每穴 2 分钟。③直推脐至耻骨处，以透热为度。④掌揉小腹 10 分钟。⑤擦八髎及腰骶部，以透热为度。⑥若伴有恶心，加揉内关。

四、典型验案举例

病案一

陈某，女，24 岁。2008 年 9 月 20 日初诊。

主诉：月经提前 1 年余。

现病史：14 岁月经初潮，既往月经正常，近 1 年来月经每月提前 7~8 天，量多，紫暗有块，质稠有味。经前小腹胀痛，乳房胀痛，腰骶酸痛，烦躁易怒。末次月经 2008 年 9 月 8 日。

查体：舌质微红，尖边赤，少苔；脉弦滑，左关弦数，尺脉不足。

诊断：月经先期。

辨证：冲任郁热，肝气不舒。

处方：

（1）中药内服以清热凉血，疏肝理气。柴胡 10g，杭白芍 25g，生地 25g，丹皮 15g，栀子 10g，地骨皮 15g，当归 15g，郁金 15g，香附 15g，乌药 20g，薄荷 10g，白术 15g，茯苓 20g，炙甘草 10g，丹参 15g，益母草 15g。14 剂，每日 1 剂水煎服，分早晚 2 次服用。

（2）针灸 1 疗程。

（3）刮痧、刺络、拔罐。嘱其清淡饮食。

二诊（2008 年 10 月 6 日）：患者自述月经仍提前 5 天，但较前改善。其他诸症未变，舌微红，尖边赤，薄白苔。脉弦滑，左关弦数。处方：效不更方，继服上方中药 3 周。其余维持原治疗方案。

三诊（2008 年 11 月 3 日）：患者述月经仅提前 3 天，经量中等，色红少块。较前好转，唯心烦、胸闷、腰骶酸痛之症尚在。查舌质微红、少苔，脉弦滑、右尺不足，知其肝郁未解，肾虚存在。处方：①原方加合欢花 30g，杜仲 15g，去白术、茯苓。嘱在下次月经前再服 6 剂，连续治疗 2 个月。②耳针调平。其余维持原治疗方案。

四诊（2009 年 3 月 12 日）：患者自述两个月来经血按期而至，病乃愈。

按：本例患者经前小腹胀痛，乳房胀痛，腰骶酸痛，烦躁易怒，故患者肝郁气滞；舌质微红，尖边赤，少苔，脉弦滑，为郁而化热，故患者属肝郁血热证。方以丹栀逍遥散加减。因有经前乳胀，故加郁金、香附以疏肝理气止痛；经色紫红，有血块，故以丹参、益母草凉血活血。患者还伴有腰骶酸痛，尺脉不足之肾虚征象，故加生地补肾且兼清热凉血。同时加以扶正安神通任的针灸疗法，使人体正气得复，以起到气血调和，冲任调和的作用。并将具有活血化瘀、清热凉血等作用的刮痧刺络拔罐疗法运用于此，多种治疗方法相结合，取得满意疗效。

病案二

王某，女，30 岁。2009 年 3 月 4 日初诊。

主诉：月经不规律半年。

现病史：自述半年来月经不正常，量时多时少，提前或错后均有，深感影响工作，经常胸闷，叹息，纳食不香，乳房及小腹胀痛不适。来诊时前次月经刚干净 10 余天，今又见红，量中等有血块，伴见小腹坠痛不适。

查体：舌质淡，苔薄白；脉细弦。

诊断：月经先后无定期。

辨证：肝郁，兼肾气不足。

处方：

（1）中药内服以疏肝理气，佐补肾调经。柴胡 10g，当归 15g，白芍 25g，茯苓 20g，白术 15g，甘草 10g，丹参 15g，益母草 10g，川牛膝 30g，海螵蛸 15g，茜草 10g，黑荆芥 15g，炒杜仲 15g，菟丝子 15g。7 剂，每日 1 剂，水煎服。

（2）针灸 1 疗程。

（3）刮痧、刺络、拔罐。

二诊（2009 年 3 月 11 日）：服药后，仍有少量经血淋漓不净，小腹胀痛缓解，仍有胸闷。舌淡红，苔薄白，脉弦。处方：初诊方去黑芥穗，续服 14 剂，每日 1 剂水煎服，分早晚 2 次服用，其余维持原治疗方案。

三诊：（2009 年 3 月 25 日）：服上药后，月经期顺利度过，自我感觉良好，胸闷基本消失，考虑到病程日久，建议续服汤药，乃拟疏肝健脾之法。处方：柴胡 10g，当归 15g，白芍 25g，茯苓 20g，白术 15g，甘草 10g，炒杜仲 15g，丹参 15g，菟丝子 15g，川续断 15g，香附 15g，香橼 15g。

上方加减共服 20 余剂后，三诊方做成丸药以巩固疗效 3 月余，月经按期来潮，恢复正常。

按：本例患者纳食不香，乳房及小腹胀痛不适，经量中等，有血块，伴见小腹坠痛不适，舌质淡，苔薄白，脉细弦，是以肝郁为主，兼有肾虚的表现，体现了月经先后不定期的发病特点。肝藏血，主疏泄，疏泄失调，子病及母，使肾气的闭藏失司，则发展为肝肾同病。治以逍遥散疏肝为主，配合炒杜仲、川续断、菟丝子固肾，循着月经周期进行调理，使月经周期恢复正常。同时加以扶正安神通任的针灸疗法，使人体正气得复，以起到气血调和，冲任充盈，肾气得固的作用。并将具有活血化瘀、疏肝解郁等作用的刮痧、刺络、拔罐疗法运用于此，取得了满意疗效。需要注意的是，本病多为周期紊乱，经量一般不多，经期一般不长，若疏于调治，易致病情加重，常引起崩漏、闭经及不孕等更严重后果。所以患者积极配合治疗很重要。

病案三

田某，女，29 岁。2005 年 8 月 25 日初诊。

主诉：月经不调 3 年。

现病史：3 年前于经期过劳后，出现月经淋漓不断，行经多为 15 天左右，时多时少，日无间断，色黑紫有血块。现正处经期，行经 3 天。伴有腰腿酸楚，少腹坠痛，头晕气短，倦怠无力。经其他医院诊断为"子宫黏膜下肌瘤"。

查体：舌质淡，有齿痕；脉沉迟而弱。

诊断：经期延长。

辨证：气血不足，虚寒内停。

处方：

（1）中药内服以补益气血，温经散寒。小茴香 10g，炮姜 10g，元胡 20g，当归 15g，生蒲黄 10g（包），桂枝 10g，赤芍 25g，红花 12g，熟地黄炭 25g，杜仲 15g，阿胶 15g（烊化），鹿角胶 15g，五味子 10g，香附 15g，炙甘草 10g。7 剂，每日 1 剂水煎服，分早晚 2 次服用。

（2）针灸 1 疗程。

（3）耳针调平。

二诊（2005 年 9 月 1 日）：此间曾血止 2 日，而后又再来，量甚少，色亦转淡红，头晕渐好，仍觉倦怠。舌淡，苔白，脉沉无力。处方：初诊方加黄芪 20g，党参 20g。10 剂，每日 1 剂水煎服，分早晚 2 次服用，其余维持原治疗方案。

三诊（2005 年 9 月 11 日）：出血大为减少，气短心悸、头晕均改善，精神亦转佳，腰腿酸楚减轻，舌淡红，苔白，脉沉。处方：初诊方加黄芪 20g，党参 20g，做成丸药。服用 3 个月。

四诊（2005 年 12 月 22 日）：患者自述 2005 年 12 月 3 日来潮，行经 5 天，量色均正常。

按：本例患者月经淋漓不断，已有 3 年，气血双损，内有虚寒，虽血色黑紫有块，但不是热结之瘀，而是出血缓慢，稽留过久，凝结所致。其脉沉迟而弱，舌质淡红也说明非热证。由此可知证属虚寒。用小茴香温子宫；炮姜、熟地黄炭温经止血；熟地、杜仲、阿胶、鹿角胶等补肾阳。此为"不荣"兼"不通"的典型病例，治疗以养"荣"为主，兼以温经散寒，活血化瘀，以使冲任气血通畅。配合耳针调平、体针扶正安神通任，使治疗立体化，从多方位进行治疗，取得了满意疗效。

病案四

程某，女，32 岁。2009 年 2 月 20 日初诊。

主诉：月经不规律半年。

现病史：半年来月经淋漓半月方净，量少色暗，伴有少量血块，腹部疼痛。曾服中药汤剂效不佳，现月经刚过 1 周多，小腹部有胀感，白带偏多，伴气短神疲。

查体：舌紫暗；脉涩而缓。

诊断：经期延长。

辨证：气滞血瘀。

处方：

（1）中药内服以养血调经。黄芪30g，当归15g，白芍25g，熟地25g，海螵蛸15g，茜草10g，黑荆芥15g，川续断15g，炒杜仲15g，红花12g，丹参15g，益母草10g，木香15g，柴胡10g。

（2）针灸1疗程。

（3）耳针调平。

（4）刮痧、刺络、拔罐。

二诊（2009年2月27日）：上方服6剂后今日月经来潮，量不大，色暗，腹胀痛亦稍减轻，伴腰酸，舌稍暗，脉细数。处方：拟活血祛瘀，方选桃红四物汤和生化汤加失笑散治疗。桃仁15g，红花12g，赤芍、白芍各20g，当归15g，川芎15g，炙甘草10g，炮姜10g，益母草15g，五灵脂10g，炒蒲黄10g，海螵蛸15g，茜草10g，黑荆芥15g，炒杜仲15g。6剂，每日1剂水煎服，分早晚2次服用；去除刮痧刺络拔罐。其余维持原治疗方案。

三诊（2009年3月4日）：上方服4剂后，出血量增多，色暗有块，大便偏稀。嘱上方续服。

四诊（2009年3月7日）：服药2剂后，经量减少，色暗，舌淡紫，脉细。处方：拟养血止血调经。党参20g，当归15g，白芍25g，熟地25g，川芎15g，海螵蛸15g，茜草10g，黑荆芥15g，炒蒲黄10g，五灵脂10g，三七3g（冲）。停止刮痧刺络拔罐，其余维持原治疗方案。又服上方2剂后，月经干净，唯有轻微腰酸，余无不适。

五诊（2009年4月6日）：患者自述月经延长两三天。较前相比，已有较大缓解。处方：以桃红四物加艾叶、肉桂等治疗。桃仁15g，红花12g，当归15g，川芎15g，熟地25g，白芍25g，艾叶10g，肉桂10g。其余维持原治疗方案。

六诊（2009年5月1日）：患者自述月经正常，心情良好。

按：本例患者月经淋漓半月，量少色暗，伴有少量血块，腹部疼痛，小腹部有胀感，白带偏多，伴气短神疲，舌紫暗，脉涩而缓。诊断为月经延长气滞血瘀证，用桃红四物汤加味治之。值得注意的一点是，有的患者原来并无此病，由于经期出血似净非净之时夫妻行房，致瘀血内结而成此病，所以要避免经期同房。另外，治疗时要注意的是，若行经初期量少，色暗，涩滞不畅要在用桃红四物汤活血调经的同时，酌加温通之品如炮姜、艾叶、肉桂等，以促使来潮。若行经后期量少、色暗不净，腹痛者，可合用失笑散、三七等化瘀止血之品，促使月经周期恢复正常。再配合耳针调平、体针扶正安神通任、刮痧刺络拔罐等，从多方位进行治疗，能取得满意疗效。

病案五

赵某，女，15 岁。2005 年 3 月 2 日初诊。

主诉：月经紊乱 1 年，加重 3 个月。

现病史：12 岁初潮，14 岁开始周期紊乱，经量偏多，某医院诊断为"青春期功能性子宫出血"。近 3 个月来月经过频过多，时间延长。2005 年 2 月 28 日月经来潮，势如泉涌。昨天曾服凉血止血中药，药后流血更多，不能坐立，经色鲜红夹有血块，腹微痛，汗多，疲乏，腰酸，自觉烦热，口干，小便微黄。

查体：面色苍白，精神不振；舌淡红略瘦，尖稍红；苔薄白润，脉细滑略弦。

诊断：崩漏。

辨证：肾阴不足，阴虚内热。

处方：

（1）中药内服以滋养肝肾，固气摄血。党参 20g，黄芪 30g，白术 15g，香附 15g，制何首乌 30g，熟地 25g，山茱萸 15g，桑寄生 15g，续断 15g，煅牡蛎 15g，甘草 10g，蒲黄炭 10g，藕节炭 15g，血余炭 10g。2 剂，每日 1 剂水煎服，分早晚 2 次服用。

（2）针灸 1 疗程。

二诊（2005 年 3 月 4 日）：药后经量已减少大半，精神明显好转，但仍有腹部隐痛，睡后多汗，口干，舌淡红，舌尖稍赤，苔薄白，脉细滑略数。处方：仍遵前法，佐以祛瘀止血。香附 15g，党参 20g，黄芪 30g，白术 15g，制何首乌 30g，益母草 15g，血余炭 10g，蒲黄炭 10g，藕节炭 15g，桑寄生 15g。5 剂，每日 1 剂水煎服，分早晚 2 次服用，其余维持原治疗方案。

三诊（2005 年 3 月 10 日）：服药后月经于 2005 年 3 月 8 日完全干净，以后用滋养肝肾兼以补气为主，月经期方中加入香附，经量多时加入蒲黄炭、血余炭、藕节炭等。

四诊（2005 年 4 月 23 日）：经过 3 个月的调治，月经已恢复正常。再以丸药巩固 3 个月，观察 1 年，已无复发。

按：本例患者由于天癸初至，肾之阴阳发育未丰，出现偏阴偏阳之弊。患者汗多，疲乏，腰酸，自觉烦热，口干，小便微黄，面色苍白，精神不振，舌淡红略瘦，尖稍红，苔薄白润，脉细滑略弦等，属于肝肾之阴偏虚，阴盛火旺而致崩漏。由于时间 1 年有余，致使气血不足，脾气虚弱，故方用脾肾双补之方，酌加蒲黄炭、藕节炭、血余炭、煅牡蛎等止血，标本兼顾。此方有补气摄血之效，同时加以扶正安神通任的针灸疗法，使人体正气得复，以起到固精摄血的作用。

病案六

黄某，女，23 岁，学生。2005 年 2 月 14 日初诊。

主诉：首次月经以来，经常痛经。

现病史：14 岁初潮后，每次临经，腹痛颇剧，腰酸，经来量少不畅，夹有紫红血块。经期将近（2005 年 2 月 14 日），已有预兆。

查体：脉沉细而带弦；舌淡暗，舌苔薄白。

诊断：痛经。

辨证：胞宫虚寒，冲任气滞。

处方：

（1）中药内服以温经止痛，理气调经。小茴香 10g，炮姜 10g，元胡 20g，五灵脂 10g，乳香 10g，没药 10g，川芎 15g，当归 15g，生蒲黄 10g（包），桂枝 10g，赤芍 25g，红花 12g，桃仁 15g，香附 15g，木香 15g，益母草 10g。7 剂，每日 1 剂水煎服，分早晚 2 次服用。

（2）针灸 1 疗程。

（3）刮痧、刺络、拔罐。

（4）耳针疗法。

二诊（2005 年 3 月 24 日）：服上药后，经来腹痛已减，有血块，经来亦爽，腹痛仅半日，痛势见缓。舌淡暗，边有齿痕，苔薄白，脉沉弦。处方：初诊方去五灵脂，赤芍，加艾叶 10g，杜仲 15g。7 剂，每日 1 剂水煎服，分早晚 2 次服用，嘱月经前 1 周服用上方。其余维持原治疗方案。

三诊（2005 年 4 月 22 日）：服用上方后，小腹颇感温暖，2005 年 4 月 21 日经水如期而至，腹微痛，胸闷腰酸等症亦减，病已大好。舌暗红，苔白，脉弦。处方：拟药疏肝理气，以巩固疗效。香附 15g，陈皮 15g，乌药 10g，枳壳 10g，桃仁 15g，红花 12g，赤芍 25g，熟地 25g，白术 15g，木香 10g，川楝子 10g，杜仲 15g，艾叶 10g。7 剂，每日 1 剂水煎服，分早晚 2 次服用，嘱月经前 1 周服用上方。其余维持原治疗方案。

四诊（2005 年 5 月 21 日）：调理后经水已准，腹痛已减，血块明显减少，此次经水又将应期而来，有小腹坠胀等预兆，精神疲倦。舌淡，苔薄白，脉弦缓。处方：中药内服以调理肝肾，健脾胃。当归 15g，白术 15g，白芍 25g，炙香附 15g，续断 15g，丹参 15g，淫羊藿 15g，菟丝子 15g，陈皮 10g，小茴香 10g，黄芪 30g。7 剂，每日 1 剂水煎服，分早晚 2 次服用，嘱月经前 1 周服用上方。其余维持原治疗方案。再用此方做成丸药以治疗，治疗 4 个月。随访得知由于患者服此方痛经症状已消失。嘱注意饮食，合理作息。

　　按：本例患者以"不通则痛"为基本病因病机，胞宫虚寒，冲任气滞瘀阻，因此在治疗时以通为用。方中小茴香、炮姜、元胡、桂枝、艾叶等温经散寒；生蒲黄、五灵脂、川芎、当归、赤芍、红花、桃仁、益母草等活血祛瘀，调经止痛；乳香、没药、香附、木香等则疏肝解郁，调畅气机，使气滞得以解除。月事以时而下还需冲任、天癸充盈，则在后期治疗时用熟地、杜仲、续断、淫羊藿、菟丝子、黄芪等以调理脾肾。加上耳穴调平，扶正安神通任的针灸疗法，使人体正气得复，起到扶正祛邪的作用。

诊
余
漫
谈

论神与诊神

神是中医学最重要的概念之一，在临床诊断时对神尤为重视。望神是望诊的第一个内容，舌诊有诊舌神之说，脉诊中的神更是构成正常脉象所不可缺少的要素之一，故《灵枢·天年》有"失神者死，得神者生"的记载。然而目前对神的有关论述却不能令人满意，为此我们不揣愚昧，提出一些粗浅的认识。

一、神的概念

神是生命活动的主宰，《灵枢·天年》曰："黄帝曰：何者为神？岐伯曰：血气已和，荣卫已通，五脏已成，神气舍心，魂魄毕具，乃成为人。"

神有两个层次，从狭义而论，指人的意识思维情感精神活动，包括人的性格特征及社会文化因素在内；从广义上讲，神则起着主宰协调各脏腑组织器官机能的作用。两个层次的神相互关联，即人的意识思维情感精神活动会影响各脏腑组织器官的生理机能，同时各脏腑组织的生理活动的改变也会波及人的精神情志活动，即所谓形神合一。

两个层次的神是人为划分的，是对同一个神的不同侧面的描述，尽管这两个方面的神在作用范围上略有不同，然而其核心是一个，两方面相互维系，相互影响，共同构成了一个完整的神。

神与情志密切相关，情志变化为神的一个部分，《素问·调经论》说："神有余则笑不休，神不足则悲。"

神应内藏而不能外露，《素问·痹论》曰："阴气者，静则神藏，躁则消亡。"神气外现于面，而无含蓄之象则为真脏色；神气外现于脉，而无柔和之象则为真脏脉，皆为病危之兆。

二、诊神的内容

诊神即了解神的得失有无及异常变化，以了解五脏精气的盛衰，分析病情的轻重，推测预后的吉凶，并据此分析病因，提供治疗线索。

1. 得神 即有神，是精气充足，体健无病，或虽病但精气未衰，脏腑未伤，病轻易治，预后良好。表现为：目光明亮灵活，精彩内含，面色荣润含蓄，表情丰富自然，反应灵敏，动作灵活，体态自如，肌肉不削，神志清楚，语言清晰。

2. 失神 即无神，是精损气亏神衰的表现，病情危重，预后不良。表现为：神志昏迷，语无伦次，循衣摸床，撮空理线，目暗睛迷，瞳神呆滞，面色晦暗暴露，精神萎靡，表情淡漠呆板，反应迟钝，动作失灵，呼吸异常，大肉已脱等。

3. 少神 即神气不足，为精气亏虚，轻度失神的表现。表现为：目光晦滞，面色暗淡少华，精神不振，肢体倦怠，动作迟缓，思维迟钝，声低气怯，不欲言语。

4. 扰神 即神志被扰，为轻度的神乱表现和躯体症状并存的状态。表现为：烦躁不宁，失眠，健忘，多梦，易惊，情绪不安，心悸，胸闷等。

5. 神乱 即神志错乱。表现为：表情淡漠，寡言少语，闷闷不乐，精神呆滞，哭笑无常，或烦躁不宁，登高而歌，弃衣而走，呼号怒骂，打人毁物，不避亲疏。

6. 神闭 即邪气闭阻心神。表现为：神识痴呆，昏不识人，四肢厥冷，牙关紧闭，口眼㖞斜，半身不遂，或突然昏倒，四肢抽搐，口吐涎沫。

7. 假神 垂危患者出现精神暂时好转的假象，是临终前的预兆，并非佳兆。表现为：目似有光，但眼球呆滞，不灵活；面色原是晦暗或苍白，忽然泛红如妆；原是精神萎靡，突然精神振作；久病卧床，不能自转侧，忽思起床活动；原是神昏，突然烦躁不安等。

诊神的内容实际包括了两方面的内容，一方面是神对机体的协调调节作用失常，即患者由原先得神的健康状态，渐渐少神、失神，甚至出现假神，这部分患者亦可出现神闭的现象，基本上属于躯体疾病的范畴。另一方面则是神对机体的精神情志活动的调节失常，患者出现神乱，即精神活动的错乱，而多不具备特殊的躯体病变。神乱虽亦可因六淫侵犯而起，但多由七情所伤所致。扰神则介于二者之间，即有轻度神乱的症状出现，同时又有轻度的躯体症状，考其原因，多由社会生活变动影响神对脏腑组织的调节作用而致。

三、诊神的方法

诊神亦有诊形与诊情之分，在诊形时要注意形体各部神气之多少，由此推及病情的轻重预后；诊情是通过观察患者外在的形体变化来推测患者的精神情志状态。有其内必现其外，人的精神状态的变化往往会反映在形体上，我们通过观察一些细微的变化，常可得到有关患者精神活动的主要线索。在了解患者外在环境变化时，要注意了解其社会环境的变化。

1. 望诊 通过望诊诊神，首先应注意患者目光的变化。因五脏六腑的精气皆通过经络上注于目，且"人之神气栖于两目"，所以诊神必先望目。其次，应注意患者面部颜色、光泽及表情的变化，因不仅心之华在面，其他脏腑的精气也上荣于面，加之面部易于观察，所以诊神应注意望面色及表情的变化。观察患者的体态也是诊神中必不可少的内容。形体的强弱和五脏精气的盛衰是统一的，形强则精足神旺，形弱则精衰神去。同样望态也可测知神的变化，如得神者动作自如，反应灵敏。失神者，则体态异常，反应迟钝。而一些特殊的体态又常为审察情志变化提供必要的线索。

2. 闻诊 主要是通过听声音、语言来判断神的正常与否。言为心声，言语与心主神明有关，言语清楚，言与意符，说明神无异常。若语言错乱，言不随意，多为神扰神乱的表现。常见谵语、独语、郑声、错语、狂言等。

3. 问诊 问诊首先应询问患者的家庭及社会生活环境，有无纠葛，工作是否紧张，精神压力是否很大等，以助于我们了解疾病产生的社会原因。其次应询问患者的性格特征，考虑其与社会生活环境等的适应程度，再询问其起病的情况以帮助诊断。

4. 切诊 切诊察神，主要是通过切脉了解脉之神气。心主血脉而藏神，"脉不自行，随气而致"。血气者，人之神。神之有变，可在脉象上有所反映，怒则弦，喜则缓，惊则动，恐则数。情志变化与脉象变化关系较大。

四、诊神的意义

神的物质基础是精、髓、气、血，察神可反映精髓气血的盛衰。神与情志密切相关，察神还可了解情志与疾病的关系。同时神是五脏精气的外在表现，如《素问·六节脏象论》所言："天食人以五气，地食人以五味，五气入鼻，藏于心肺……五味入口藏于肠胃，味有所藏，以养五脏气，气和而生，津液相成，神乃自生。"故神不仅可反映五脏精气的盛衰，判断病情轻重，推测预后吉凶，而且可以判断形神关系是否和调，推测神主形的作用是否失职。

漫谈"司揣内外"

"司揣内外"出于《灵枢·外揣》篇，有些书籍称其为"司外揣内"。但是不能简单地将"司揣内外"理解为"司外揣内"。《内经》称其为"是谓阴阳之极，天地之盖，请藏之灵兰之室，弗敢使泄也。"即把它摆到一个非常重要的地位，说明还有更深更重要的实践意义等待人们挖掘。司揣内外体现了中诊的原理，更体现了中医诊断的基本原则。司揣内外体现了中医的整体观念，要求我们内外结合，整体审查，四诊合参，反复判断，远近相参，动态观察。

一、司揣内外释义

"司"有掌管、视察之义，如《山海经》有"司日月之长短"一说。在这里是指观察、把握。"揣"有量度、揣度、揣摩之义，也就是要悉意探求，以合于本旨。"内"是指机体内部的情况。"外"是指外在的自然环境和社会环境及患者表现于外的各种症状及体征。

司外揣内是要医生通过掌握病人所处的自然和社会环境变化及外在的身体状态的变化来推测其机体内部相应的病理变化；司内揣外则要重视机体内部的病理变化，掌握病人内在的病理改变来揣测机体外表可能出现的症状和体征。

二、司揣内外的过程

司揣内外体现了中医"多层验证，反复判断"诊断思维特点。要求我们不断审视自己的诊断结果，纠正错误判断。司揣内外要求医生反复对自己的诊断结果进行检验。

一般来说，一个诊断过程分为三步：

第一步，通过中医诊法搜集病人的有关资料，医生根据自身的经验揣摩病人哪些信息具备临床意义，即收集资料，也就是"司外"的过程。

第二步，分析病人外在症状和体征，推测病人机体内部相应的病理变化，作出初步的诊断，即"揣内"的过程。

第三步，在对机体内部的病理变化作出初步诊断的基础上，揣测机体外表可能出现的症状和体征。通过进一步的询问核对所作出诊断是否与病人的实际表现相符，即"司内揣外"。

如果推测与病人表现相符，诊断成立，结束辨病辨证过程，进入治疗。如果不符，则要考虑其产生的原因，检查初步诊断准确与否，开始新一轮的司揣内外，直至揣测与病人表现一致为止，以此来检查验证诊断的准确性。

有些老中医在诊断的开始阶段，并不进行问诊，这也给人以错觉，似乎单凭诊脉就可以作出诊断，其实诊断过程从病人进入诊室就已经开始了，医生通过望诊、闻诊、切诊搜集病人外在的病理表现，并据此作出初步的诊断——证（司外揣内）。并按证型所应出现的病理变化揣测出病人可能存在的症状，然后才开始问诊，验证自己的诊断是否符合病人的实际情况（司内揣外）。通过这样的方法有助于依据客观材料，修正自己作出的初步诊断，比一次性作出诊断可能更经得起实践检验。

三、司揣内外常用的方法

通过对名老中医临诊案例研究，总结他们一次判断与反复判断相结合的辩证思维。将司揣内外常用方法可概括为：①症状比较法。②取象比类法。③特征辨证法。④排除诊断法。⑤病因比较法。⑥归纳法。⑦演绎法。⑧反证法。⑨识别假象辨证法。⑩动态辨证法。⑪时相辨证法。⑫预测辨证法。

四、司揣内外的意义

司揣内外体现了中医动态诊断原则，要求医者重视病史，重视对患者疾病发展趋势和预后作出准确判断。中医认为，万事万物无不处在不断的运动之中，疾病也是不断发展变化的。中医的诊断应是在动态中进行的。司外揣内、司内揣外强调了要掌握疾病的全过程，在变化中作出动态诊断的重要性。

"远者司外揣内，近者司内揣外"。正确利用司揣内外以减少误诊。导致误诊的思维因素，主要表现在两大方面：一是在思维发展过程的不当，表现在四诊阶段，主要是指医生在收集症状材料时，对症状辨别认定的误差；表现在辨证阶段，主要为病机追溯不当，不能依症状想象出恰当的病机。二是思维方式方法运用不当，表现在思维定式，依经验诊断，抽象思维的运用不当等。

司揣内外言简意赅，颇有深意，值得我们仔细研究。它不仅阐述了中医诊断学的原理，而且揭示了中医诊断的思维模式和要求，体现了中医的整体观念，要求我们整体审查，四诊合参，通过巧妙的问诊方法，不断审视验证自己的诊断结果，纠正错误判断。应注重动态诊断，重视病史，重视疾病的发展趋势和预后，然后作出判断。

探索中医"三不"病机

中医"三不"病机是指"不通"、"不荣"、"不平"（简称

"三不病机")。是基于中医通路系统理论提出的中医新的基本病机学说。

一、中医通路系统及三不病机的内容

（一）通路系统的构成

中医通路系统由内外通路系统和体内通路系统两部分构成。人体通过内外通路系统和自然界相通成为一个整体，通过体内通路系统协调内部各个组织器官的功能活动，使人体自身成为一个有机的整体。内外通路系统由水谷通路、水液通路和外气通路三部分组成，体内通路由经络系统、血脉系统、三焦系统和脑神经系统四部分组成。每个通路系统中运行着不同的精微物质以维持人体正常的生理活动。

（二）三不病机的内容

若通路系统中运行的精微物质发生病理变化，人体则出现"不通"、"不荣"、"不平"的病机改变，进而表现为不同的临床症状。

"不通"指人体各个通路系统中运行的物质应通而不通，导致疾病发生、发展与变化的机理。"不通"既包括滞涩不畅，又包括闭阻不通。既有体内通路的五脏不通、六腑不通、经脉不通、三焦不通、脑窍不通，又包括内外通路的水谷通路、水液通路、外气通路的失通等。清·魏念庭云："脏腑有实邪积聚，则血脉所有之隧道，气行血走之营卫，津注液输之支系，皆凝滞格阻而为患矣。"水谷通路不通就会出现胃肠疾病。外气通路不通则呼吸受阻，或咳，或喘，或呼吸困难，甚则口唇紫绀等。经络不通则循行部位出现麻木、疼痛等症状，血脉不通则见瘀血。

"不荣"即营养物质不足，也就是在各个通路系统中运行的物质的量的减少或功能的减弱而使机体失于濡养的病理变化。包括气虚、血虚、精亏、津液不足、阴虚、阳虚，以及各脏腑、组织、器官的功能不足。不荣则痛，不荣则萎。

"不平"即通路系统中物质的运行方向与协调平衡出现问题，也就是各个通路系统中物质运行发生了方向的改变，或者原本相对平衡的物质超过了一定的范围而造成的不平衡，或者通路系统中各脏器、组织、器官之间的平衡关系遭到破坏而形成的病理变化。主要涉及阴阳、气血、脏腑，即阴阳失衡、脏腑失衡、气血运行方向逆乱等病理状态，出现寒热冲逆等一系列临床表现。不平则乱，不平则逆。

二、三不病机的溯源

以"不通"、"不荣"、"不平"为主要内容的通路病机理论，虽然近期才被系统提出，但是在一些中医古籍中也不乏相关记载。

（一）《黄帝内经》中的三不病机

《内经》认为，人体内部、人体与外环境都存在整体的联系，既对立又统一。它们在不断产生矛盾和解决矛盾的过程中保持动态平衡，才能保持"阴阳相贯，如环无端"（《灵枢·营卫生会》），"阴阳和调而血气淖泽滑利"（《灵枢·行针》），"阴平阳秘，精神乃治"（《素问·生气通天论》）的健康状态。这种处于动态平衡的健康状态，就是机体与环境的对立统一和机体全部生理活动、生命过程的对立统一的状态。正如《素问·生气通天论》所说："阴平阳秘，精神乃治。"反之，阴阳失调导致的"不通"、"不荣"、"不平"是疾病发生的基本机理。《内经》这种阴阳平衡失调发病观的认识方法充满了对立统一的辩证法思想。

《内经》中关于"不通"所导致的各种病理变化的记载颇多。凡涉及"不通"者共30类，其中属于病机含义共24类；属于症状表现共5类；属于既是病机，又是症状者1类。有关"不荣"

的论述共4类，其中属于病机者为"气不荣"、"脉不荣"，"倮虫不荣"、"菀槁不荣"则属于自然变化。对"不平"论述只有5处，即"五脏不平"、"胃气不平"、"脉之不平"、"血气不平"、"五行不平"，基本属于病机范畴。

由此可见，《内经》中对三不病机的记载内容还是比较多的，而且有些文字虽然没有明言三不，但其中蕴涵的中医病机理论则实为三不之属。所以说中医三不病机的理论基础来源于《内经》。

（二）《难经》中的三不病机

《难经》发展了《内经》病机理论，所阐述的病机主要有以下几种：五脏虚损病机（二十二难、十四难）、阴阳寒热失调病机（五十八难）、营卫气血失和病机（四十六难）、十二经脉失调病机（二十二难、二十四难）及奇经八脉病机（二十九难）等。

（三）《伤寒杂病论》中的三不病机

东汉张仲景的《伤寒杂病论》就外感热病和内伤杂病的病机作了系统论述，详细论述了气血阴阳不足的正虚病机和六淫、痰饮、水气、瘀血积食、诸虫等邪实病机，开创了中医辨证论治诊疗体系的先河。并概括性地提出导致疾病的原因不越三条；一者，经络受邪，入脏腑，为内所因也；二者，四肢九窍，血脉相传，壅塞不通，为外皮肤所中也；三者，房室、金刃、虫兽所伤。其中非常明确地指出外邪侵袭人体后产生的病理机制，"不通"是关键环节。就原文来看，有如腹不通、（腹）气不通、血脉不通、荣气不通、阴阳气不通等病机记载，以及大便不通、小便不通、经水不通等症状描述。

虽然《伤寒杂病论》、《金匮要略》中没有对"不荣"、"不平"病机的直接描述，但是就其所记载的病证来看，其中亦不乏"不荣"、"不平"病机理论。如对一些虚损性病证的病机阐述则体现了"不荣"病机，对某些厥阴病证、奔豚病、咳嗽上气等病机阐述即体现了"不平"。

三、中医医案体现了三不病机的特点

中医医案不仅是中医理论的有力验证,也是中医理论不断发展的摇篮。中医理论体系是建立在广泛的临证经验的收集、整理和总结之上的,而医案是最客观的临床记录。因此,对中医理论进行研究,绝不可以忽视医案的作用。

1. 通路病机的分布情况。笔者对《续名医类案》中随机抽取的 300 例病案进行分析。全部病案均可被三不病机覆盖,其中部分属于单一病机,部分属于复合病机。"不通"、"不荣"、"不平"两者或三者同时存在,但之间不存在转化关系者,称为相兼病机。"不通"、"不荣"、"不平"两者或三者同时存在,且之间存在转化关系的,称为转化病机。

2. 通路病机与正邪盛衰、阴阳失调、气血失常、脏腑病机的比较。目前中医病机理论主要涉及正邪盛衰、阴阳失调、气血失常、脏腑病机,通过分析比较,《续名医类案》300 例病案全部可以用通路病机来解释,绝大部分也可以用邪正盛衰病机解释,而阴阳失调、气血失常、脏腑病机均不如通路病机和邪正盛衰病机具有普适性。

总之,通过对《黄帝内经》、《难经》、《伤寒杂病论》、《续名医类案》等中医古籍的研读,以及对现代文献的搜集整理,梳理了人体通路系统的组成和生理特点,并进一步提出了用"不通"、"不荣"、"不平"来概括的通路系统病理变化所涵盖的内容及其相互关系;并对三不病机理论的渊源及与其他病机之间的关系进行了整理。由于三不病机既涵盖阴阳气血,又包括脏腑经络,所以既具高度概括性,又具普遍适用性和临床指导性。

谈 "左寸浮主心悸，右寸浮主外感"

中医脉学有着悠久的历史，作为四诊之一，脉诊在中医诊断中占有极其重要的地位，在辨证论治中发挥了举足轻重的作用。经过两千多年的医疗实践总结及传承创新，中医理论认为，人体全身气血、脏腑的生理病理信息，皆可从寸口脉象反映出来。正如《内经》所云："微妙在脉，不可不察。"笔者在多年教学科研及临床实践中，对寸脉之浮有一些体会。"左寸浮主心悸，右寸浮主外感"，即左寸浮之病人，大多平时或最近均有心悸的症状；病人在即将感冒、外感期间或是外感向愈阶段，其右寸一般皆浮。在临床中，此理论亦屡验屡准，在疾病的诊断和治疗中起着十分重要的作用。

一、寸脉所主

现在临床上一般都是根据《内经》"上竟上"的原则，即上（寸脉）以候上（身躯上部）来划分寸之所主脏腑。《难经》、《脉经》将左寸候心与小肠，右寸候肺与大肠；《景岳全书》将左寸候心与心包络，右寸候肺与膻中。综观各代医家所言，寸脉所主虽略有分歧，但是"左寸候心，右寸候肺"的理论却是可以肯定的。

二、浮脉的特征

1. 浮脉的形态　关于浮脉的形态，历代医家做过诸多论述，其中以《脉经》所论最为准确，即"举之有余，按之不足"。而《难经十八难》曰："浮者，脉在肉上行也。"《濒湖脉学》中"浮脉唯从肉上行"、"如水漂木"、"如捻葱叶"亦是指脉象表浅而言。《医灯续焰》曰："其脉应于皮毛，轻手可得，按之且有泛泛欲上之势，如水飘木，虽按之使沉，亦必随手而起。"一般认为，浮脉有以下特点：其形态是以脉象的部位深浅而言；指感则是轻取即得，重按则稍弱，有如水飘木之感。临床上，如果脉象轻取即得便可认定为浮脉。

2. 主病辨析

（1）表证：张仲景曰："寸口脉，浮为在表。""太阳之为病，脉浮，头项强痛而恶寒。"太阳为人身之藩篱，主表卫外，太阳受邪，阳气浮表与之抗争，而见浮脉。《医宗必读》曰："浮脉主表。"故浮脉主表几乎为历代医家所接受，临床诊病中亦多如此。

（2）里证：浮脉亦可见于里证，历代医家对浮脉见于里证的记载并不少见。如《脉经》曰："寸口脉浮其人伤风，发热，头痛，关上浮腹满，尺中浮小便难。"《三因方》曰："浮为在表，为风，为气，为热，为痛，为呕，为满，为痞，为喘，为厥，为内结，为满不食。"里证范围极为广泛，其表现多种多样，故其脉象很少单独出现浮脉，而以浮之相兼脉多见。如《脉经》曰："浮滑而疾者，食不消。"《医宗必读》曰："浮迟表冷，浮数风热，浮紧风寒，浮缓伤暑，浮芤伤血，浮洪虚火，浮微落极，浮濡阴虚，浮散虚剧，浮滑痰热。"《脉确》说："浮洪主风火，浮数主风火，浮弦主风痰，浮滑主风痰、风热，浮长主风热、风痫。"

由此可见，浮脉主表亦主里，并且虚实皆可主之，临床上必须四诊合参，对疾病进行辨证论治，才能作出正确的诊断。

三、右寸浮与外感

肺为"娇脏"，通过口鼻与外界相通，且外合皮毛，故易受邪侵，外感之邪侵犯人体，首先犯肺，在余脏未有所及的情况下，肺脏就已经出现相关的疾病症状了，如咳嗽、咳痰等。右寸候肺，故相对多为浮脉；而在外感向愈阶段，余脏病邪已清，肺为"清虚之脏"，不容纤芥，残邪未尽，亦可见浮脉。右寸浮见于外感，则认为若因风、寒、暑、湿伤表，人体正气为了抗邪而气浮于上（体表），气浮于上，血随之上浮，故产生浮脉。此时若与内伤血虚者相比，则脉状显得浮而有力。而外感之邪风、寒、暑、湿四气之伤，复有差异。"风为百病之长"，如单纯伤于风邪，则浮缓或浮弦，若兼伤于寒，则浮紧，兼伤于暑，则浮虚，兼伤于湿，则浮濡。正如《濒湖脉学》所说："浮脉为阳表病居，迟风数热紧寒拘。"当然如果风、寒、暑、湿四邪交错并感，则脉象便更复杂了，临床上必须脉证合参，不能只盲目顾及单方面因素而贻误病情。

四、左寸浮与心悸

引起心悸的原因很多，如体质虚弱、饮食劳倦、七情所伤、感受外邪以及药物中毒等，然而其病性无外乎虚与实或虚实夹杂。正如《证治准绳》曰："心悸之由，不越二种，一者虚也，二者饮也。"由于精血不足，阳气不能相附于阴，而为虚阳；或因久病，阳气微弱而无力合之于阴，亦为虚阳。《证治准绳》曰"气虚者由阳气内虚，心下空虚，火气内动而为悸也，血虚者亦然。"概气属阳而主表，血属阴而主里，如果阴阳相附相合，则是健康状态的体现；但若因精血不足或阳气微弱，阴与阳不能相附相合，虚阳浮越于表，则表现为浮脉，而且此时之浮脉必然是浮而无力的。《濒湖脉学》曰："寸浮头痛眩生风，或有风痰聚在胸。"风痰聚胸，痰气凌心，亦可出现心悸之证。《证治准绳》曰"其停饮者，由水停心下，心为火而恶水，水既内停，心不自安，故为悸也。"此时之脉多为浮滑或浮弦，脉力相对来说则是浮而有力的，即《脉确》中的"浮弦主风痰，浮滑主风痰"。然而心悸并不都表现浮脉，脉率快速型心悸可表现为数脉、疾脉等，脉率过缓型心悸可表现为缓脉、迟脉等，脉率不整型心悸可表现为促脉、代脉、结脉等。另外，实证多表现为弦滑沉涩等脉，虚证多表现为细弱等脉，但是在左寸口所出现浮脉，临床一般都有心悸的表现。

此外，通过左右寸脉图各参数对比分析发现：心气虚证左寸脉图重搏前波、降中峡明显抬高，升支速率明显变慢，收缩期时限变短；肺气虚证右寸脉图降中峡显著降低，降支速率明显增快，舒张期时限相对缩短。这提示左右寸脉与心肺脏气存在某种内在联系，进一步为寸口脉分候脏腑理论提出新的佐证与依据。

综上所述，中医学博大精深，而脉诊在中医学的地位更是举足轻重。我们在继承发扬中医学的同时更要有所创新，并将心得经验与同道者共同探讨学习，以期促进中医学的飞跃发展，更好地服务于患者。

脉诊八要素——谈脉诊技巧

众所周知，脉诊是技术性很强的一种诊察方法，在《脉经》中已有"心中了了，指下难明"的感叹。由于古人对脉象的描述多采用形象描述的方法，缺乏可操作性的量化指标，如何量化脉诊的诸要素，使人们能在临床上顺利把握，并发挥其应有的作用，已成为影响中医发展与继承的重要关键技术。笔者在中医诊断教学与临床实践中摸索了一套构筑在八要素分析法之上的脉象指感判别方法，应用效果较好，可迅速帮助学生掌握脉象的基本辨别。

中医脉象的辨识主要依靠手指的感觉，体会脉搏的部位、至数、力度和形态等方面。将复杂的脉象表现按八要素分析辨别是一种执简驭繁的重要方法。脉象的各种因素大致归纳为脉象的脉位、至数、长度、宽度、力度、流利度、紧张度和均匀度八个方面。每种脉象可用不同的脉象要素来描述与区分：①脉位：指脉动显现部位的浅深。脉位表浅为浮脉；脉位深沉为沉脉。②至数：指脉搏的频率。中医以一个呼吸周期为脉搏的计量单位。一呼一吸为"一息"。一息脉来四五至为平脉，一息六至为数脉，一息三至为迟脉。③长度：指脉动应指的轴向范围长短。即脉动范围超越寸关尺三部称为长脉，应指不及三部，但见关部或寸部者均称为短脉。④力度：指脉搏的强弱。脉搏应指有力为实脉，应指无力为虚脉。⑤宽度：指脉动应指的径向范围大小，即手指感觉到脉道的粗细（不等于血管的粗细）。脉道宽大的为大脉，狭小的为细脉。⑥流利度：指脉搏来势的流利通畅程度。脉来流利圆滑者为滑脉；来势艰难，不流利者为涩脉。⑦紧张度：指脉管的紧急或弛缓程度。脉管绷紧为弦脉；弛缓为缓脉。⑧均匀度：均匀度包括两个方面，一是脉动节律是否均匀；二是脉搏力度、大小是否一致。一致为均匀；不一致为参差不齐。

在二十八脉中，有些脉象仅主要表现为某一个脉象要素方面的改变。如：浮脉、沉脉主要表现在脉位上的异常，浮脉主要是脉位浮；沉脉主要就是脉位沉。迟脉、数脉、疾脉主要表现为至数方面的改变，迟脉至数慢，一息三至；数脉至数快，一息六至；疾脉更快，一息七至以上。滑脉、涩脉主要在于流利度的改变，滑脉往来流利，涩脉往来艰涩。弦脉主要表现为紧张度的增高，如按琴弦。细脉主要表现在脉宽的细小。长脉、短脉主要在脉长度方面的异常，前者脉长，后者脉短。虚脉、实脉的特点主要在于脉力的异常，虚脉无力，实脉过分有力。这些脉象在其他脉象要素方面则一般没有明显的变化。若有变化，则属于相兼脉，如浮数脉、沉细脉、弦滑脉、沉涩脉等等。而有些脉象本身就表现为两个或两个以上脉象要素方面的变化。如：促脉、结脉表现为至数与均匀度的改变，促脉数而脉律不齐，结脉缓而脉率不齐。洪脉、弱脉表现为脉位、脉力、脉宽上的改变，洪脉浮大而有力，弱脉沉细而无力。濡脉表现为脉位、脉宽、紧张度、脉力的变化，即浮细软而无力。

因此，按照八脉象要素可以将二十八脉归类与分解，在脉诊训练中应将脉象按八要素要求逐一列表登记，然后找出与正常有别之处，根据其特异性再确定具体的脉象名称，进而推导其病理意义。

在应用八要素分析时，可以自己制作脉象诊察分析表。也可以应用脉诊仪。

在辨别脉位时，可划分为浮、中、沉、伏四级，浮为轻取即得，加压后脉象感觉反而不如加压前明显。中为轻取可以感受脉动，加压后更明显，沉为轻取感受不到脉动，加压后才会有明显脉动。伏为轻取感受不到脉动，加压后才会有不明显脉动，直到按至筋骨才有明显脉动。在辨别脉率方面，每分钟60次以下为迟脉，每分钟60～71次为缓脉，每分钟72～90次为中，每分钟91～120次为数脉，每分钟超过121次以上为疾脉。在脉长方面，寸关尺不足部为短脉，正常为中，超过寸尺且超过部位脉象表现与寸关尺表现一致的脉象为长脉。在脉宽方面，脉动直径粗者为宽，脉动直径窄者为细，介于两者之间的为中。在脉势方面，按之有顶手感为有力，按之较软为无力，介于两者之间的为中。在流利度方面主要检测感觉脉率与实际脉率的符合情况，感觉快而实际并没有那么快的为滑脉，感觉慢而实际并不那么慢的为涩脉，感觉与实际脉率基本相符者为中。在紧张度方面，如果感觉脉动超过寸关尺每部而有平直感为弦脉，在平直感之外有弹手感为紧脉，按之松软为缓脉，介于弦脉与缓脉之间的为中。在均匀度方面首先看脉律的均匀度，是否有间歇，间歇有无规律，如无间歇则要检测脉律是否规律，无间歇无规律或三五不调，所谓三五不调实际是指无明显间歇，但若以5秒钟为单位测试，每单位脉动次数不一。最后还要考虑脉力是否均匀。在上述各项中，脉率与均匀度不分寸关尺，填写总体表现即可。

在完成上述记载后，将测试结果为中的内容除去，剩下的即为本次脉诊结果，如全部为中则为常脉，表示受检者健康，但对结论进行判定时要注意复合脉象的判别，如一位受检者脉位为沉，脉率为中，脉长为中，脉宽为细，脉势为无力，流利度为中，紧张度为缓，均匀度为无间歇脉脉律均匀，脉力均匀，这时应结合上述表现综合判定为弱脉。

脉诊是中医学比较难以掌握的诊疗技术之一，但也有规律可循，由于其在临床有重要的应用价值，应该克服畏难情绪，努力学习，认真继承，积极探索尽快掌握脉诊的方法，为提高中医诊疗水平打下坚实的基础。

漫谈扶正安神通任针法方义与特点

扶正安神通任针法是依据中医不通、不荣、不平的"三不病机"，针对机体正气不足，经脉不通，阴阳失和的病理状态，提出的扶正、安神、通任相互结合的治疗法则和针刺疗法。主要用于治疗心身疾病，通过改善脏腑功能状态，增强病人体质，调整病人心态，消除精神神经方面的症状，促进疾病早日痊愈。

一、扶正安神通任法方义

主要取穴：百会、四神聪、风池、膻中、中脘、气海（或关元）、足三里、三阴交、太冲、曲池、外关、合谷。

足三里、气海益气健脾，扶正固源；百会、四神聪、风池、太冲安神健脑，疏肝解郁，通利气机；膻中、中脘、气海或关元属任脉经穴，针刺可通调任脉，理气和中；曲池扶正解毒，调和营卫；外关、合谷通经活络，祛风止痛。上、中、下三部取穴，诸穴同用，共奏扶正、安神、通任之功。

合谷配太冲，又名"四关穴"，合谷穴属多气多血之阳明经，偏于补气、泻气；太冲穴属少气多血之厥阴经，偏于补血、调血。风、火、痰、瘀是致病的重要因素。气机郁滞，津液不行则生痰，血行不畅则成瘀，痰瘀阻闭，气机进一步受阻，郁久则可化火生风，故而肝气郁结常常是发病的重要环节。二穴配合，共奏调节气血之功。

风池穴最早见于《灵枢·热病》篇，风池穴属足少阳胆经腧穴，为足少阳经与阳维脉的交会穴，又为祛风之要穴，笔者认为风池穴不仅能够祛风治头痛，而且是安神镇静的要穴，头痛时点按 10 次可使头痛立止，失眠时揉风池 200 次对改善睡眠也有帮助。只要不刺入过深，还是很安全的。

二、扶正安神通任法施术特点

（一）留针时间较长

把毫针刺入到腧穴预定深度并将之滞留于腧穴中一定时间为留针。留针的目的是为了得气，提高临床疗效。但就每一疾病而言，由于其性质、轻重以及发病的时间等各不相同，留针到底以多长时间为宜，各医家有不同的看法。此外，同一病人亦因操作者的不同，其留针时间会大相径庭，临床操作中带有很大的随意性。因此，如何能确定各种疾病的最适合的留针时间，是针灸临床急需解决的问题。笔者认为对疑难病证而言，适当延长留针时间很有必要，针刺时往往留针 1 小时。

《针灸甲乙经》对经气有"水下一刻，人气在太阳；水下二刻，人气在少阳；水下三刻，人气在阳明；水下四刻，人气在阴分"周而复始不停运行的记载。一天有十二个时辰、二十四小时、一百刻，每个时辰分别对应着一条经脉。随着十二时辰的变更、经气盛衰所在也会发生相应变化。按一刻为 14 分钟 24 秒，四刻为 57 分钟 36 秒换算，经气从阳到阴运行一周需要接近 1 个小时的时间。由此来看，古人每次针刺留针时间都不小于 1

小时。

留针在《内经》中即有记载，《灵枢》提到留针达30余次。《黄帝内经》有"热则疾之，寒则留之……深纳而久留之，以治顽疾"的记载。《素问·离合真邪论》亦曰："静以久留，以气至为故，如待所贵，不知日暮，其气以至，适其自护。"

通过延长留针时间，在较长时间内依靠这种良性刺激不断调整和修复机体，从而起到更好的疗效。寒证、虚证、慢性痛证，寒厥所致的阳气衰微、四肢不温、手足发冷、下利不消化食物，慢性、顽固性和痉挛性疾病及需长时间留针才能起到作用的如面肌痉挛、破伤风痉挛、三叉神经痛、血管性头痛、关节周围病变、久治不愈的重病、年老体弱及中风偏瘫等和一些针刺同时需要加用艾灸的病证需要延长留针时间。另外，头部、耳部、胸背部、肌肉丰厚处、机体小幅度活动不受毫针影响的部位均可延长留针时间，甚至可以留针达到48小时。这种长时间留针的方法多选取一寸毫针或揿针，多采用小于15°较为表浅的手法针刺。

确定留针时间，除根据得气与否外，还必须考虑病情的寒、热、虚、实。《灵枢·经脉》指出："热则疾之，寒则留之。""刺诸热者，如以手探汤，刺诸寒者，如人不欲行"（《灵枢·九针十二原》）。《灵枢·始终》曰："久病者，邪气入深，刺此病者，深内而久留之。"说明在病邪深重时采取长时间留针的方法，可以使刺激时间延长，能更好地激发经气，祛除邪气，从而加强了疏通经气的作用。临床上的慢性病、疑难病往往都具有病程较长、病邪较重的特点。

近年来临床上对留针时间的研究已日渐增多，取得了许多可喜的成果。这些研究显示，针刺疗效确实与留针时间密切相关。很多研究表明，长时间留针有利于疗效的提高。

（二）用穴多，施术少，每穴的相对刺激较轻

扶正安神通任针法的基本取穴既有任脉经穴，如膻中、中

脘、气海（或关元），又有督脉经穴，如百会。既有十二正经经穴，如手阳明大肠经的曲池、合谷，手少阳三焦经的外关，足阳明胃经的足三里，足少阳胆经的风池，足太阴脾经的三阴交，足厥阴肝经的太冲；又有经外奇穴，如四神聪。任脉、督脉分别总督一身阴气、阳气，针之可通调督任，使阴阳和合；脾、胃、大肠为仓廪之本，气血化生之源，针之可振奋人体正气，使祛病有力；肝、胆、三焦为人体枢机，针之可畅达全身气、火、水的运行；经外奇穴四神聪，有较好的安神定志作用，针之可促进形与神俱。如此上、中、下取穴，涉及较多脏腑经络，可更好的起到整体调节的作用。

补泻手法与刺激量的强弱大小是有区分的，同一种补泻法也有刺激量的大小。补泻手法的实质是指力、针刺深浅、捻转方向、进针出针、留针时间、呼吸配合等诸多因素作用的结果，任何一种因素的变化，则会引起刺激量的变化。因此补泻方法因各种因素的影响而有不同的刺激量。

扶正安神通任针法体现以人为本，在患者可耐受的范围内采用不同的针刺补泻法。针刺补泻效应是以受到刺激者本身的机能状况决定的。刺激量的大小取决于机体的反应性、刺激的强度、刺激方法和持续时间。本法的使用在穴位多、留针时间长的情况下一般不需要重手法刺激，患者乐于接受。

耳穴调平法

耳穴治疗有疏通经络、调理脏腑、理气活血的作用。笔者采用耳穴压子法，不仅收到了毫针、压针的同样疗效，而且安全、无创、痛苦少，起到持续刺激的作用，容易被患者接受，特别适宜于肥胖病患者使用。

一、基本取穴

神门（三角窝后 1/3 的上部，即三角窝 4 区）、肝（耳甲艇后下部，即耳甲 12 区）、脾（耳甲腔后上部，即耳甲 13 区）、肾（对耳轮下脚下方后部，即耳甲 10 区）、内分泌（耳屏切迹内，耳甲腔的前下部，即耳甲 18 区）。神门有安神镇静镇痛之功；肝穴有疏肝解郁，理气通腑的功效；脾穴有健脾祛湿化痰的作用；内分泌穴有调整平衡，和调脏腑的作用。

二、基本方法

主要采用药子贴压法。先在耳廓局部消毒，然后取生王不留行或磁珠，黏附在 0.5cm×0.5cm 大小的胶布中央，贴压在耳穴上，从上到下，依次贴压神门、肝、肾、脾、内分泌，并在耳穴背面的相应位置上进行贴压。

先贴神门穴背面的相应位置、肝穴背面的相应位置、肾穴背面的相应位置、脾穴背面的相应位置、内分泌穴背面的相应位置，同时给予适当按压，使耳廓有发热感，即得气感。每次贴一侧耳廓，左右交替进行，每周贴压 1~3 次，贴压的药子保留 3~7 天，10 次为 1 个疗程。贴压后嘱患者每天按压所贴压部位 3 次，每次 5 分钟。

三、加减应用

1. 辨证加减　脾虚湿阻者可加肺、小肠、口；胃热湿阻者可加胃、肺、饥点、口、大肠；气滞血瘀者可加肝、肾、肺；肝阳上亢者加降压沟、肾；肝郁气滞者加肝、胆、胰；胃热湿阻者加口、小肠。

2. 随症加减　便秘者加大肠、肺；月经不调者加子宫、皮质下、肾；水肿者加肺、肾、膀胱；有家族肥胖史者加肾、肾上腺；有高血压病史者加降压沟。

四、注意事项

1. 严格消毒，防止感染。一旦感染，应立即采取相应措施，如局部红肿疼痛较轻，可涂 2.5% 碘酒，每日 2 ~ 3 次；重者局部涂擦四黄膏或消炎抗菌类的软膏，并口服抗生素。

2. 耳廓上有湿疹、溃疡、冻疮破溃等，不宜用耳穴治疗。

3. 有习惯性流产的孕妇禁用耳针治疗；怀孕期间妇女应慎用耳针，敏感穴位如子宫、卵巢、内分泌、肾等穴位应慎用。

4. 对年老体弱者、有严重器质性疾病者、高血压病者，治疗前应适当休息。治疗时手法要轻柔，刺激量不宜过大，以防意外。

5. 耳针法亦可能发生晕针，应注意预防并及时处理。

6. 胶布过敏可加压肾上腺、风溪穴。

7. 按压时勿揉搓，以免搓破皮肤，造成感染。

时行感冒发热居家治疗经验谈

时行感冒是威胁人们健康的重要疾患，大多时行感冒发热去医院多采用输液治疗。其实中医药治疗时行感冒发热有很好的疗效，特别是在家采用中医药为主的治疗方法往往取得很好效果，现以一病案为例介绍具体治疗方法：

高某，男，16 岁，北京某校高一学生，平素健康，喜好运动。2009 年 10 月 27 日，患者晨起即感咽部疼痛、头痛，口服维 C 银翘片无明显效果。28 日晨起自感发热，测体温 36.8℃，继续上学，到校后测体温为 37.2℃，按照学校甲流感防疫规定，回家休养。上午 10 点体温增至 38℃，下午 2 点体温 38.8℃，咽部充血疼痛，发热，流涕，鼻塞，咳嗽，头痛，腰痛，全身酸痛，乏力，遂到医院就诊。查舌色绛红，苔白厚，舌尖有红色点刺。先后进行刮痧（取大椎穴、膀胱经、督脉和两胁），针刺（取穴双侧风池、曲池、外关、合谷及百会穴）。同时应用银翘散合清营汤加减（银花30g，芦根30g，连翘15g，丹皮15g，生地25g，赤芍25g，竹叶10g，桔梗15g，桂枝10g，马勃10g，青果15g，牛蒡子15g，芥穗15g，薄荷10g，甘草10g），水煎服200ml，口服。头孢拉定0.5g，口服。

当日下午6点体温39℃；8点体温39.6℃，又服中药150ml，同时服头孢拉定0.5g与扑热息痛0.5g，并进行酒精物理降温。10点体温39.9℃，伴有口渴欲饮，苔黄脉洪大，遂应用白虎汤（生石膏150g，甘草10g，知母15g，糯米50g），200ml口服，同时应用冰袋放在颈下降温。夜间12点体温依然不降，无汗，给红糖姜汤300ml盖三层棉被20分钟后大汗，体温39℃，持续到第2天清晨4点体温38.4℃；6点体温38.2℃（每15分钟监测体温1次）。舌色绛红色暗，苔黄厚。继续服用中药每日4次，头孢拉定0.5g每6小时1次，饮大量新鲜橘子汁、木瓜汁、李汁、小米粥。下午4点体温38.4℃；8点体温37.7℃。第3天体温降至正常，上午舌色转淡红，厚苔剥落，下午呈淡红舌，薄白苔，舌尖少量点刺，脉缓。诸症消失，继续服用清热养阴中药6天，7天后正常上学。

时行感冒发热在家观察治疗的优点：一是医院病人多，易发生交叉感染，在家可避免交叉感染。二是在医院饮食不便，在家可根据病情及时调节膳食，辅以食疗。三是医院能否采用中西医结合的方法迅速降温尚无把握，在家治疗可灵活运用中西医各法。四是节省费用，避免患者辗转劳顿。中医治疗时行感冒发热方法颇多，可采用综合立体治疗，内外结合，中西并用。本例初期风热外袭，来势凶猛，虽以卫分证为主，但舌色绛，提示已波及营分，故治以清热解表利咽解毒透热为主，方用银翘散合清营汤加减，配以刮痧针刺以清热祛邪。但患者热毒势盛，高热持续，急则治标，改用白虎汤清气分之热。白虎汤本治四大之证，但患者无汗，邪无出路，故热迟迟不退，因思经云"体若燔炭，汗出而散"，故借姜汤发汗，果然退热。后期则以鲜果汁养阴清余热，以米粥调养脾胃，3 天终告病愈。头孢拉定主要作用在于预防继发感染，对病毒感染无控制作用，对本病治疗意义不大。

时行感冒发热是常事。居家治疗经济方便，值得推广，不过要注意以下几点：①舌脉是反映病情、病位的重要指标，应重视依据舌脉变化及时调节治疗方法。急症治疗服用中药可一日多次多剂。不效若辨证无误，亦可采取频频饮服之法。②患者应多饮水和果汁。③密切观察体温，39℃以上时 15 分钟测 1 次，同时采用物理降温方法。④不要乱用降温药物。⑤高热后 3 天内进流质和半流质食物。⑥家中备有冰袋和酒精便于物理降温。

关于中药代用品简述

在中医药事业迅猛发展的形势下，中药需求量骤增，而有些中药材野生资源少，栽培或饲养周期较长，远远不能满足需要。同时，在临床上由于各种原因，造成某些药物的暂时短缺现象是经常出现的。因此，寻找相互代用的中药，会给临床上提供很大的方便。另外，在我国近常用的不过五六百种，仅占中药总数的1/10。大量的野生药物资源利用还不充分，若能经过筛选，采取代用手段扩大药源，是很有意义的。

一、寻找代用药的途径

（一）从来源上考虑

同一动植物的不同药用部分，往往含有相同的成分，疗效也相似，如杜仲叶与杜仲皮。同科同属或同科不同属的动植物成分往往相似，其临床药理作用大体一致。可以此寻找代用品。但是值得我们注意的是，也有例外，如麻黄与麻黄根虽然为同一植物，但作用不同，不可代用。

历代医药学家对一些疗效相似的药物早就有所注意，如《本草纲目》中提到："姜黄、郁金、莪药三物，形状、功用皆相近。"《本草备要》说葳蕤"似黄精而差小，黄白多须，二药功用相近而葳蕤更胜。"这些记载为我们选择代用药提供了依据。此外，一些中药应用的演变过程，也为我们寻找代用药提供了参考。如忍冬在古本《本草》中均用其茎藤和叶，到明李时珍的《本草纲目》始有用花的记载，据此在金银花短缺时，用忍冬茎藤来代是可以的，且有人认为藤比花功效尤胜。《医学衷中参西录》载有："人参之种类不一，古所用之人参，方书皆谓出于上党，即今之党参是也。考《神农本草经》载，人参味甘，未尝言苦，今党参味甘，辽人参则甘而微苦，古之人参其为今之党参无疑也。"

（二）从中药的有效成分考虑

中药的化学成分决定药理作用。不同的中药，因含有某种相同的主要成分，作用往往一致。如黄连和小檗的主要成分均为小檗碱、掌叶防己碱、非洲防己碱等，因此小檗也可以代替黄连用于痢疾的治疗。

（三）从药物的性味、归经和用药经验考虑

这是一个很好的途径，李时珍在写藏葵时说："予每用治虚劳寒热痁证，及一切不足之症，用代人参、黄芪，不寒不燥，大有殊功。"不过在用药时还要注意到相同功用中的不同之处。

二、中药代用的验证

一般认为，如果要以非药用部分代替药用部分入药要进行如下工作：

1. 对代用品进行来源鉴定，必要时要考虑演变历史和在不同地区的应用情况。

2. 按中国药典（或参考中药志）的要求，对代用品的理化性质做与原药的对照检查。

3. 有条件时与原药同时做主要成分分析，找出化学成分结构上的异同。

4. 针对原药的主要功能进行药理对照检查。

5. 进行药物毒性试验。

6. 必要时还需在某些特定的药物组合中进行配伍试验。

在常用中药内代用，安全性较高，常常不能在理论上得到阐述，而主要依靠实践经验。过去我们在使用黄羊角、山羊角代替羚羊角时，提不出更多的证明，经最近的一些研究证实，三种角皆含有角蛋白，三种角的角蛋白经酸或碱水解后，进行氨基酸分析，都含有基本相同的 16 ~ 18 种氨基酸。通过动物试验表明，三种注射液均有解热、镇静、催眠作用，此药理作用与羚羊角治疗高热神昏、抽风惊厥、癫狂的作用一致，且山羊角的镇静作用强于其他角，这就为代用提供了比较可靠的依据。

三、代用药使用注意

1. 选择代用药一定要慎重，不可想当然。对他人的代用经验要结合患者的情况进行具体分析，同时也要考虑到药材的加工炮制。

2. 剂量问题。有些药虽然药效相似，其作用尚有强弱之分，毒性有大小之别，剂量也有轻重之异，使用代用药亦需注意。如同样替代犀角，若用水牛角，剂量应为原量的 7 ~ 8 倍，若用黄牛角剂量可增至 10 倍。

浅谈高脂血症药茶养生

　　高脂血症是一种临床上常见的全身性疾病，血脂乃血浆或血清中脂类的统称，包括许多脂溶性物质，其主要成分为胆固醇、甘油三酯、磷脂、游离脂肪酸等。血中脂类含量超过正常称为高脂血症。由于血浆脂质为脂溶性，在血液中必须与蛋白质结合成为水溶性复合物才能运转到全身，故高脂血症又称为高脂蛋白血症，与动脉粥样硬化、糖尿病、脂肪肝、肾病等关系十分密切。高脂血症是导致动脉粥样硬化和冠心病的主要危险因素，胆固醇升高与冠心病的相关性早已为人们所公认。

　　近年来有研究认为，富含 TG（甘油三酯）的脂蛋白也有导致动脉粥样硬化的作用，TG 升高也是冠心病的独立危险因素。我国饮食结构的特点是以摄入碳水化合物为主，脂肪及蛋白质摄入相对较少，因此更可能存在 TG 的代谢异常。所以降低 TG 也是防治动脉粥样硬化、冠心病发病的重要途径。高脂血症的治疗药物有很多种，组成不同，效果各异。中医药防治高血脂有"简、便、验、廉"的优势。

　　中药代茶饮即药茶，又称茶剂，是用中草药与茶叶配用，或以中草药（单味或复方）代茶冲泡、煎煮、饮用。中药代茶饮为我国传统剂型，是在中医理、法、方、药理论原则的指导下，通过辨证与辨病相结合而组方选药，并与茶叶（或不含茶叶）合制而成。中国中医科学院西苑医院综合内科医生李浩认为，中药代茶饮使用方便，作用持久，且无阻滞中焦脾胃之弊端，适于长期饮用，故可作为高脂血症轻症或慢性病的调治方法，若非轻症或慢性病，亦可用作辅助治疗手段。可作为降血脂茶的药物很多，如：山楂、丹参、何首乌、黄芪、人参、枸杞、黄精、泽泻、草决明、葛根、柴胡、大黄等。

笔者根据多年临床经验，发明一种见效快、口味好的八味降脂茶，2009 年已经获得发明专利。现介绍如下：

一、基本处方

八味降脂茶组成：金银花 15g，菊花 10g，红花 5g，淡竹叶 5g，枸杞 5g，山楂 5g，绿萼梅 5g，决明子 5g。

服用方法：每日 1 剂，开水浸泡代茶饮用。

二、处方依据

高脂血症多因饮食不节，过食肥甘厚味，损伤脾胃，脾土失运则水谷精微不能正常输布，聚湿为痰，壅塞脉道，阻滞气机，血运不畅，脉络涩滞，痰瘀互结而为病；或中年以后肝肾亏损，肝疏泄功能不畅，不能泌输精汁，引起脾之消谷运化功能失调，导致痰瘀内生。因此，痰瘀互结为本病主要病理因素。同时，中医学还认为，血中过多的脂质即是痰浊。血脂犹如营血津液，为人体水谷所化生的精微物质，布输全身，贯注血脉，温煦肌肤，濡养脏腑百骸。水津四布，五经并行，痰浊瘀血无由生聚，血脂自不会升高。一旦脏腑功能失调，水津停而成饮，凝聚成痰，血停为瘀，精化为浊，痰浊瘀血内聚，就会出现血脂升高。所以，治疗应以疏肝、活血化瘀、祛湿、化痰通络为主。

八味降脂茶方用金银花清热解毒，降低胆固醇；菊花滋阴潜阳，柔肝散风；绿萼梅、枸杞疏肝补肝益肾；红花活血化瘀；淡竹叶利湿祛痰；山楂活血化瘀，消积化滞，所含化学成分有强心、扩张血管、降低血清胆固醇及降血压作用；草决明可清疏肝胆，对 TC、TG、游离脂肪酸均有降低作用，其中对 TC 的作用最为显著。

综观全方，补中有泻，降中寓升。临床实验结果显示，八味降脂茶能够有效地降低 TC，升高 HDL，且无毒副作用，优于一般的降脂药，是临床较为理想的药物。本品芳香可口，适于长期饮用。

关于"抗痴呆 1 号"的探索

人进入老年期后，由于脑神经细胞出现退行性改变及部分脑细胞的死亡，脑的机能会相应减退。据世界卫生组织报告，65 岁以上的老人中有 10% 会出现智力障碍，其中有 1/2 会发生老年期痴呆。老年期痴呆又称老年呆病，包括原因不甚明了的老年性痴呆（阿尔采默病）和脑血管性痴呆，可因多次脑卒中或长期慢性脑缺血引起，也包括一些比较少见的由各种其他脑病引起的痴呆。除了符合有关诊断标准，可以诊断为老年性痴呆或脑血管性痴呆的患者外，尚有部分患者存在较严重的记忆力减退、抽象思维及定向力障碍，其中有的属于进行性隐匿性痴呆，有的属于痴呆前期，这部分患者不仅需要治疗，而且有望取得比已明确诊断为痴呆患者更好的治疗效果。抓紧对痴呆前期患者的治疗，可有效减少痴呆的发病。为此，将存在较严重的记忆、抽象思维及定向力等方面障碍，长谷川痴呆测试检查在 30.5 分（含 30.5 分）以下者，统称为脑功能不全。对于脑功能不全，西医目前无特殊治疗手段，中医对本病的治疗也尚在探索研究阶段。笔者在多年临床经验的基础上，对林云教授治疗脑功能不全的经验方"抗痴呆 1 号"进行了修改，使其完善，并再次进行临床验证。通过两年多的临床观察，本方对老年人脑功能不全有较好疗效。

抗痴呆 1 号系由林云教授首创，经多年临床应用验证，疗效较好。笔者根据临床经验又在原方的基础上稍做调整，以强化其效用。该方以填精补髓、醒神开窍、化痰逐瘀的作用为主，以龟甲胶、鹿角胶组成的龟鹿二仙汤为基础，用血肉有情之品填精补髓，配以熟地、肉苁蓉、淫羊藿、枸杞、党参、麦冬等，益气养血，调补脾肾，使后天养先天，益神补脑。同时，还注意到痰浊阻窍也是老年期脑功能不全的发病原因之一，故在方中使用白芥子、远志、石菖蒲等涤痰开窍。由于久病气虚血弱，气血运行不畅，或老年正气虚衰，脏腑气机失调，累及脑络，血瘀脉络，清窍失养，导致智力减退，故在方中使用红花、赤芍等活血化瘀，开窍醒脑。诸药合用，共收补肾益精，填髓补脑，涤痰化湿，通络开窍之功。

使用方法：每日2次，口服，3个月为1个疗程，每疗程结束后休息1周，即可开始第2个疗程。临床观察表明，目前使用本方最少治疗1个疗程见效，最多治疗3个疗程见效。

经临床观察证实，抗痴呆1号对老年性痴呆、脑血管性痴呆和境界性痴呆具有较好的治疗效果，尤以对境界性痴呆的治疗效果最佳。经与近几年来各地所发表的有关治疗老年性痴呆的研究报告相比较，本方在治疗效果上居于国内先进水平，且在临床实践中未发现有明显的副作用或毒性反应，安全可靠，适宜老年人服用，在临床上有较大的推广价值，值得进一步研究。

中医健康状态辨识

一、健康状态的内涵

中医学的"健康"是指在精神、意识、思维活动正常的前提下，保持机体内部功能活动的稳态、协调和生化有序，且与外在的自然环境、社会环境相适应的一种生命活动状态。

笔者把中医健康状态的内涵概括为机体处于"通"、"荣"、

"平"的状态，即是指人体内部及其与自然社会环境的各个通路系统之间精微物质充足，运行畅通，处于相对平衡的状态。如果身体发生不通、不荣、不平的病理变化，人体就由健康状态转向疾病状态。

"通"是指在各个通路系统中的物质运行畅通无阻，经络血脉或食道、气道无阻塞。经络不通则气滞，血脉不通则瘀血，三焦不通则水停气阻，食道不通则便秘食阻，气道不通则肺气痹阻等。不通则痛，不通则废。正如《吕氏春秋·尽数》所言："流水不腐，户枢不蠹。形不动则精不流，精不流则气郁。郁处于头则为肿为风，处于耳则为聋。"

"荣"即营养物质充足，即在各个通路系统中运行着的物质的量的充足或功能的正常，能够濡养维持机体的正常生理功能，使机体处于荣的状态。表现为肌肉润泽、气血充足、精气饱满、津液荣润、动作协调灵活、对外界适应能力良好、自感舒适等。不荣则痛，不荣则痿。

"平"即运行方向与配比问题，也就是各个通路系统中运行的物质方向正常、配比平衡。包括阴阳平和、无寒热，以及各脏腑组织的功能正常等。各通路系统中运行的物质超过了一定的范围而造成不平衡就会发生病理变化。不平则乱，不平则生寒热。主要包括阴阳、气血、脏腑的不平，即阴阳五行失衡，气血运行方向逆乱的病理状态，出现寒热冲逆等一系列临床表现。

二、健康的指标

健康指标包括有神、有色、有形、有态、有声、无味、有胃气、气通、水谷通、血通、阴阳平、对外界适应性好。

1. 有神 是精充气足的表现，即神志清楚，两目精彩，呼吸平稳，语言清晰，动作自如，反应灵敏、情绪平稳。

2. 有色 是人体精充神旺、气血津液充足、脏腑功能正常的表现，就中国人而言面色及皮肤颜色应是红黄隐隐，明润含蓄。

3. 有形 即形气有余之兆，健康者骨骼粗大，胸廓宽厚，肌肉充实，皮肤润泽，筋强力壮，胖瘦适中，各部组织匀称，各器官形态正常。

4. 有态 是人体功能强健的表现，人能随意运动而动作协调，体态自然，即所谓坐如钟，立如松，卧如弓，行如风。身体轻盈，动作准确；身体没有呈现出松弛和衰老的状态；形劳而不倦，是指体力充沛和能够快速消除疲劳，各器官功能正常。

5. 有声 健康人的语声因性别、年龄、体质强弱而有明显差异。但发声自然，声音柔和圆润，语音清晰，语言流畅，言与意符是健康的基本表现。

6. 无味 正常人气血流畅，脏腑气血得水谷精微充养而能进行正常的新陈代谢，故不产生异常气味。

7. 有胃气 包括舌脉等多方面表现，舌色淡红鲜明，舌质滋润，舌体柔软灵活；舌苔均匀薄白而润，简称"淡红舌，薄白苔"。舌苔由胃中生气所现，而胃气由心脾发生。故无病之人常有薄苔，是胃中之生气，如地上之微草也。正常舌象提示脏腑机能正常、气血津液充盈、胃气旺盛。脉有胃气是指脉象有从容和缓之象。脉之胃气，主要反映脾胃运化功能的盛衰、营养状况的优劣和能量的储备状况。正如《素问·平人气象论》所说："人以水谷为本，故人绝水谷则死，脉无胃气亦死。"

8. 气通 气通是指呼吸均匀、无声、规则且不费力。一般是在无意识中进行，但可随意识改变深度和频率。正常人每分钟呼吸 16～20 次，婴儿、儿童频率较快。脉搏与呼吸之比约为 4:1，运动、情绪等因素也可影响呼吸频率。无咳喘，无痰阻，胸部无闷痛或胀痛。

9. 水谷通 饮食口味正常，大小便无异常情况，无口渴及呕恶、腹胀等现象。

10. 血通 血脉通畅，周身无刺痛，诊脉时三部有脉，一息四至（相当于 72～80 次/分），不浮不沉，不大不小，从容和缓，柔和有力，节律一致，尺脉沉取有一定力量，并随生理活动和气候环境的不同而有相应正常变化。

11. 阴阳平 阴阳平和，气血调匀，无寒热表现。按照自然界的变化规律而起居生活，如"日出而作，日落而息"，随四季的变化而适当增减衣被等。根据正确的养生保健方法进行调养锻炼，如心理平衡、生活规律、合理饮食、适量运动、戒烟限酒、不过度劳累、睡眠良好等。遵守社会公德，能被社会接受的同时也能适应自己所处的社会环境。

12. 对外界适应性好 对自然界变化和社会环境的变化有较好的适应性，不易患病。生活淡泊质朴，心境平和宁静，外不受物欲之诱惑，内不存情虑之激扰，处于物我两忘的境界。在思想上要安闲清静，不贪不求。

三、辨识的意义

中医健康状态辨识具有悠久的历史传统，中医整体观、动态平衡观的思想和"司揣内外"的理论，为中医健康辨识提供了理论基础。扁鹊辨齐桓公之疾，仲景测王仲宣恶疮之兆都是有名的例证。总结研究中医丰富的健康辨识经验，以"三不"病机为切入点，在四诊合参的精神指导下，利用现代技术，创新完善中医诊断技术方法，可以为健康状态的保持与维护提供有利的支撑。

《黄帝内经·平人气象论》说："平人者，不病也。常以不病调病人。"中医的健康状态辨识包括三个方面：开展中医健康体检、基于个性特点的基值管理和重视体质类型与心身健康相结合。

"治未病"是预防疾病发生积极而有效的方法，一个人的健康不是光靠医生、药品决定的，而更大程度上是靠自己的日常养生、保健、调理。养生应该加强健康教育意识，改变行为方式，调摄精神状态，适度运动，保持心身的和谐。

中医学是一种状态医学，所谓状态医学就是以探讨人体生命状态的正常运转、病状表现及防治方法等规律为主的医学，它和西医学的还原医学有显著不同的特点，还原医学试图将人的生命活动归结为物理－化学模式，中医学更重视整体状态，有着独特的整体评测方法。要把人和自然界放在统一体的稳态中加以考察和把握其健康状况。中医中的"证"是理解人体状态和立方用药的主要依据。中医学不仅有重视健康状态辨识和疾病预测的理论，还有许多行之有效的养生保健和预防疾病的药物方法和技术，其在养生保健和疾病的三级预防中均具优势和发展前景，对解决中国人的疾病预防控制和卫生保健问题至关重要。

年

谱

1951 年 9 月 30 日，出生于北京市东城区干面胡同，祖籍浙江海宁。

父：陆宗华；母：左景成（左宗棠的曾孙女）。

1958 年 9 月，入建工部附属小学学习，曾担任少先队大队委。

1962 年 9 月，随父母来到长春，就读于长春市朝阳区富锦路小学，曾担任少先队大队长，区级三好生，优秀毕业生。

1964 年 9 月，考入吉林省实验中学，曾担任副大队长。

1967 年，在长春第一汽车制造厂底盘车间学工 4 个月。

1969 年 1 月，作为知识青年来到吉林省敦化县大蒲柴河公社柳树河大队插队。在此期间，种过地，打过铁，修过水库，扑过山火，抬过木头，托过坯，盖过房，曾被评为县级先进知青。

1972 年 1 月，来到敦化县精神病院，从事护理工作，同时在当地名医李吉瑞指导下，学习中医，为患者进行针灸治疗。

1973 年 5 月，受医院派遣参加延边卫生局举办的为期 1 年的医学影像培训班，同时在延边精神病院学习理疗技术。

1975 年，负责筹建敦化县传染病院。

1976年4月，调入吉林省敦化县卫生防疫站，为县爱卫会工作人员。

1976年6月，参加敦化县卫校中医班的学习。

1977年，参加高考恢复后的第一年考试，考入白求恩医科大学中医系，1978年1月入学一年后长春中医学院恢复，成为第一批五年制大学生，先后担任组长、学委、副班长等，先后3次被评为三好学生。

1979年，在学期间针对当时中药供不应求的问题在《吉林中医药》发表了第一篇论文——《关于中药代用品的简述》

1982年，考入天津中医学院，成为天津中医学院中医基础理论硕士研究生，担任82级研究生班班长，学生会研究生部部长，师从杨锦堂教授攻读《伤寒论》。

1985年4月，加入中国共产党。

1985年7月，在天津中医学院中医基础理论教研室任教。同时担任82级2班的班主任。

1986年9月，赴沈阳参加卫生部主办的为期1年半的中医涉外人员日语师资班。

1987年，被评为辽宁中医学院优秀共产党员。

1986年9月至1988年11月，参加了中国科学院心理所心理学函授大学医学心理学专业的学习。

1988年1月，晋升天津中医学院中医基础理论教研室讲师，同年开始担任专业日语的教学工作。同时在天津中医学院附属门诊部针灸科与天津市老年病医院理疗康复科出诊。

1989年4月，在《天津中医药》杂志发表《综合疗法治疗失眠症》，开始总结针药兼施综合立体治疗的经验。

1990年4月，考取日本世川医学奖学金，在日本东海大学精神科学教室师从白仓克之先生（后担任日本心身医学会会长），学习心身医学。

1990年7月，出席在东京举行的第六届国际中医学会，发表

《中医治疗的现代化》论文。

1990 年 11 月，在《日本神奈川神经精神会志》发表第一篇日语论文——《围绕抑郁状态的生活事件的研究》。

1991 年回国，在国内率先开展脑电 α 波生物反馈的治疗观察。

1992 年，参与完成《中国按摩奇术》的拍摄制作。

1992 年 11 月，编译的《当代心身疗法》由天津科技翻译出版公司出版。这是其第一部译著。

1993 年，发表《形神合一论的临床应用》，开展安神调形的研究。

1993 年 10 月，出席在东京举行的第三届国际生物行为自我调节和健康大会，发表《失眠的生物反馈和药物治疗》与《心身疾患的综合治疗》两篇论文，首次向世界介绍在中国开展脑电 α 波生物反馈研究的情况。

1993 年 10 月，担任天津中医学院中医诊断教研室副主任（主持工作）。参加了由石学敏院士担任主编的《中医纲目》的编写，完成了颈椎病、足跟痛、痴呆的编写任务，该书 1997 年获天津市科技著作二等奖。同年还参加了由石学敏院士担任主编的《中国针灸奇术》的编写，负责内科针灸部分。该书 1998 年获天津市卫生局科技进步三等奖。

1993 年 11 月，作为第一编译出版《当代心身疗法》。

1993 年，承担天津市卫生局课题《抗痴呆 1 号治疗老年人脑功能不全的临床观察》。

1994 年 7 月，中诊课程通过市教委专家组的检查，成为天津中医学院的第一门市级优秀课程。

1995 年，关于脑电生物反馈治疗失眠的论文入选美国 SPRI-NGERCHBSH 出版社出版的《生物自我调节》一书。

1995 年 4 月，主译的《孕产妇生活全书（译著）》由天津科技出版社出版。

1995 年 5 月，主编的《中医鼻病大全》由天津科技出版社出版。

1995 年 11 月，晋升为天津中医学院中医诊断教研室副教授。

1996 年 3 月，作为副主编编写的《中医实验诊断学》由南开大学出版社出版，这是全国第一本关于中医诊断实验的专著。

1996 年，发表"《论神与诊神》"提出以形察神。

1996 年，医疗保健背心获国家专利。

1996 年 7 月，公派去德国明斯特市天津中医学院欧洲中心担任授课与医疗工作。

1997 年，"智力开发仪的控制装置"获国家专利。

1997 年 3 月，被选为中华中医药学会内科分会临床诊断专业委员会副主任委员。

1997 年 9 月，担任天津中医学院中医系副主任，同年 11 月被选为天津中医药学会理事，基础理论专业委员会副主任委员。同年成为硕士研究生指导教师。

1997 年，承担天津市教委课题《中医诊断学教学内容教学体系改革的战略研究》。

1998 年 8 月，再次赴德从事医疗与教学。

1998 年，在《针刺研究》发表《单用肘髎穴治疗周围性面瘫》。

1998 年，"健美保健鞋"获国家专利。

1998 年 9 月，有《试论整体诊断和综合优化治疗》、《论情志疾病诊情与治情》、《束骨穴的临床应用体会》3 篇论文入选中国天津第二届国际中医学术交流会议论文集。

1999 年，担任副主编编写的《张景岳医学全书》、《尤在泾医学全书》由中国中医药出版社出版。

1999 年担任副主编编写的《新编中西医结合全书·内科》由山西科学技术出版社出版。

1999 年，在辽宁中医杂志发表《形神调节按摩术》。

1999 年，在《中医教育》发表《整体互动式强化教学法在中医诊断教学中的应用》；在《天津中医学院学报》发表《强化教学与互动式教学》，开始对中医教学经验进行系统总结。

2000 年 9 月起，任天津中医学院研究生处副处长，主持工作；任期内成功申报中医一级学科博士点，使我院博士点从 3 个跃进到 12 个。

2000 年 11 月，晋升为教授。

2001 年 10 月，当选中华中医药学会内科分会委员。

2002 年 1 月，作为副主编编写的《现代中医临床备要丛书·方剂学》由华夏出版社出版。

2002 年 2 月，作为副主编编写的《张景岳医学全书》、《尤在泾医学全书》由中国中医药出版社出版。

2002 年 5 月，发表《抗痴呆 1 号治疗老年人脑功能不全的临床观察》。

2002 年 6 月，担任主编编写的《中医临床诊断全书》由天津科技出版社出版，该书 2003 年获中华中医药学会学术著作三等奖。

2002 年 7 月，担任副主编编写的《百方精解》由天津科技出版社出版，同年 10 月担任主审的《百药精解》由天津科技出版社出版。

2002 年 9 月，作为编委编写的"十一五"规划教材《中医诊断学》由中国中医药出版社出版。

2002 年，日本《养生与保健》杂志连续 3 期发表了《头颈部的保健按摩》、《胸腹部的保健按摩》、《腰背部的保健按摩》。

2002 年，在《中医药通报》杂志发表《扶正安神通任法在疑难病中的应用》。

2003 年 6 月担任副主编编写的《温病、伤寒、金匮经典速览》由华夏出版社出版。

2003 年 9 月，任天津中医药大学医疗系主任，在张伯礼校长带领下从事中医大学生医疗基本技能实训课程体系建设，强化中医大学生的动手能力（该项目2009年获教育部教学成果一等奖），组织仲景学会开始了师承教育与院校教育相结合的探讨（2007年仲景学会被评为天津市学生社团标兵）。

2003年11月，作为学科带头人的《中医诊断学》成为市级精品课程。

2003年，在《天津中医学院学报》上发表《脉图简单判读》。

2004年4月，在上海举行的全国辨证论治研讨会上发表《心脑血管系统疾病舌脉客观化互动式神经网络辨证诊疗系统的研制》及《SARS病因病机及辨证分型与"三不"病机的研究》，第一次提出"三不病机"的概念。

2004年，出版了第一部公开发行的电化教材《常见内科疾病的推拿治疗》。

2004年4月，在《天津中医学院学报》发表《师承教育在现代中医教育中的意义与实施》，开始师承教育与院校教育相结合的探讨。

2004年6月，成为天津中医药大学博士研究生指导教师。

2004年7月，担任副主编编写的全国首部中医实训教材《中医大学生诊疗基本技能》由天津科技出版社出版。

2004年9月，出席第4届中国天津国际中医学术交流会议发表《脉象简化判别标准的研究》、《耳穴调平法刍议》论文。

2005年4月，参与编写的《儿童健脑益智营养宝典——儿童健康美食丛书》由天津科学技术出版社出版。

2005年12月，被选为天津中西医结合学会诊断专业委员会主任委员，并主持召开天津市第1届中西医结合诊断学术交流会，并发表《脉象判定标准》等多篇论文。

2005年，取得《脉象教学考试仪》的国家发明专利。

2006年3月，主持拍摄的中华医学会视听教材《针灸推拿治

疗失眠 》由中华医学电子音像出版社出版。

2006 年 3 月，主持拍摄的中华医学会视听教材《减肥的针灸推拿治疗》由中华医学电子音像出版社出版。

2006 年 4 月，主编的《临床常见百病精治》由天津科技出版社出版。

2006 年 4 月，担任副主编的全国高等中医药院校实习指导丛书《临床技能操作规范》由科学出版社出版。

2006 年 6 月，起任国家中医药管理局中医师认证中心命审题专家。

2006 年 7 月，当选中华中医药学会诊断分会常委、副秘书长。

2006 年 7 月 19 日，在《中国中医药报》发表《天津中医药大学开展七站式实训考试》，介绍开设实训考核的情况。

2006 年 10 月，出席中国天津第 5 届国际中医药学术研讨会，并主持基础理论分会场讨论，发表《关于舌脉诊研究若干问题的探讨》、《浅谈中医对情绪的调控 》、《寸关尺定位考》、《五位一体综合疗法对失眠症的治疗》等多篇论文。

2006 年 12 月，作为副主编编写的全国高校对外教育规划教材《中医诊断学（中英双语）》由高等教育出版社出版。

2006 年，主持天津市应用基础及前沿技术研究计划《常见脉象脉图参数的标准化研究》，2009 年通过鉴定，达到国际领先水平。

2006 年，主持国家中医药管理局项目《高稳定性三维显像中医脉诊仪的研究》。

2007 年 1 月，作为副主编编写的"十一五"规划教材《中医诊断学（案例版）》由科学出版社出版。

2007 年 1 月，作为副主编编写的新世纪创新教材《中医诊断学（研究生用）》由中国中医药出版社出版。

2007 年 1 月，参与申报教育部《高等学校特色专业建设—中医学》成功，列第三位。

2007 年 2 月，作为副主编编写的《按病索方》与《传世名方》由华夏出版社出版。

2007 年 3 月，主持拍摄的中华医学会视听教材《刮痧、走罐和刺络拔罐》由中华医学电子音像出版社出版。

2007 年 3 月，主持拍摄的中华医学会视听教材《颈腰椎病的针灸推拿治疗》由中华医学电子音像出版社出版。

2007 年 8 月，作为副主编编写的"十一五"规划教材《中医诊断实验方法学》由科学出版社出版。

2007 年 8 月陆小左等校注的《医学读书记》（作者清·尤在泾）由中国中医药出版社出版。

2007 年 9 月，主持拍摄的卫生部医学视听教材《常见妇科疾病的推拿治疗》由人民卫生电子音像出版社出版。

2008 年 1 月，出席在香港举行的第 1 届国际医学生物特征学术研讨会（MEDICAL BIOMETRICS ICMB），发表《脉象生物信息特征的采集与辨别》。

2008 年 3 月，主持拍摄的中华医学会视听教材《脉诊》由中华医学电子音像出版社出版（2009 年获中华医学会电视教材二等奖）。

2008 年 9 月，担任副主编的《中医诊断学研究思路与方法》由上海科学技术出版社出版。

2008 年 10 月，任天津中医药学会常务理事，基础理论专业委员会主任委员。

2008 年，取得《中医脉象仪》的国家专利。

2009 年，与张玉环老师申报天津市科委面上项目《慢性湿疹舌脉客观化辨证诊疗系统的研究和应用》，取得成功。

2009 年，指导博士生开展天津市科委面上项目《中医客观化健康体检的基础研究》。

2009 年 9 月，任天津中医药大学中医药工程学院院长，主持多种中医诊疗教学仪器的开发。指导学生完成的"中医证候模拟人"获全国大学生挑战杯竞赛二等奖；组织拍摄的《脉诊》获中华医学会电视教材二等奖。被评为校级优秀教师。

2009年，主持的《中医大学生技能实训课程体系建设》获天津中医药大学教改成果二等奖。

2010年，主持天津市科委重点项目《重大疾病中医客观化疗效评价理论与方法》。

2010年，作为学术骨干参加国家九七三项目《中医原创思维与健康状态识别方法体系研究》。

2010年5月，申报国家级精品课程——中医临床技能实训取得成功，列第三位。

2010年6月，被评为天津市老龄教育先进工作者。

2010年7月，任中华中医药学会诊断分会副主任委员。

2010年11月，获得天津中医药大学精诚合一园丁奖。

2011年4月，与胡广芹共同主编的《护士健康枕边书》由中国中医药出版社出版，卫生部副部长、国家中医药管理局局长王国强任名誉主编。

2011年7月，其主持开发的舌象采集仪、脉象采集仪获国家医疗器械注册。任中国中西医结合学会诊断专业委员会常委。被评为天津中医药大学校级优秀党员。

2011年8月，主持国家自然科学基金《中医脉图形成及影响因素研究》；获得天津市科普活动先进个人称号。

附

录

陆小左教授学生名录

博士研究生

姓名	入学时间	毕业时间
石强	2004 年 9 月	2007 年 7 月
阚湘苓	2004 年 9 月	2008 年 7 月
周霞继，金镇尚（留学生）	2005 年 9 月	2008 年 7 月
田淑霞，王淑慧（留学生），蔡品秀（留学生）	2006 年 9 月	2009 年 7 月
胡广芹	2007 年 9 月	2010 年 7 月
曹修亮	2008 年 9 月	在读
吴喜庆，刘洪宇	2009 年 9 月	在读
伍喜良，秦彩红，曹宏梅，张红梅	2010 年 9 月	在读

| 陈广涛 | 2011 年 9 月 | 在读 |

硕士研究生

姓名	入学时间	毕业时间
阚湘苓	1998 年 9 月	2001 年 7 月
刘晋平，李秀满	1999 年 9 月	2002 年 7 月
宓余强	2000 年 9 月	2003 年 7 月
赵松雪	2000 年 9 月	2003 年 7 月
周霞继，武重阳	2001 年 9 月	2004 年 7 月
伍喜良，江妙津，元启祥	2002 年 9 月	2005 年 7 月
李园，刘玥	2003 年 9 月	2006 年 7 月
胡广芹，张丽，张少卓	2004 年 9 月	2007 年 7 月
秦彩红，曹宏梅	2005 年 9 月	2008 年 7 月
吴喜庆，董文军，史丽萍	2006 年 9 月	2009 年 7 月
刘强，李鸿	2007 年 9 月	2010 年 7 月
贾金梅，王勇	2008 年 9 月	2011 年 7 月
张海芳，徐妍，张慧宇，史建建	2009 年 9 月	在读
刘三洪，张伟，李静	2010 年 9 月	在读

拜师学生

姓名	拜师时间
李树茂，马子元	1993 年
张伟，李静	1998 年 8 月
张玮	2002 年 10 月
顾夏娜，王婷，刘强	2003 年 4 月
欧黎黎，吴海涛	2004 年 5 月
蔡春茜，邓丽娥	2005 年 6 月
刘三洪，颜田赅，唐昭荣，刘伟，郭追	2006 年 3 月
马银杰，李岩	2007 年 5 月

宋伟庆，贾文，谭桥秀，徐中艳，蔡文婷，
唐冬梅　　　　　　　　　　　　　　2008 年 7 月
张远龙，尹中雅，王桂英，李姿，李萌　2009 年 10 月
郑师强，徐浪，邹勇，赵祥，张新，葛宝健，
罗肇炯　　　　　　　　　　　　　　2010 年 10 月
韩一豪，敬征，魏泽华　　　　　　　2011 年 5 月